日経ヘルスケア記者がつくった

医療・介護の

制度・業界動向

まる分かりガイド

2024-2025

日経ヘルスケア 編

はじめに

　日経BPには医療・製薬関係者向けの雑誌・ウェブメディアが4媒体あり、新人記者の多くは、医師・医療従事者のための総合医療情報サイト『日経メディカル』に配属されます。そこから医療・介護の経営情報誌『日経ヘルスケア』に異動してきた記者が最初に苦労するのが、医療・介護を取り巻く制度の複雑さです。臨床医療の取材では意識したことがなかった、届け出ている入院料や加算、看護配置、重症度、医療・看護必要度、平均在院日数などの用語の数々……そもそも臨床医療の取材で見ていたのは、高度急性期・急性期医療の一部にすぎなかったことに気付くわけです。

　実は、医療・介護現場で働いている人の中にも、専門外のことには明るくない人もいるのではないでしょうか。例えば、取材で伺った「退院後は施設に入りました」という話において、その「施設」が介護老人保健施設か、特別養護老人ホームか、介護医療院か、介護付き有料老人ホームか、それとも認知症高齢者グループホームなのかによって、意味合いは少しずつ異なってきます。「急性期と慢性期、入院と外来と在宅、医療と介護を手掛ける人が、共通言語で話せていないことがあるのではないか」という問題意識が、本書の企画につながりました。

　本書では、日ごろ専門誌で経営者向けの記事を執筆している記者が、記事の前提知識となる医療・介護の制度や業界動向を豊富な図表を使ってコンパクトかつ丁寧に解説しました。ポイントは、これから医療・介護業界で働く新入職員や業界の全体像を短時間で把握したい人などを想定して平易な言葉で解説していることと、厚生労働省をはじめとする公的機関が公表しているデータを数多く引用していることです。公的機関の資料だけでは理解しにくい部分を記者が言葉を補って解説しつつ、公的機関のデータを引用することで客観性を担保しました。一方で、各項目の重みや位置付けが分かりやすいよう、項目によっては「今後の見通し」として編集部独自の見解を加えています。

　急速に高齢化が進展し、人口構造が変化する中、医療と介護の連携は今後ますます欠かせなくなっていくはずです。医療だけあっても、介護だけあっても、患者や利用者が「自分らしい暮らし」を人生の最後まで続けることはできません。本書を通して、医療・介護業界や制度への理解が少しでも深まり、連携がスムーズになったら、これ以上にうれしいことはありません。ぜひ、お役立ていただければ幸いです。

2024年3月　日経ヘルスケア編集部

Contents

目次

記者が読み解く最新トレンド …………………………………… 9

1章　医療を取り巻く制度 ……………………………………… 43

TREND

記者が読み解く
最新トレンド

2024年度 診療報酬改定の概要

POINT

● 2024年度は診療報酬・介護報酬・障害福祉サービス等の
トリプル改定

● 診療報酬では医療従事者の賃上げを重視した
報酬項目を新設

2024年度は医療・介護にとって重要な節目となる。2024年度診療報酬改定と2024年度介護報酬改定が行われる、「ダブル改定」の年だからだ。

医療サービスや介護サービスは、医療保険制度と介護保険制度に基づいて運営されている。医療保険制度のサービスを利用した場合の医療費を診療報酬、介護保険制度のサービスを利用した場合の介護費を介護報酬という。

診療報酬は2年に1度、介護報酬は3年に1度、実施される（1-2、4-2参照）。直近の改定は診療報酬が2022年度、介護報酬が2021年度に行われた。2024年度は両者が同時となる6年に1度の機会のため、ダブル改定と呼ばれるわけだ。障害福祉サービス等報酬改定も介護報酬改定と同じ時期に実施されることから、医療・介護・障害福祉のトリプル改定とも呼ばれる。

短期と長期の課題の双方を見据えた改定、施行は6月に

2024年度診療報酬改定の詳細は、2024年2月14日に明らかになった。2024年度診療報酬改定では、短期的な課題である物価高騰・賃金上昇への対応に加え、未曽有の少子高齢化を迎える2040年を見据えて、長期的な観点からも幅広く報酬を見直す。改定率は診療行為の技術料に相当する本体部分を0.88％引き上げ、薬価等を1.0％引き下げる（表1）。

改定率とは、改定前後で全体の報酬水準がどれくらい変化するかを表した指標だ（図1）。近年では、診療報酬本体はプラスとする一方で、薬価の引き下げにより、全体改定率をマイナスで調整し、社会保障費の増大を抑制する傾向が強い。

次期改定の特徴は、診療報酬本体の引き上げ分の大半を医療従事者の処遇改善に割り

表1　2024年度診療報酬改定の改定率

診療報酬　＋0.88％	
※1　うち、40歳未満の勤務医師・勤務歯科医師・薬局の勤務薬剤師、事務職員、歯科技工所等で従事する者の賃上げに資する措置に＋0.28％程度	
※2　上記を除く看護職員、病院薬剤師、その他の医療関係職種の賃上げのための特例的な対応に＋0.61％、入院時の食費基準額の引き上げの対応に＋0.06％、生活習慣病を中心とした管理料、処方箋料等の再編などによる効率化・適正化で−0.25％	
※2を除いた改定分	＋0.46％
医科	＋0.52％
歯科	＋0.57％
調剤	＋0.16％
薬価等　−1.0％	
薬価	−0.97％
材料価格	−0.02％

図1　2010年度以降の診療報酬改定率の推移

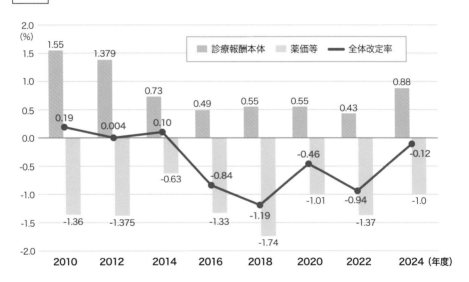

当てている点だ。40歳未満の勤務医・勤務歯科医・薬局薬剤師、事務職員などの従事者の賃上げに0.28％、看護職員、病院薬剤師、前述の職種を除くその他の医療関係職種の賃上げに0.61％、入院時の食費基準額の引き上げに0.06％を充てる。一方、生活習慣病を中心とした管理料や処方箋料の効率化・適正化で0.25％を削減する。

　通常、改定は4月に実施されるが、2024年度診療報酬改定は2カ月後ろ倒しとなり、6月に施行される。これまでは改定の内容は2月に決まり、4月施行までの短期間でシステム改修などの対応を迫られていたため、電子カルテベンダーや医療機関の負担が大きかった。

さらに、政府が医療DXの一環で「診療報酬改定DX」という施策を打ち出し、電子点数表などの共通算定モジュールを提供し、電子カルテベンダーや医療機関などのコストを削減する方針を掲げている。6月施行には診療報酬改定DXにベンダーが対応するための作業時間を確保する狙いもある。なお、医薬品の価格を見直す薬価改定については、例年通り4月に行う。

賃上げに加算の新設や基本料の増点で対応

次期診療報酬改定では4つの基本的な視点が示されている（図2）。賃上げ対応は1番目に「重点課題」として挙げられている。医療従事者等の処遇改善に向けて、医療機関には2024年度にプラス2.5％、2025年度にプラス2.0％のベースアップの実施を促す。外来や在宅医療を手掛ける医療機関に勤務する看護職員、薬剤師、その他の医療関係職種の賃金改善を図るため、「外来・在宅ベースアップ評価料」や「入院ベースアップ評価料」を新設（図3）。入院基本料や初・再診料、外来診療料などの基本報酬も引き上げる。

救急医療体制の確保に関しては、今後より深刻さが増す高齢者救急への対応として、「地域包括医療病棟入院料」（1日につき3050点）を創設する。さらに、三次救急医療機関などからの下り搬送を促す目的で「救急患者連携搬送料」（600〜1800点）などを新たに設ける。

医療機能の分化・連携では、急性期一般入院料1の平均在院日数基準を16日に短縮する（2-5参照）。同時に、重症度、医療・看護必要度の評価指標の1つであるB項目を削除。地域包括ケア病棟入院料等では入院40日目を基準に評価を引き下げる逓減制を導入し、医療資源投入量をより反映した評価に見直す（2-6参照）。

新入院料「地域包括医療病棟入院料」を創設、転換を促す

地域包括医療病棟入院料（1日につき3050点）は、救急患者などを受け入れ、リハビリテーション、栄養管理、入退院支援、在宅復帰等の機能を包括的に提供することを目的とした入院料だ。新入院料の創設は、2014年度改定で導入された地域包括ケア病棟入院料・入院医療管理料以来、10年ぶりになる。高齢化率が35%を超える2040年に向けて、高齢な救急搬送患者の受け入れ体制の整備を図る。

地域包括医療病棟入院料は一般病棟を単位とし、10対1看護配置を求める。常勤の理学療法士、作業療法士または言語聴覚士2人以上、専任の常勤管理栄養士1人以上を最少配置人数とし、入院早期からリハビリを行える設備、ADL（日常生活動作）等の維持・向上及び栄養管理等に資する体制の整備を要件とする。平均在院日数基準は21日以内とする。

同入院料の創設の背景には、地域包括ケア病棟のような13対1の看護配置では重症者対応が難しく、一方で急性期病棟では入院早期からのリハビリや介護の提供体制が不十分という事情があった。主に看護配置10対1の急性期一般入院料2〜6から地方包括医療病棟入院料への転換を見込んでいる。

図2 | 2024年度改定の基本的視点と主な具体的方向性

（1）現下の雇用情勢も踏まえた人材確保・働き方改革等の推進【重点課題】

医療従事者の人材確保や賃上げに向けた取り組み、タスクシェア／シフティング、チーム医療の推進、必要な救急医療体制等の確保　など

**（2）ポスト2025を見据えた地域包括ケアシステムの
深化・推進や医療DXを含めた医療機能の分化・強化、連携の推進**

リハビリテーションや栄養・口腔管理の連携・推進、医療機能に応じた入院医療の評価、外来医療の機能分化・強化、新興感染症等に対応できる医療提供体制の構築、かかりつけ医機能の評価、質の高い在宅医療・訪問看護の確保　など

（3）安心・安全で質の高い医療の推進

食材料費・光熱費など物価高騰を踏まえた対応、アウトカムにも着目した評価の推進、小児・周産期・救急医療への適切な評価、生活習慣病の増加等に対応する効果的・効率的な疾病管理及び重症化予防の取り組み推進　など

（4）効率化・適正化を通じた医療保険制度の安定性・持続可能性の向上

後発医薬品やバイオ後続品の使用促進、市場実勢価格を踏まえた適正な評価、遠隔医療の推進、医療機能に応じた入院医療の評価　など

図3 | ベースアップ評価料（医科）の新設

外来・在宅ベースアップ評価料（I）（1日につき）：外来・在宅医療を手掛ける医療機関 新設

（1）初診時 **6点**　（2）再診時等 **2点**
（3）訪問診療時　イ　同一建物居住者等以外の場合 **28点**　　ロ　イ以外の場合 **7点**

評価料（I）だけでは対象職員の給与総額の
1.2％増に達しない場合の無床診療所

外来・在宅ベースアップ評価料（II）（1日につき）

1　外来・在宅ベースアップ評価料（II）1

　イ　初診または訪問診療を行った場合 **8点**

　ロ　再診時等 **1点**

2　外来・在宅ベースアップ評価料（II）2

　イ　初診または訪問診療を行った場合 **16点**

　ロ　再診時等 **2点**

8　外来・在宅ベースアップ評価料（II）8

　イ　初診または訪問診療を行った場合 **64点**

　ロ　再診時等 **8点**

評価料（I）だけでは対象職員の給与総額の
2.3％増に達しない場合の病院・有床診療所

入院ベースアップ評価料（1日につき）

1　　入院ベースアップ評価料1 **1点**

2　　入院ベースアップ評価料2 **2点**

165　入院ベースアップ評価料165 **165点**

【対象職種】

薬剤師、保健師、助産師、看護師、准看護師、看護補助者、理学療法士、作業療法士、視能訓練士、言語聴覚士、義肢装具士、歯科衛生士、歯科技工士、歯科業務補助者、診療放射線技師、診療エックス線技師、臨床検査技師、衛生検査技師、臨床工学技士、管理栄養士、栄養士、精神保健福祉士、社会福祉士、介護福祉士、保育士、救急救命士、あん摩マッサージ指圧師、はり師、きゅう師、柔道整復師、公認心理師、診療情報管理士、医師事務作業補助者、その他医療に従事する職員（医師および歯科医師を除く）

2024年度 介護報酬改定の概要

POINT

◎ 2024年6月に「介護職員等処遇改善加算」を創設、3つの処遇改善加算を一本化

◎ 介護現場の生産性向上を重視、「生産性向上推進体制加算」を新設

2000年に発足した介護保険制度では、原則として3年に1回、介護報酬改定を実施している。2024年度介護報酬改定の改定率はプラス1.59％で決定した（図1）。このうち0.98％分は介護職員の処遇改善に充てられるため、介護事業者への実質的な配分は0.61％にとどまる。

改定率とは、改定前後で報酬水準を比較したときに、どれくらい上下するかを示す指標だ。2003年度、2006年度、2015年度はマイナス改定だったが、近年はプラス改定が続いている（図2）。

職員の処遇改善や医療・介護連携の拡充を図る

改定の4つの柱は図3の通り。「地域包括ケアシステムの深化・推進」の重要テーマは医療・介護の連携で、介護保険施設、高齢者住宅と医療機関の連携強化が注目点だ。入所者・入居者の病状・生活等の情報共有を促す観点から「協力医療機関連携加算」「退所時情報提供加算」などを新設・拡充した。

「自立支援・重度化防止に向けた対応」では、科学的介護情報システム（LIFE）へのデータ入力・提出のルールが簡素化される。現場のデータ入力の負担が大きいことから、「6カ月に1回以上」の提出を求める加算は「3カ月に1回以上」の要件に統一する。

なお2024年度介護報酬改定では、診療報酬改定の実施時期が6月になることを踏まえ、医療機関が主に提供する介護サービスである居宅療養管理指導、訪問看護、訪問リハビリテーション、通所リハビリテーションの改定時期は診療報酬改定と同じ6月に、それ以外の介護サービスは従来通り4月になる。

| 図1 | 2024年度介護報酬改定の改定率 |

◆12月20日の予算大臣折衝を踏まえ、令和6年度の介護報酬改定は、以下の通りとなった。

改定率について

● **改定率　＋1.59%**

（内訳）

介護職員の処遇改善分　　0.98%（2024年6月施行）

その他の改定率（※）

※賃上げ税制を活用しつつ、介護職員以外の処遇改善を実現できる水準

● また、改定率の外枠として、処遇改善加算の一本化による賃上げ効果や、光熱水費の基準費用額の増額による介護施設の増収効果として＋0.45%相当の改定が見込まれ、合計すると＋2.04%相当の改定となる

出典：第237回社会保障審議会・介護給付費分科会（2023年12月27日）資料1

| 図2 | 介護報酬改定の改定率の推移 |

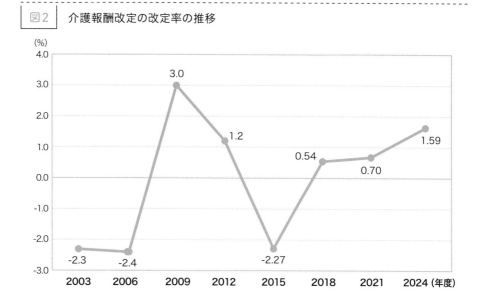

生産性向上を重視し、新加算を創設へ

　「良質な介護サービスの効率的な提供に向けた働きやすい職場づくり」は、介護人材不足の解消が重要課題。3つの処遇改善加算の算定要件と加算率を組み合わせ、2024年6月に「介護職員等処遇改善加算」を創設する（TREND6参照）。加算の収入原資は介護職員への配分を基本とするが、他職種への柔軟な配分も認める。

　介護現場の生産性の向上も2024年度改定の目玉の1つだ。居住系、施設系などのサー

ビスで、職員の負担軽減を目的とした委員会の設置を義務化した上で、「生産性向上推進体制加算」を新設する（図4）。1つ以上のテクノロジーの導入、業務改善のデータの定期的な提出などを求める加算（II）（10単位／月）、複数のテクノロジーの導入、業務改善の成果の確認などを要件とする上位区分の加算（I）（100単位／月）を設ける。

　なお、介護サービスでは費用を「単位」で表す。1単位の単価は、1単位10円を基本としているが、地域やサービスによって異なる。例えば、東京23区で訪問介護サービスの場合、1単位は11.4円として設定されている。

訪問看護では理学療法士等の訪問を引き下げ

　そのほか、「制度の安定性・持続可能性の確保」では、訪問サービス（5-4参照）などで訪問介護の同一建物減算や、リハビリ職による訪問看護の減算などを強化する。

　訪問介護では同一建物減算の要件が強化される。前6カ月間にサービスを提供した総利用者数のうち、事業所と同一敷地内または隣接敷地内の建物に居住する人（50人以上の場合を除く）の割合が90％以上の場合、12％が減算される。

　また、訪問看護の報酬のうち、理学療法士（PT）、作業療法士（OT）、言語聴覚士（ST）などのリハビリ職（PT等）による訪問看護の報酬は、総じて引き下げられる。事業所のPT等の訪問回数が看護職員より多く、緊急時訪問看護加算、特別管理加算、看護体制強化加算のいずれも算定していない場合、減算幅は訪問看護で8単位、介護予防訪問看護で最大15単位となる。

通所リハビリで基本報酬の規模別を見直し

　通所介護や通所リハビリテーションのような通所サービスの基本報酬は原則として、「規模別」「時間区分別」となっている（5-6参照）。この規模別の部分について、通所リハビリテーションは2024年度介護報酬改定で大きな見直しが図られた。

　現行の通所リハビリの「規模」は事業所の前年度の月平均延べ利用者数により、通常規模型（750人以下）、大規模型（I）（750人超900人以下）、大規模型（II）（900人超）の3段階に分かれ、規模が大きくなるほど基本報酬は低くなる。まず、この区分について、大規模型（I）と（II）を「大規模型」（750人超）に統合し、その基本報酬は現行の大規模型（I）と（II）の間を取る設定とした。

　さらに大きな変更点は、特定の要件を満たす大規模型の事業所は、通常規模型と同じ基本報酬を算定できるようになることだ。例えば大規模型（II）の事業所が通常規模型と同額の基本報酬を確保できれば、収入を大きく底上げできる。

　近年の介護報酬改定では、介護事業者に経営の大規模化を促す傾向がうかがえる。2024年度改定の通所リハビリテーションは、それが顕著に表れた例といえそうだ。

| 図3 | 2024年度介護報酬改定の概要 |

1. 地域包括ケアシステムの深化・推進

（1）医療と介護の連携の推進
（2）質の高い公正中立なケアマネジメント
（3）地域の実情に応じた柔軟かつ効率的な取り組み
（4）看取りへの対応強化

（5）感染症や災害への対応力向上
（6）高齢者虐待防止の推進
（7）認知症の対応力向上
（8）福祉用具貸与・特定福祉用具販売の見直し

2. 自立支援・重度化防止に向けた対応

（1）リハビリテーション・機能訓練、口腔、栄養の一体的取り組み等
（2）自立支援・重度化防止に係る取り組みの推進
（3）LIFEを活用した質の高い介護

3. 良質な介護サービスの効率的な提供に向けた働きやすい職場づくり

（1）介護職員の処遇改善
（2）生産性の向上等を通じた働きやすい職場環境づくり
（3）効率的なサービス提供の推進

4. 制度の安定性・持続可能性の確保

（1）評価の適正化・重点化
（2）報酬の整理・簡素化

5. その他

（1）「書面掲示」規制の見直し
（2）基準費用額（居住費）の見直し
（3）地域区分
（4）通所系サービスにおける送迎に係る取り扱いの明確化

出典：社会保障審議会・介護給付費分科会（2023年12月19日）資料「令和6年度介護報酬改定に関する審議報告の概要」

| 図4 | 「生産性向上推進体制加算」の概要 |

生産性向上推進体制加算（I）100単位／月

● （II）の要件を満たし、（II）のデータで業務改善の取り組みによる成果が確認されていること
● 見守り機器等のテクノロジーを複数導入していること
● 職員間の適切な役割分担（いわゆる介護助手の活用等）の取り組み等を行っていること
● 1年以内ごとに1回、業務改善の取り組みによる効果を示すデータの提供（オンラインによる提出）を行うこと
注：生産性向上に資する取り組みを従来より進めている施設等では、（II）のデータによる業務改善の成果と同等以上のデータを示す等の場合には、（II）の加算を取得せず、（I）の加算を取得することも可能

生産性向上推進体制加算（II）10単位／月

● 利用者の安全、介護サービスの質の確保、職員の負担軽減に資する方策を検討するための委員会の開催や必要な安全対策を講じた上で、生産性向上ガイドラインに基づいた改善活動を継続的に行っていること
● 見守り機器等のテクノロジーを1つ以上導入していること
● 1年以内ごとに1回、業務改善の取り組みによる効果を示すデータの提供（オンラインによる提出）を行うこと

マイナ保険証

POINT

- 政府による「データヘルス改革」が進められている
- マイナンバーカードを健康保険証として利用することで
メリットをより享受しやすくなる

　2023年4月、やむを得ない事情がある医療機関・薬局を除いて「オンライン資格確認等システム」の導入が義務化された。オンライン資格確認とは、医療機関・薬局のレセプトのオンライン請求のネットワークを介して、患者の保険資格をリアルタイムに確認できる仕組みのこと。導入前は職員が患者の健康保険証を預かって氏名や性別、生年月日、保険者番号、記号・番号などを入力し、その後も毎月、保険資格に変更がないかを保険証で確認する必要があったが、オンライン資格確認ではこうした手間を省くことができる。

　オンライン資格確認では、保険資格を確認する際に、従来の保険証のほかマイナンバーカードを利用できる（図1）。マイナンバーカードを保険証として利用する場合（以下、マイナ保険証）、政府が運営するオンラインサービス「マイナポータル」で過去に処方された薬剤の情報や診療情報、特定健診情報などを閲覧できる（図2）。これらの情報は患者本人が同意すれば受診した医療機関・薬局でも閲覧でき、過去の情報に基づきよりきめ細かい診療が可能になると期待されている。

　オンライン資格確認等システムは、政府が推進する「データヘルス改革」の基盤となるシステムだ。導入に必要な顔認証付きカードリーダーやネットワーク回線は、今後様々な用途で使うことが想定されている。2023年1月には、従来紙でやり取りしていた処方箋を「電子処方箋管理サービス」を介して電子的にやり取りする電子処方箋の運用が始まった。電子処方箋には、①直近を含む患者の過去3年分の薬剤データを閲覧できる、②処方予定の薬剤と服用中の薬剤の重複や併用禁忌の有無を電子処方箋管理サービスでチェックできる、③入力項目の漏れなどの形式的な不備をチェックできる──といったメリットがある。このうち①については、患者がマイナ保険証を利用し、同意している場合のみ可能だ。

2024年12月2日から現行の健康保険証の発行は終了

　政府が推進しているデータヘルス改革とは、ばらばらだった医療や介護などに関する

図1 オンライン資格確認の概要

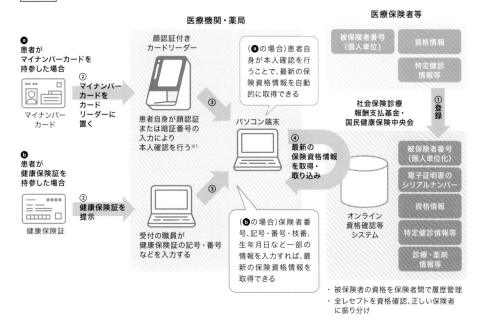

※1　患者自身が端末を操作するのが困難な場合、受付の職員が目視で本人確認を行うことも可能

厚生労働省保険局資料「オンライン資格確認の導入で事務コストの削減とより良い医療の提供を〜データヘルスの基盤として〜」（2022年11月）を基に編集部作成

図2 マイナポータルで閲覧できる情報

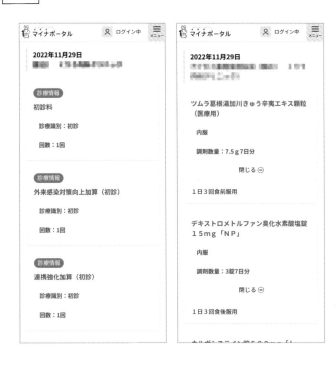

自身の診療情報（受診した医療機関名、診療年月日、診療行為名など）や処方された薬剤の情報などを閲覧できる

データを連携して利活用し、より効果的・効率的な医療・介護サービスの提供を目指す取り組みのこと。その鍵を握っているのがマイナ保険証だ。

　マイナ保険証では、マイナンバーカードのICチップ内の顔写真データなどにより確実かつ速やかに本人確認を行うことができる。保険資格を確認したり、処方箋の情報を電子的にやり取りするだけなら従来の保険証でも可能だが、過去に処方された薬剤の情報や診療情報、特定健診情報などを遡って閲覧するにはマイナ保険証による本人確認と同意取得のプロセスが必須となっている。つまり、患者はマイナ保険証を使うことで、一連のデータヘルス改革のメリットをより享受しやすくなるというわけだ。

　政府はマイナンバーカードと健康保険証を一体化し、マイナ保険証を基本とする仕組みへの移行を進めている。現行の健康保険証の発行については、2024年12月2日から終了する方針だ。ただし、健康保険証の廃止後も1年間は現行の保険証を使用可能とする。またマイナ保険証を保有しない場合は資格確認書を交付する。

　また、2024年6月からは、医療機関の外来や薬局だけでなく、在宅医療や訪問看護など、患者が在宅にいる場合も、モバイル型のカードリーダーを使用することでオンライン資格確認ができるようにする計画だ。

電子カルテやケアプランなどの情報を共有・交換する構想も

　マイナ保険証の利用率は2024年1月時点で約753万件、全体の4.6%にとどまっている。マイナ保険証を読み取るカードリーダーの導入率は医療機関・薬局の9割以上に達しているものの、税金や年金に関する手続きや情報取得にも使用でき、機密情報を取り扱うイメージが強いマイナンバーカードを持ち歩くことに抵抗感のある国民は少なくない。

　そこで、政府はカードを持ち歩いても安全と広報するなど、不安の払拭に努めている。医療機関や薬局には、患者にマイナ保険証の利用を促すように声かけしたり、リーフレットやポスターなどによる周知、カードリーダーに慣れない利用者への説明などを行うよう依頼している。

　マイナ保険証を使った場合の診療報酬点数や支援金制度なども拡充している（図3）。支援金は2023年度補正予算で設けられたもので、マイナ保険証の利用率が高いほど支援金が多くなる仕組みだ。

　マイナ保険証は、政府が推進する医療DXの施策である「全国医療情報プラットフォーム」にとっても重要な意味を持っている。これはオンライン資格確認等システムのネットワークを拡充し、レセプトや特定健診に加えて予防接種、電子処方箋、電子カルテ、自治体検診、ケアプランなどの医療・介護全般にわたる情報について、自治体や介護事業者などを含めて必要な情報を共有・交換できる全国的なプラットフォームとすることを想定している（図4）。関係者間での情報の連携には本人確認と同意取得が必要になるため、患者がマイナ保険証を使っていることが前提となる。

　マイナンバーカードは、コンビニエンスストアなどで市区町村が発行する各種証明書を取得したり、各種行政手続きをオンラインで実施できるなど、利便性が拡大している（表1）。マイナ保険証についても、患者や医療機関・薬局に利便性を実感してもらい、自発的な利用を促していくことが重要といえるだろう。

図3 医療情報取得加算、医療DX推進体制整備加算

～2024年5月	
医療情報・システム基盤整備体制充実加算（月1回）	
1 初診時（従来の保険証の場合）	4点
3 再診時（マイナ保険証の場合）	2点

2024年6月～	
医療情報取得加算（1・2：月1回、3・4：3カ月に1回）	
1 初診時（従来の保険証の場合）	3点
2 初診時（マイナ保険証の場合）	1点
3 再診時（従来の保険証の場合）	2点
4 再診時（マイナ保険証の場合）	1点

医療DX推進体制整備加算（月1回）	
医療DX推進体制整備加算	8点

図4 全国医療情報プラットフォームのイメージ

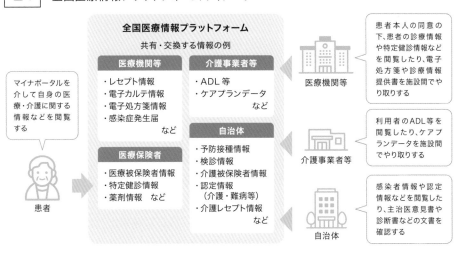

オンライン資格確認等システムのネットワークを拡充し、予防接種、電子処方箋、自治体検診、電子カルテなどの医療全般にわたる情報（介護を含む）について、自治体や介護事業者を含めて必要なときに必要な情報を共有・交換できる全国的なプラットフォームとする
「医療DX令和ビジョン2030」厚生労働省推進チーム（2022年9月22日）資料1「医療DXについて」を基に編集部作成

表1 マイナンバーカードでできること

- コンビニエンスストアなどにおける各種証明書などの自動交付
- 公金受取口座の登録
- 新型コロナワクチン接種証明書の電子交付
- 国民年金に関する手続き（国民年金被保険者の資格取得［種別変更］の届け出など）
- 引っ越し時の転出届の届け出（2023年2月から）
- パスポート更新申請手続き（2023年3月から）
- 運転免許証としての利用（2024年度中開始予定）
- 在留カードとしての利用（2025年度中開始予定）

デジタル庁ウェブサイト「マイナンバー（個人番号）制度・マイナンバーカード」を基に編集部作成

かかりつけ医機能

POINT

● 新型コロナウイルス感染症でかかりつけ医機能の強化が課題に

● かかりつけ医機能を法的に位置づけ、2025年4月から
「かかりつけ医機能報告制度」を開始へ

　新型コロナウイルス感染症（COVID-19）の感染拡大下では、入院医療がひっ迫する中、地域の外来医療がゲートキーパーとして機能し、早期に診断・治療を行う体制が求められた。政府は「まずはかかりつけ医に相談を」と呼び掛けたが、発熱時やワクチン接種などで、患者側からは「かかりつけ医だと思っていたのに断られた」「普段医療機関に行かないからかかりつけ医がいない」など困惑する声も上がった。コロナ禍の経験を経て、医療側と患者側との間で「かかりつけ医」に対する認識の違いが浮き彫りになったともいえる。

　「かかりつけ医」について、現在は法律上の明確な定義はないが、2013年8月に発表された日本医師会・四病院団体協議会合同提言では、「身近で頼りになる地域医療、保健、福祉を担う総合的な能力」を有する医師とされている（図1）。「かかりつけ医機能」については、患者の生活背景を把握し、適切な診療・保健指導を行い、地域の医師、医療機関等と協力して休日・夜間も対応できる体制を構築することなどを挙げた。

　診療報酬上もかかりつけ医機能に関する評価項目は整備されている。代表的なものは上記のような機能を評価する機能強化加算や、複数の慢性疾患を持つ患者への継続的・全人的な医療を評価した地域包括診療料・加算などだ（表1）。機能強化加算の届け出医療機関数は2018年度の開始時から緩やかに増加している（図2）。一方で、地域包括診療料の届け出状況は2022年7月時点で診療所228カ所、病院48カ所にとどまっている。

　コロナ禍の経験を経て、2022年6月に閣議決定された「経済財政運営と改革の基本方針2022」（骨太方針2022）では、「かかりつけ医機能が発揮される制度整備」という文言が盛り込まれるなど、かかりつけ医の制度化に向けた議論が活発になった。

　全世代型社会保障構築会議、厚生労働省の社会保障審議会・医療部会などで議論がなされ、2023年5月12日、かかりつけ医機能が発揮される制度整備などを含む「全世代対応型の持続可能な社会保障制度を構築するための健康保険法等の一部を改正する法律」が成立した。施行は2025年4月からとなる。

図1 日本医師会・四病院団体協議会によるかかりつけ医の定義と機能

「かかりつけ医」とは（定義）

なんでも相談できる上、最新の医療情報を熟知して、必要なときには専門医、専門医療機関を紹介でき、身近で頼りになる地域医療、保健、福祉を担う総合的な能力を有する医師

「かかりつけ医機能」

・かかりつけ医は、日常行う診療においては、患者の生活背景を把握し、適切な診療および保健指導を行い、自己の専門性を超えて診療や指導を行えない場合には、地域の医師、医療機関等と協力して解決策を提供する

・かかりつけ医は、自己の診療時間外も患者にとって最善の医療が継続されるよう、地域の医師、医療機関等と必要な情報を共有し、お互いに協力して休日や夜間も患者に対応できる体制を構築する

・かかりつけ医は、日常行う診療のほかに、地域住民との信頼関係を構築し、健康相談、健診・がん検診、母子保健、学校保健、産業保健、地域保健等の地域における医療を取り巻く社会的活動、行政活動に積極的に参加するとともに保健・介護・福祉関係者との連携を行う。また、地域の高齢者が少しでも長く地域で生活できるよう在宅医療を推進する

・患者や家族に対して、医療に関する適切かつわかりやすい情報の提供を行う

出典：日本医師会・四病院団体協議会合同提言「医療提供体制のあり方」（2013年8月8日）

記者が読み解く最新トレンド

表1 かかりつけ医機能に関する主な診療報酬の一覧（点数は2024年度診療報酬改定後）

名称	概要	新設年度
地域包括診療料1 ……… 1660点 地域包括診療料2 ……… 1600点 ※	脂質異常症、高血圧症、糖尿病、慢性心不全、慢性腎臓病（慢性維持透析を行っていないものに限る）または認知症のうち2以上の疾患を有する患者に対して、患者の同意を得て、療養上必要な指導・診療を行った場合に1人につき月1回算定（許可病床数200床未満の病院または診療所に限る）	2014年度
地域包括診療加算1 ……… 28点 地域包括診療加算2 ……… 21点 （再診料の加算）※	脂質異常症、高血圧症、糖尿病、慢性心不全、慢性腎臓病（慢性維持透析を行っていないものに限る）または認知症のうち2以上の疾患を有する患者に対して、患者の同意を得て、療養上必要な指導および診療を行った場合に加算（診療所に限る）	2014年度
機能強化加算 ……………… 80点 （初診料・小児かかりつけ診療料［初診時］の加算）	外来医療での役割分担を図り、専門医療機関への受診の要否の判断等を含む、より的確で質の高い診療機能を評価する観点から、かかりつけ医機能を有する医療機関における初診を評価する（許可病床数200床未満の病院または診療所に限る）	2018年度
小児かかりつけ診療料 イ　処方箋を交付する場合 　1　初診時652点、再診時458点 　2　初診時641点、再診時447点 ロ　処方箋を交付しない場合 　1　初診時769点、再診時576点 　2　初診時758点、再診時565点	患者の同意を得た上で、緊急時や明らかに専門外の場合等を除き継続的かつ全人的な医療を行うことについて評価。原則1人の患者につき1カ所の医療機関が算定する。当該医療機関を4回以上受診した未就学児を原則対象とする	2016年度

※認知症とそれ以外の1つ以上の疾患を有する患者を対象とした、認知症地域包括診療料・加算もある

地域包括ケアの要となる「かかりつけ医機能」

　そもそも、かかりつけ医機能がなぜ重要なのか。日本の医療制度は、患者が自由に医療機関を受診できる「フリーアクセス」で運営されている。これにはメリットもある半面、患者の大病院志向やコンビニ受診などを招く非効率性も指摘されてきた（2-9参照）。医療資源を効率的に活用する観点からは、まずは身近な医療機関を受診し、状況に応じて大病院へ紹介する方向へ外来医療の役割分担を明確にしていく必要があった。紹介状を持たずに大病院を受診した際の定額負担や外来機能報告制度の開始は、その施策の一環といえる。

　さらに推計では、2040年には年間死亡者数は160万人を超える[※1]。現在は死亡者の約7割が医療機関で最期を迎えている[※2]が、国は病床数を増やす方針は取っておらず、今後は自宅や高齢者住宅での看取りを増やす必要がある。高齢化によって医療と介護の複合ニーズが増加する中、地域の医療機関には自ら医療等を提供することに加え、ニーズに応じて専門医療機関、看護・介護・福祉サービスにつなぐ役割が求められている。地域包括ケアシステムを構築する上では、かかりつけ医機能は欠かせない要素だといえる。

病院や診療所が「かかりつけ医機能」を都道府県へ報告

　今般の法律では、これまで法定化されていなかった「かかりつけ医機能」について、「医療を受ける者が身近な地域における日常的な診療、疾病の予防のための措置その他の医療の提供を行う機能」と定義された。その上で「かかりつけ医機能」を明示し、各機能について報告を義務付ける「かかりつけ医機能報告制度」の創設を盛り込んだ。

　かかりつけ医機能の内容は、(1)慢性疾患や日常的な疾患に対する診療機能、(2)休日・時間外の対応機能、(3)入退院時の連携・支援機能、(4)在宅医療の提供機能、(5)介護サービスなどとの連携機能──などだ（図3）。同制度では、かかりつけ医機能を担う医療機関に対して、どの機能を担っているかを都道府県へと報告させ、地域の協議の場で、不足する機能を補ったり強化するための話し合いをする。2025年4月に報告が始まり、将来的には全国統一の情報システムで各機能を国民が確認できる体制を作る。

　「かかりつけ医」については、認定制・登録制の導入も論点となった。財務省は当初登録制を提言したが、全世代型社会保障構築会議の報告書では「医療機関、患者それぞれの手挙げ方式」と記され、医療部会での検討を経た法案では後者の方式が反映された。

　今回の制度化は「慢性疾患を有する高齢者等」「継続管理が必要な患者」を主な対象としている旨が読み取れる。結果的には、多くの国民にとっては「かかりつけ医」とそうでない医療機関の明確な線引きはなされなかったといえる。だがまずは、かかりつけ医機能報告制度の創設を機に、各地域で面的に機能を強化していくことが重要であり、どのように制度化・浸透させていくかは引き続き課題となるだろう。

※1　「2020年版厚生労働白書」図表1-1-3「死亡数の推移」
※2　「2021年人口動態調査」より。死亡場所が病院（65.9%）、診療所（1.5%）の合計

図2　機能強化加算の算定回数と届け出医療機関数

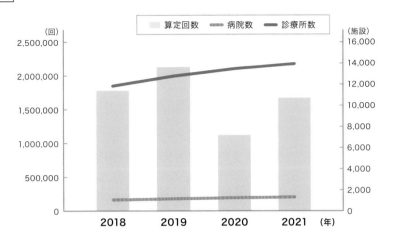

算定回数は厚生労働省「社会医療診療行為別統計」、届け出医療機関数は中央社会保険医療協議会（2022年9月14日）資料（総-6-1）「主な施設基準の届出状況等」、同（2019年9月11日）資料（総-2-1）「主な施設基準の届出状況等」を基に編集部作成

図3　改正法案に盛り込まれている「かかりつけ医機能」

【医療法第30条18の4（案）】
地域におけるかかりつけ医機能を確保するために必要な病院または診療所として厚生労働省令で定めるものの管理者は、慢性の疾患を有する高齢者その他の継続的な医療を要する者として厚生労働省令で定める者に対するかかりつけ医機能の確保のため、厚生労働省令で定めるところにより、次に掲げる事項を当該かかりつけ医機能報告対象病院等の所在地の都道府県知事に報告しなければならない。

1　かかりつけ医機能のうち、継続的な医療を要する者に対する発生頻度が高い疾患に係る診療その他の日常的な診療を総合的かつ継続的に行う機能（厚生労働省令で定めるものに限る）の有無およびその内容
【診療内容】

2　前号に規定する機能を有するかかりつけ医機能報告対象病院等にあっては、かかりつけ医機能のうち、継続的な医療を要する者に対する次に掲げる機能の有無およびその内容
　イ　当該かかりつけ医機能報告対象病院等の通常の診療時間以外の時間に診療を行う機能
【休日・時間外の対応】

　ロ　病状が急変した場合その他、入院が必要な場合に入院させるため、または病院もしくは診療所を退院する者が引き続き療養を必要とする場合に当該者を他の病院、診療所、介護老人保健施設、介護医療院もしくは居宅等における療養生活に円滑に移行させるために必要な支援を提供する機能
【入退院の支援機能】

　ハ　居宅等において必要な医療を提供する機能
【在宅医療の提供機能】

　ニ　介護その他、医療と密接に関連するサービスを提供する者と連携して必要な医療を提供する機能
【介護サービスなどとの連携機能】

　ホ　その他厚生労働省令で定める機能

3　当該かかりつけ医機能報告対象病院等および他の病院または診療所が厚生労働省令で定めるところにより相互に連携して前号に規定する機能を確保するときは、当該他の病院または診療所の名称およびその連携の内容
【他院との連携内容】

4　その他厚生労働省令で定める事項

「全世代対応型の持続可能な社会保障制度を構築するための健康保険法等の一部を改正する法律案」（第211回国会提出法律案、2023年2月10日提出）より編集部作成。赤字部分はかかりつけ医機能報告制度で報告する内容

医師の働き方改革

POINT

● 2024年4月から医師にも時間外労働の上限規制が適用される

● 医師の時間外労働の上限規制はA、B、Cの3つの水準に区分。時間外労働の上限と追加的健康確保措置を組み合わせた規制を設定して医師の休息を確保

医師の長時間労働は常態化しており、2019年の厚生労働省の調査では「年960時間」を超える病院勤務医が全体の約4割に上ることが判明した[※1]。高齢化の進展に伴い医療需要が増大する一方、少子化により医療の担い手は相対的に減っており、医師個人の負担はさらに増えることが予想される。医師が健康に働き続けられる環境を整備することは、医療の質・安全を確保するだけでなく持続可能な医療提供体制を維持する上でも重要であり、2024年4月から「医師の働き方改革」が本格始動する。

医師の働き方改革は、地域医療構想（8-3参照）、医師偏在対策（2-3参照）と並んで、2040年に向けた医療提供体制を確保するための代表的な施策とされている。各医療機関は時間外労働の上限規制に対応できるよう、院内の労務管理やタスクシフト・シェアの推進に加え、時間外労働の特例の適用を受ける準備に向けて動いている。

36協定締結後の時間外労働上限が月45時間、年360時間に

まずは一般的な働き方改革の流れをおさらいする。法定労働時間である「1日8時間、1週40時間」を超えて労働させるには、労働基準法第36条に基づく労使協定（36[サブロク]協定）の締結が必要だ。36協定の範囲を超えて労働させる必要がある場合、特別条項付きの36協定を締結すれば時間数の上限なく時間外労働が可能だったが、長時間労働の温床にもなっていた。

2019年4月から働き方改革関連法が順次施行され、時間外労働の上限規制が罰則付きで導入された。36協定を締結した場合の時間外労働の上限は「月45時間、年360時間」となり、医師を含む全ての労働者に適用された。さらに一般労働者の場合、特別条項付

※1　医師の働き方改革の推進に関する検討会中間取りまとめ（2020年12月22日）参考資料「病院常勤勤務医の週労働時間の区分別割合」

図1 働き方改革関連法に伴う時間外労働の上限規制

原則（法定労働時間）

1日8時間、1週40時間

36協定での上限

2019年4月から月45時間、年360時間
（休日労働は含まない）

特別条項付き36協定での上限

特別な業務の繁忙が予想される場合、「特別条項付き36協定」を締結すれば、さらに長い時間外労働を行わせることが可能。その時間に従来は上限がなかったが、2019年4月施行の働き方改革関連法で、以下の上限が新設された

○ 一般労働者
年720時間以下（休日労働は含まない）、月100時間未満（休日労働含む）、2〜6カ月の平均80時間以下（同）。月45時間を超えるのは年間6カ月まで

○ 医師
医療の特殊性を鑑み、図2の上限規制を2024年4月から適用

時間外労働を行わせるには、あらかじめ「時間外労働・休日労働に関する協定」（36協定）を労使間で締結し、労働基準監督署長に届け出る

厚生労働省「時間外労働の上限規制
わかりやすい解説」を基に編集部作成

図2 2024年4月から適用される勤務医の時間外労働規制

2024年4月〜

年1860時間以下
月100時間未満（例外あり）
（休日労働含む）

地域医療確保暫定特例水準

⇒ 2035年度末を目標に解消

年1860時間以下
月100時間未満（例外あり）
（休日労働含む）

集中的技能向上水準

⇒ 将来に向けて上限時間は縮減方向

年960時間以下
月100時間未満（例外あり）
（休日労働含む）

時間外労働の上限	A水準 全ての診療に従事する勤務医に2024年度以降適用される水準	連携B水準※1 地域医療確保暫定特例水準（対象医療機関を特定）	B水準 地域医療確保暫定特例水準（対象医療機関を特定）	C-1水準 臨床研修医、専攻医が研修プログラムに沿って基礎的な技能や能力を習得する際に適用	C-2水準 医籍登録後の臨床従事6年目以降の医師が高度技能を習得したい場合に自ら申し出る
追加的健康確保措置	追加的健康確保措置① 〈努力義務〉 ・連続勤務時間制限28時間 ・勤務間インターバル9時間の確保 ・代償休息	追加的健康確保措置① 〈義務〉 ・連続勤務時間制限28時間 ・勤務間インターバル9時間の確保 ・代償休息		追加的健康確保措置① 〈義務〉 ・連続勤務時間制限28時間 ・勤務間インターバル9時間の確保 ・代償休息※2	

追加的健康確保措置②
「月100時間未満」を例外的に超える場合の面接指導と就業上の措置（いわゆるドクターストップ）

※1　連携B水準の場合は、個々の医療機関における時間外・休日労働の上限は年960時間以下
※2　臨床研修医は代償休息の代わりに連続勤務時間制限を強化して徹底

医師の働き方改革の推進に関する検討会 中間取りまとめ（2020年12月22日）参考資料「医師の時間外労働規制について」を一部改変

き36協定を締結した場合でも、時間外労働の上限は「月100時間未満、2〜6カ月の平均80時間以下、年720時間以下」とされた（図1）。

　他方で医師の場合、法律で応召義務が規定されているなどの特殊性を鑑みて、36協定を超える範囲での上限規制の適用が2024年4月まで猶予された。医師の時間外労働の上限規制の在り方については、厚生労働省の「医師の働き方改革に関する検討会」「医師の働き方改革の推進に関する検討会」で議論され、2021年5月にはその内容を盛り込んだ改正医療法（「良質かつ適切な医療を効率的に提供する体制の確保を推進するための医療法等の一部を改正する法律」）が成立した。

医師の時間外労働は年960時間以下、特例で1860時間以下

　医師の時間外労働の上限規制は、主にA、B、Cの3つの水準に区分される。水準ごとに、時間外労働の上限と追加的健康確保措置を組み合わせた規制が設けられている（図2）。一見複雑だが簡潔に言えば、原則全ての勤務医はA水準（「月100時間未満、年960時間以下」）、特例的な対応が認められる場合はB、C水準（「月100時間未満、年1860時間以下」）に従うことになる。以下、順を追って説明していく。

　2024年4月以降、原則全ての医療機関で、勤務医の36協定の範囲を超えた時間外・休日労働は「月100時間未満、年960時間以下」に制限される（A水準）。だが、特例的にこれ以上の長時間労働が認められる場合がある。具体的には、地域医療を確保するためにやむを得ず長時間労働となるB水準、連携B水準（地域医療確保暫定特例水準）、一定期間集中して技能向上のための診療を必要とする医師に適用されるC-1水準、C-2水準（集中的技能向上水準）の時間外労働の上限は「月100時間未満、年1860時間以下」となる。

　B水準の対象となる医療機関としては、図3のような要件が定められている。連携B水準は、自院での時間外・休日労働は年960時間以内だが、勤務先と兼業・副業先での勤務時間を合算して年960時間を超える医師を対象としている。B水準については、段階的な見直しを重ねた上で2035年度末を目標に解消するとされている。

　C-1水準は初期研修医や専攻医が対象で、C-2水準は医籍登録後6年目以降の医師が対象だ。日本専門医機構の定める基本19領域（2-3参照）で、高度な技能を有する医師の育成が公益上必要な分野において、当該技能の習得にやむを得ず長時間労働が必要となる業務に適用される。C水準も、将来的に縮減する方針が示されている。

　各医療機関がB、Cの特例水準の適用を受けるには、医師の労働時間短縮計画（案）を作成し、労働時間短縮の取り組みについて医療機関勤務環境評価センターの評価を受ける必要がある。日本医師会が同センターの指定を受けており、この評価結果と申請書類を都道府県に提出し、特例水準の指定を受ける流れだ。

勤務間インターバルの確保、長時間労働時の面談などが必要

　上限時間の規制に加え、医師の休息を確保するための追加的健康確保措置も併せて必

| 図3 | 地域医療確保暫定特例水準の対象医療機関 |

【B水準】

① 「救急医療提供体制および在宅医療提供体制のうち、特に予見不可能で緊急性の高い医療ニーズに対応するために整備している」かつ「政策的に医療の確保が必要であるとして都道府県医療計画において計画的な確保を図っている『5疾病・5事業』」双方の観点から、

(ⅰ) 三次救急医療機関

(ⅱ) 二次救急医療機関かつ「年間救急車受入台数1000台以上または年間での夜間・休日・時間外入院件数500件以上」かつ「医療計画において5疾病5事業の確保のために必要な役割を担うと位置づけられた医療機関」

(ⅲ) 在宅医療において特に積極的な役割を担う医療機関

(ⅳ) 公共性と不確実性が強く働くものとして、都道府県知事が地域医療の確保のために必要と認める医療機関

② 特に専門的な知識・技術や高度かつ継続的な疾病治療・管理が求められ、代替することが困難な医療を提供する医療機関

※B水準が適用されるのは、医療機関内の全ての医師ではなく、上記機能を果たすために、やむなく予定される時間外・休日労働が年960時間を超える医師のみ

【連携B水準】

医師の派遣を通じて、地域の医療提供体制を確保するために必要な役割を担う医療機関

※連携B水準が適用されるのは、医療機関内の全ての医師ではなく、自院で予定される時間外・休日労働は年960時間以内であるが、上記機能を果たすために、やむなく他の医療機関での勤務と通算で予定される時間外・休日労働が年960時間を超える医師に限られる

医師の働き方改革の推進に関する検討会 中間取りまとめ（2020年12月22日）参考資料「地域医療確保暫定特例水準の対象となる医療機関の要件」を一部改変

須とされている。医師の時間外労働の上限時間は24時間365日ニーズがある医療の特性を考慮して、上述の通り一般労働者よりも緩やかに設定された。その代わり、医師の健康を確保する方策が定められたのである。具体的には、「連続勤務時間制限28時間」「勤務間インターバル9時間の確保」（B・C水準は義務、A水準は努力義務）や、「月100時間未満」を超えた場合は面接指導の実施（A・B・C水準いずれも義務）が求められる（図2）。

　また医師の働き方改革を推進する上では、院内の勤務実態の把握に始まり、業務の整理やICT化、病院全体でのタスクシフト・シェアの取り組みが欠かせない。医師からのタスクシフトでは特定行為研修を修了した看護師（2-3参照）の養成、医療クラークの活用などが重要となるほか、2021年10月には医療法改正によって診療放射線技師、臨床工学技士、救急救命士などの業務範囲が拡大された。一例として、臨床検査技師は法改正前は超音波検査のうち検査しか手掛けられなかったが、静脈路を確保して造影剤を注入したり、検査後の抜針・止血までを一連の業務として担えることになった。

参考文献

働き方改革を推進するための関係法律の整備に関する法律（2018年法律第71号）

医師の働き方改革の推進に関する検討会 中間取りまとめ（2020年12月22日）

第17回医師の働き方改革の推進に関する検討会（2022年3月23日）

厚生労働省「医師労働時間短縮計画作成ガイドライン（第1版）」（2022年4月）

厚生労働省「2022年度診療報酬改定の概要　入院Ⅳ（働き方改革の推進、横断的個別事項）」

介護職員の処遇改善

POINT

- 2024年度介護報酬改定で3つの加算を一本化
- 14年間で月給は約7万円アップ、2024年度診療報酬改定でも対応へ

介護人材の採用環境は厳しい状況が続いている。介護・福祉分野の有効求人倍率は2019年には全職種が1.60倍である一方、「介護サービスの職業」では4.31倍、「社会福祉の専門的職業」では3.12倍にも上った(図1)。2020年、2021年は新型コロナウイルス感染症(COVID-19)の流行の影響により、全職種を含めて介護・福祉分野の有効求人倍率も下がったものの、2021年の介護サービスの職業においては3.60倍、社会福祉の専門的職業でも2.88倍と依然として高い水準で推移している。

今後、高齢化の進展によって介護需要はさらに高まる見通しで、介護職員の必要数は増えることが見込まれている。都道府県が推計した介護職員の必要数は、2023年度には約233万人、2025年度には約243万人、2040年度には約280万人に上る。

介護人材確保が大きな課題となる中、厚生労働省では、(1)介護職員の処遇改善、(2)多様な人材の確保・育成、(3)離職防止・定着促進・生産性向上、(4)介護職の魅力向上、(5)外国人材の受け入れ環境の整備——という5つの柱による総合的な介護人材確保対策に取り組んでいる。

介護職員向けに3つの処遇改善加算を創設

介護職員の処遇改善に関しては、2024年度介護報酬改定で大きな変更が加えられた。2024年6月に「介護職員等処遇改善加算」を創設する。これまで、「介護職員処遇改善加算」「介護職員等特定処遇改善加算」「介護職員等ベースアップ等支援加算」の3種類あった処遇改善加算を一本化したものだ。介護職員等処遇改善加算では、2024年度に2.5%、2025年度に2.0%のベースアップを図るために、介護事業所が得る介護報酬に処遇改善分をプラスするための「加算率」を高めに設定。訪問介護の最上位区分では、24.5%と現在の3加算合計の22.4%よりも手厚くする(図2)。

介護職員処遇改善加算は、2009年10月に前身となる介護職員処遇改善交付金がスタートし、2012年に処遇改善加算として介護報酬本体に組み込まれた。介護職員等特定処遇改善加算は2019年10月に創設。リーダー級の介護職(経験・技能のある介護職員)

図1　介護・福祉分野の有効求人倍率の推移

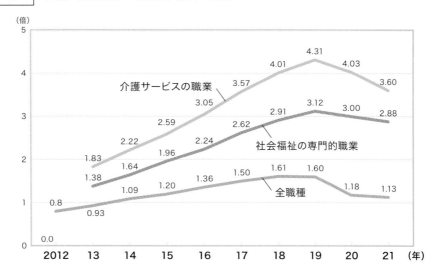

出典：厚生労働省「2022年版労働経済の分析」

表1　「介護職員等処遇改善加算」のサービス別の加算率（2024年6月から）

単位数	※介護職員等処遇改善加算を除く総報酬単位数に以下の加算率を乗じる。加算率はサービスごとの介護職員の常勤換算職員数に基づき設定			

| サービス区分 | 介護職員等処遇改善加算 | | | |
	I	II	III	IV
訪問介護・夜間対応型訪問介護・定期巡回・随時対応型訪問介護看護	24.5%	22.4%	18.2%	14.5%
訪問入浴介護★	10.0%	9.4%	7.9%	6.3%
通所介護・地域密着型通所介護	9.2%	9.0%	8.0%	6.4%
通所リハビリテーション★	8.6%	8.3%	6.6%	5.3%
特定施設入居者生活介護★・地域密着型特定施設入居者生活介護	12.8%	12.2%	11.0%	8.8%
認知症対応型通所介護★	18.1%	17.4%	15.0%	12.2%
小規模多機能型居宅介護★・看護小規模多機能型居宅介護	14.9%	14.6%	13.4%	10.6%
認知症対応型共同生活介護★	18.6%	17.8%	15.5%	12.5%
介護老人福祉施設・地域密着型介護老人福祉施設・短期入所生活介護★	14.0%	13.6%	11.3%	9.0%
介護老人保健施設・短期入所療養介護（介護老人保健施設）★	7.5%	7.1%	5.4%	4.4%
介護医療院・短期入所療養介護（介護医療院）★・短期入所療養介護（病院等）★	5.1%	4.7%	3.6%	2.9%

注：2024年度末までの経過措置期間を設け、経過措置期間中は、現行の3加算の取得状況に基づく加算率を維持した上で、今般の改定による加算率の引き上げを受けられるように激変緩和措置を講じる。★は介護予防についても同様

の賃金を全産業平均の水準に引き上げることを目指したものだ。

　介護職員等ベースアップ等支援加算は2022年10月にスタートした。加算の3分の2以上を基本給などのベースアップ等に使用することが求められ、残りを事業者の判断で処遇改善に活用するといった算定要件が設けられていた。

　これらの相次ぐ新加算の登場で、処遇改善加算は"3階建て"の構造になったため、申請業務が複雑になり手間がかかるという指摘があった。そこで、2024年度介護報酬改定で介護職員等処遇改善加算に統合されることになったわけだ。

介護事業所の介護職員の月給は約7万円アップ

　厚生労働省の調査によると、介護職員等ベースアップ等支援加算を算定している介護事業所における介護職員の月給は、2022年12月の時点で31万8230円となっている（表2）。2021年12月は30万740円だったため、1年で1万7490円アップした。なお介護職員の処遇改善が始まる前の2008年の介護職員の月給は24万7670円だった。各種の対策により、介護職員の賃金水準は2009年から14年間で月7万円ほど引き上げられた計算になる。

　一方、介護事業所に勤務する看護職員の月給は、2022年12月時点で37万2970円である。2008年の看護職員の月給は34万8220円だったため、同じ期間で約2万5000円のアップだ。介護職員の賃金の引き上げ幅の大きさがうかがえる。

　介護分野の離職率は、2007年度には21.6%と高水準だった（図2）。しかし、介護職員の賃金改善や職場環境の向上などの施策によって年を追うごとに離職率は下がっており、近年では全産業平均に近づいてきている。

　介護職員以外の職種の処遇改善は今後のテーマだ。これまでも処遇改善加算は居宅介護支援事業所の介護支援専門員（ケアマネジャー）や訪問看護ステーションの看護職員などは、支給の対象外になっていたが、今回の介護職員等処遇改善加算でも踏襲された。

　さらに加算は介護保険サービスを提供する介護事業所向けに介護報酬から支給されているため、医療保険の保険医療機関である病院や診療所等に勤務する介護職員（看護補助者）には適用されなかった。ただし、こちらは2024年度診療報酬改定（2024年6月施行）で医療関係職種の賃上げが図られることになる。2024年度診療報酬改定では、初診料や再診料が引き上げられたほか、「外来・在宅ベースアップ評価料」などが創設された。同評価料の対象職種には看護師や理学療法士等のほか、看護補助者や介護福祉士なども含まれている。医療機関の介護職員の賃金がどう変化していくかも今後の注目点だ。

今後の見通し

2024年度介護報酬改定では、3種類あった処遇改善加算が統合され、「介護職員等処遇改善加算」に一本化された。2024年度診療報酬改定でも「外来・在宅ベースアップ評価料」などの対象職種に看護補助者（介護職員）や介護福祉士が含まれた。介護職員の賃金水準が今後、実際にどれくらいアップするか注目される。

表2 介護従事者等の平均給与額の状況（月給・常勤の者、職種別）

介護職員等ベースアップ等支援加算を取得（届け出）している事業所における介護職員（月給・常勤の者）の平均給与額について、2021年12月と2022年12月の状況を比較すると、1万7490円の増となっている。

	2021年12月	2022年12月	差（2022年−2021年）
介護職員	30万740円	31万8230円	1万7490円
看護職員	35万4790円	37万2970円	1万8180円
生活相談員・支援相談員	32万6640円	34万2810円	1万6170円
理学療法士、作業療法士、言語聴覚士または機能訓練指導員	34万2740円	35万5060円	1万2320円
介護支援専門員	34万7950円	36万2700円	1万4750円
事務職員	29万5720円	30万8430円	1万2710円
調理員	24万9740円	26万2540円	1万2800円
管理栄養士・栄養士	30万1460円	31万6820円	1万5360円

※1 2021年12月31日と2022年12月31日ともに在籍している者の平均給与額を比較している
※2 平均給与額は基本給（月額）＋手当＋一時金（1〜12月支給金額の12分の1）
※3 平均給与額は10円未満を四捨五入している
出典：厚生労働省「2022年度介護従事者処遇状況等調査結果の概要」

図2 産業計と介護職員の離職率の比較

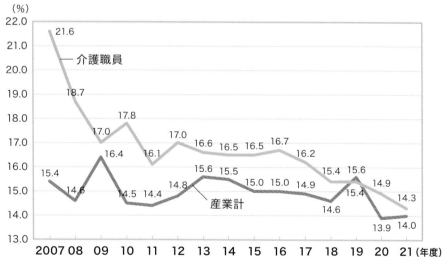

※離職率＝1年間の離職者数÷労働者数
出典：産業計の離職率は厚生労働省「平成30年雇用動向調査」、介護職員の離職率は介護労働安定センター「平成30年度介護労働実態調査」

科学的介護情報システム（LIFE）の推進

POINT

- ● ケアのPDCAサイクルを回すためのツールとして活用
- ● 「LIFE関連加算」が数多く新設。今後の拡充も確実な情勢

　国は介護分野において「科学的介護」を推進している。科学的介護とは、科学的裏付け（エビデンス）に基づいた介護のこと。科学的に妥当性のあるデータなどを現場から収集・蓄積。分析結果をフィードバックし、さらなる科学的介護に取り組んでいく。

　科学的介護情報システム（LIFE：Long-term care Information system For Evidence）は、2021年度介護報酬改定に伴い稼働した。まず介護施設などが情報システムに利用者の状態や、介護施設などで提供しているケアの計画・内容などを入力し、厚生労働省のLIFEのホームページなどから送信する（図1）。送信内容はLIFEでデータベース化され、当該施設に全国平均との比較などのフィードバックが行われる。

　LIFEは介護におけるPDCAサイクル（PLAN-DO-CHECK-ACTION）を回すためのツールとして位置づけられている（図2）。「PLAN（計画）」は計画書等の作成を指す。「DO（実行）」では計画書等に基づいたケアを実施する。「CHECK（評価）」はLIFEに利用者の状態、ケアの実績等（計画書等の様式等）の評価・記録・入力を行う。「ACTION（改善）」は、LIFEからのフィードバック情報に基づいて、利用者の状態やケアの実績の変化等を踏まえて計画書等を改善することを想定している。

2021年度介護報酬改定でLIFE関連加算が多数新設

　2021年度介護報酬改定では、数多くの加算の算定要件にLIFEへのデータ提出や活用が位置づけられた。これらのLIFE関連加算は①事業所・施設単位で全利用者・入所者のデータ提出を要件とする加算、②算定対象の利用者のデータ提出を要件とする加算——の大きく2つある。

　このうち①に当たるのが、科学的介護推進体制加算である（表1）。事業所の全ての利用者・入所者について、ADL（日常生活動作）値、栄養状態、口腔機能、認知症の状況、その他心身の状況に関する基本情報を、厚労省が示す様式にのっとり、6カ月に1回以上の頻度でLIFEにデータ提出することが算定の要件だ。

図1　科学的介護情報システム（LIFE）のホームページ

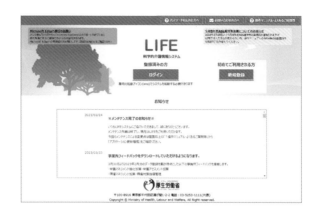

図2　科学的介護情報システム（LIFE）におけるケアのPDCAサイクル

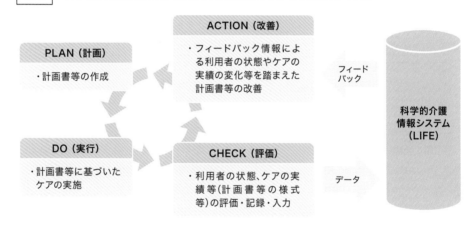

厚生労働省老健局老人保健課「科学的介護情報システム（LIFE）による科学的介護の推進について」を基に編集部作成

表1　科学的介護推進体制加算の創設

科学的介護推進体制加算		【主な算定要件】
＜施設サービス＞		・入所者・利用者ごとの、ADL値、栄養状態、口腔機能、認知症の状況その他の入所者・利用者の心身の状況等にかかる基本的な情報（科学的介護推進体制加算（II）では、加えて疾病の状況や服薬情報※等の情報）を厚生労働省に提出 ・情報の提出頻度は、初回のほか、少なくとも6カ月に1回、および利用終了月 ※介護老人福祉施設、地域密着型介護老人福祉施設については服薬情報の提出を求めない ・必要に応じてサービス計画を見直すなど、サービスを適切かつ有効に提供するために上記の情報など必要な情報を活用していること
科学的介護推進体制加算（I）	40単位／月	
科学的介護推進体制加算（II）	60単位／月	
※ 加算（II）は、服薬情報の提供を求めない介護老人福祉施設（地域密着型含む）では50単位／月		
＜通所系・多機能系・居住系サービス＞		
科学的介護推進体制加算	40単位／月	

②の加算としては、通所介護などの「個別機能訓練加算（II）」、通所リハビリテーション
の「リハビリテーションマネジメント計画書情報加算」、介護老人福祉施設（特別養護老
人ホーム）の「栄養マネジメント強化加算」「口腔衛生管理加算（II）」などがある。機能訓
練やリハビリテーション、栄養マネジメント、口腔管理などの既存加算に関して、LIFE対応
を評価する上位区分や新しい加算が導入された形だ。これらのLIFE加算で提出を求め
られるデータは、基本的に加算に関連する項目だけ。例えば、「褥瘡マネジメント加算」で
は、褥瘡に関するデータだけを提供すればよい。

フィードバックのデータから改善策を立てて実践

　LIFEでフィードバックされるのは、事業所単位のデータと個人単位のデータの大きく2
種類ある。厚労省は「個別化された自立支援・科学的介護の推進例」として、個人データ
の活用の例などを示している。

　図3は80歳男性の要介護3の利用者の状態が改善したケースだ。ADL（日常生活動作）
や移動能力が同じような利用者の全国平均値と比較すると、効果が出ていないことが分
かった。一方で、栄養状態のフィードバックデータを見ると、低体重の状態が続いており、
全国平均より食事摂取量が少ないことも判明した。この結果から、栄養状態を改善しな
ければリハビリテーションの効果が上がらないと考察。リハビリテーションの提供と併せ
て、間食などの食事提供量の増量を推奨したところ、状態が改善されたというものだ。

　ただし、フィードバックのスケジュールは予定より大幅に遅れている。事業所単位のフィード
バック票の提供は2021年5月以降に始まったが、当初は「科学的介護推進体制加算」の情報の
みだった。2022年5月にグラフ表示のフィードバック票が初めて登場。同じサービスの全国平均
値と自事業所を時系列で比較したデータが示された。2023年6月からは、利用者単位で各項目
のデータを全国平均値とともに示した利用者別フィードバック票の提供も始まっている。

　2024年度介護報酬改定においては、入力負担を軽減する観点から加算の様式が見直された
ほか、LIFEへのデータ提出頻度を3カ月に1回に見直した。同一の利用者に複数の加算を算定
する場合に、一定の条件下でデータ提出のタイミングをそろえることができるようにした。

　また、2024年度改定では介護老人保健施設における短期集中リハビリテーション実施加算
にLIFEへのデータ提出を要件とする上位区分を設けるなど、引き続きLIFE関連加算が拡充され
ている。

今後の見通し

　LIFEは利用者別のフィードバック票の提供の遅れなどから、本格的な活用が進む
のはこれからといえる。2024年度介護報酬改定では主にLIFEのデータ入力の負
担を軽減する措置などが導入された。一方でLIFEの対象サービスは通所サービ
スや施設サービスが中心で、2024年度改定では居宅介護支援や訪問介護などへ
の拡大は見送られた。2027年度改定に向けて再び議論されることになりそうだ。

図3 個別化された自立支援・科学的介護の推進例（イメージ）

例：リハビリテーションの提供に応じた、
　　最適な栄養の提供について評価（利用者単位）

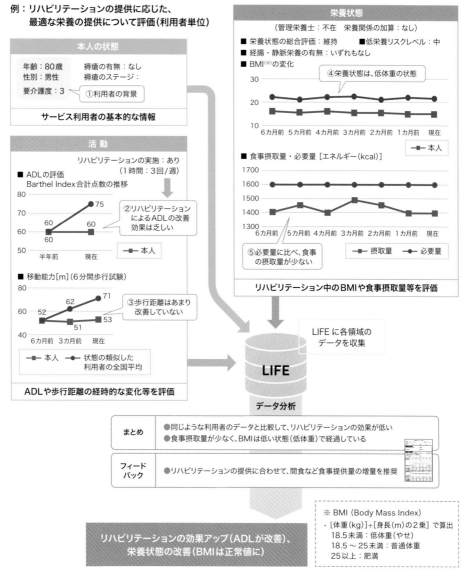

厚生労働省老健局老人保健課「科学的介護情報システム（LIFE）による科学的介護の推進について」を基に編集部作成

医療・介護DXの推進

POINT

- DXの推進は、様々な課題を抱える医療・介護業界にとっても不可欠
- 全国医療情報プラットフォームで医療・介護の情報をつなげる構想

近年、様々な分野でデジタルトランスフォーメーション（digital transformation；DX）という言葉を目にするようになった。働き手不足やニーズの変化という課題を抱える医療・介護業界にとっても、DXの推進は不可欠で、政府も数々の施策を進めている。

DXとは「データとデジタル技術を活用し、製品やサービス、ビジネスモデルを変革し、競争上の優位性を確立すること」（経済産業省「デジタルトランスフォーメーションを推進するためのガイドライン」）。公的保険制度の下で提供される医療や介護の場合、ビジネスモデルそのものを大きく変えることは難しいという制約の中で、データやデジタル技術を活用してサービスを変革することが求められている。

2020年以降、新型コロナウイルス感染症（COVID-19）の流行が拡大したが、それによって医療・介護現場のDXは強力に後押しされたともいえる（図1）。感染リスクを抑えるために、患者や利用者と対面で接する業務の縮小、職員や事業者間のオンライン会議などが迫られたことを契機に、業務のデジタル化に着手した医療機関や介護事業者も多い。

政府は「医療DX推進本部」を設置して強力に推進

医療分野に関しては、内閣に「医療DX推進本部」が設置され、全国医療情報プラットフォームの創設、電子カルテ情報の標準化、診療報酬改定DXなどの施策を進めている（図2）。

中でも目玉となるのが、全国医療情報プラットフォームの創設だ（図3）。オンライン資格確認等システム（TREND3参照）のネットワークを拡充し、レセプトや特定健診に加えて予防接種、電子処方箋、電子カルテ、自治体検診、ケアプランなどの医療・介護全般にわたる情報について、自治体や介護事業者などが必要な情報を共有・交換できる全国的なプラットフォームをつくることを想定している。

2023年1月には、オンライン資格確認等システムを基盤とした電子処方箋の運用が始まった。電子処方箋とは、従来は紙でやり取りしていた処方箋を、電子処方箋管理サービスを介して電子的にやり取りする仕組みだ。(1) 直近を含む患者の過去3年分の薬剤デー

図1

図1　医療・介護現場におけるデジタルトランスフォーメーションの定義と求められる背景

COVID-19の度重なる流行

少子高齢化の進展による医療・介護の担い手の減少

医療・介護需要の変化に合わせて求められる柔軟な経営

デジタルトランスフォーメーションとは

企業がビジネス環境の激しい変化に対応し、データとデジタル技術を活用して、顧客や社会のニーズを基に、製品やサービス、ビジネスモデルを変革するとともに、業務そのものや、組織、プロセス、企業文化・風土を変革し、競争上の優位性を確立すること

（経済産業省「デジタルトランスフォーメーションを推進するためのガイドライン」）

医療・介護領域におけるデジタルトランスフォーメーションとは

カルテや介護記録、予約管理情報などの電子化、情報共有ツールやビデオ電話などの導入を積極的に進め、医療・介護サービスの質や業務効率の向上、働き方改革の実現につなげ、地域で選ばれる医療機関・介護事業者になる

図2　「新経済・財政再生計画改革工程表2023」に盛り込まれた医療DX関連の工程

KPI第2階層	KPI第1階層	工程（取り組み内容）	実施時期		
			2024	2025	2026
・電子カルテ情報共有サービスに参加した医療機関数【2024年度以降増加】	・電子カルテ情報共有サービスの運用開始に向けたシステム整備【2024年度中】	全国医療情報プラットフォームの創設			
		「医療DXの推進に関する工程表」に基づき、全国医療情報プラットフォームの創設に向けた取り組みを進める。具体的には、電子カルテ情報を医療機関等の間で共有するための電子カルテ情報共有サービスについて、2024年度中に順次運用を開始する※	⇒	⇒	⇒
・国民が健康・医療情報に基づいたより良い医療を受けることが可能となるよう、健康保険証を廃止する【2024年秋】 ・マイナ保険証の利用件数【2023年度から増加】 ・診療/薬剤・特定健診等情報閲覧の利用件数	・全国の医療機関等におけるオンライン資格確認の運用開始施設数【2023年度から増加】 ・居宅における資格確認の仕組みや資格情報のみを取得できる簡素な仕組みの運用	オンライン資格確認の推進とマイナンバーカードと健康保険証の一体化の加速			
		2024年秋の健康保険証の廃止に向け、国民がマイナンバーカードで安心して受診できるよう、医療機関・薬局や訪問看護ステーション等におけるオンライン資格確認の導入を進めるとともに、マイナンバーカードと健康保険証の一体化を進める	⇒		
		2023年度中の医療扶助のオンライン資格確認の導入を踏まえ、医療機関及び薬局での医療扶助のオンライン資格確認の導入促進を図る	⇒		
・標準規格の電子カルテを導入した医療機関数【増加】	・蘇生措置等の関連情報や歯科・看護等の領域におけるコード情報について、標準規格化を行う【2024年度中】 ・標準型電子カルテの開発に着手し、一部の医療機関での試行実施を目指す	電子カルテ情報の標準化等			
		「医療DXの推進に関する工程表」に基づき、3文書6情報の共有を進め、順次対象となる情報の範囲を拡大する。併せて、標準型電子カルテの整備を行う	⇒	⇒	⇒
・オンライン資格確認等システムを導入した施設における電子処方箋システムの導入状況	・医療機関等向けポータルサイトでの電子処方箋利用申請完了施設数	電子処方箋の利活用			
		医療DX各分野との有機的連携の下で、オンライン資格確認等システムを導入した医療機関・薬局での電子処方箋システムの導入を図る	⇒		
－	－	診療報酬改定DX			
		医療DX推進本部で策定した医療DXの推進に関する工程表に基づき、診療報酬改定DXの取り組みを進める※	⇒	⇒	⇒

※「全世代型社会保障構築を目指す改革の道筋」（改革工程）に盛り込むことを検討している項目
「新経済・財政再生計画改革工程表2023」（2023年12月21日経済財政諮問会議）の医療DX関連の工程のうち主なものを抜粋

タを閲覧できる、（2）処方予定の薬剤と服用中の薬剤の重複や併用禁忌の有無をチェックできる、（3）入力項目の漏れ等の形式的な不備をチェックできる——などのメリットが期待できる。政府の工程表では、オンライン資格確認等システムを導入した医療機関・薬局については、2025年3月末までに電子処方箋を導入することとしている。

政府の強力な後押しで一気に進められている医療DXだが、「本来の目的であるはずの業務効率化につながっているのかが評価できない」「医療機関におけるシステムの導入・維持のコスト負担が大きい」という課題も指摘されている。

介護現場へのICT、ロボット導入を支援

介護分野についても、2024年度介護保険制度改正の主な検討項目で「介護情報利活用の推進」が挙がり、全国医療情報プラットフォームの推進で介護サービスの向上も図られる。

同プラットフォームには、厚生労働省が2023年4月から本格稼働する「ケアプランデータ連携システム」も連動する。このシステムは、居宅介護支援事業所のケアマネジャーと介護サービス事業所がファクスや郵送で行っていた書類のやり取りを、電子データのやり取りに変えることで業務を効率化しようとするものだ。

人材不足が長期化・深刻化している介護業界では、現場の生産性を向上する取り組みの支援に厚労省も力を入れている。業務の見直しと改善の手法を解説するガイドラインを作成するほか、地域医療介護総合確保基金 [※1] を通じて都道府県による支援事業も行っている。生産性向上にはICTや介護ロボットの導入も有力な手段だ。経産省と厚労省はそれらの開発・普及を進める（図3）とともに、介護事業者が導入する際の資金の一部を補助する事業も同基金で進めている。

ICTや介護ロボットについては、業務の見直しが不十分な状況で導入した結果、現場で有効活用されないというケースも多い。業務効率化の考え方を介護事業所に浸透させることも求められている（図4）。

※1 「効率的かつ質の高い医療提供体制の構築」と「地域包括ケアシステムの構築」のため、2014年度に消費税増収分などを活用して創設された財政支援制度。運用は各都道府県 が行い、都道府県の基金事業計画に基づいて実施される。基金の負担割合は国3分の2、都道府県3分の1（一部例外あり）。対象となるのは下記の事業。地域医療構想の達成に向けた医療機関の施設または設備の整備に関する事業、地域医療構想の達成に向けた病床の機能または病床数の変更に関する事業、居宅等における医療の提供に関する事業、介護施設等の整備に関する事業（地域密着型サービス等）、医療従事者の確保に関する事業、介護従事者の確保に関する事業、勤務医の労働時間短縮に向けた体制の整備に関する事業

今後の見通し

医療・介護のDX推進は政府の「骨太の方針」などで重点領域として位置付けられている。大きな課題は現場の意識とのギャップだ。逆に言えば、いち早くDXを導入して業務の効率化を進める医療機関・介護事業者は、収益の向上や人材確保などの面での好循環を期待できる。

図3 ロボット技術の介護利用における重点分野

介護ロボットの定義

1. ロボットの定義とは、
   - ● 情報を感知
     （センサー系）
   - ● 判断し（知能・制御系）
   - ● 動作する（駆動系）

   この3つの要素技術を有する、知能化した機械システム

2. ロボット技術が応用され利用者の自立支援や介護者の負担の軽減に役立つ介護機器を介護ロボットと呼んでいる

ロボット技術の介護利用における重点分野

（1）移乗介助
- ・介助者のパワーアシストを行う装着型の機器
- ・介助者による抱え上げ動作のパワーアシストを行う非装着型の機器

（2）移動支援
- ・高齢者等の外出をサポートし、荷物等を安全に運搬できる歩行支援機器
- ・高齢者等の屋内移動や立ち座りをサポートし、特にトイレへの往復やトイレ内での姿勢保持を支援する歩行支援機器
- ・高齢者等の外出等をサポートし、転倒予防や歩行等を補助する装着型の移動支援機器

（3）排泄支援
- ・排泄物の処理にロボット技術を使い、設置位置が調整可能なトイレ
- ・排泄を予測し、的確なタイミングでトイレへ誘導する機器
- ・トイレ内での下衣の着脱等の排泄の一連の動作を支援する機器

（4）見守り・コミュニケーション
- ・介護施設において使用する、センサーや外部通信機能を備えた機器のプラットフォーム
- ・在宅介護において使用する、転倒検知センサーや外部通信機能を備えた機器のプラットフォーム
- ・高齢者等とのコミュニケーションにロボット技術を使った生活支援機器

（5）入浴支援
- ・浴槽に出入りする際の一連の動作を支援する機器

（6）介護業務支援
- ・見守り、移動支援、排泄支援をはじめとする介護業務に伴う情報を収集・蓄積し、それを基に、高齢者等の必要な支援に活用することを可能とする機器

厚生労働省ウェブサイト「介護ロボットの開発・普及の促進」を一部改変

図4 介護サービスにおける業務改善の捉え方

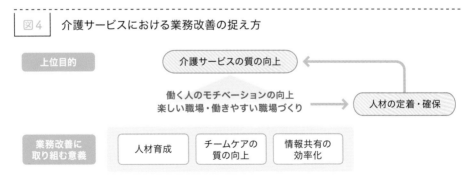

出典：厚生労働省「介護サービス事業における生産性向上に資するガイドライン」

1章

医療を取り巻く制度

日本の社会保障制度

POINT

● 日本の社会保障制度は、①社会保険（年金・医療・介護）、②社会福祉、③公的扶助、④保健医療・公衆衛生──からなる

● 人口構造が変化する中、社会保障給付を国民全体で公平に負担し、将来にわたって安定した制度にしていく必要がある

社会保障制度とは、国民の生活を生涯にわたって支えるセーフティーネットのことです。例えば病気やけが、失業、労働災害、退職などで生活が不安定になったときにも、各種の制度を利用することで健やかで安心な生活が保障されています。

日本の社会保障制度は、①社会保険（年金・医療・介護）、②社会福祉、③公的扶助、④保健医療・公衆衛生──からなります（図1）。国民は皆、生まれてから亡くなるまで、何らかの社会保障制度に支えられて生活しています（図2）。社会保障制度は多岐にわたっており、制度ごとに国、都道府県、市区町村など中心的役割を担う実施主体が異なります。

日本の社会保障制度は、戦後の復興と高度経済成長、人口の急増、産業構造の転換、少子高齢化の急速な進展など、経済社会や人口構造の変化に伴い、国民のニーズに合わせて充実が図られてきました。1950年代半ばから高度経済成長により国民の生活水準が向上すると、一般の人々が病気になったり、高齢で収入が減るなどして貧困状態に陥ることを防ぐ施策の重要性が高まりました。そこで、全ての国民を対象に、病気になったときの医療費や老後の所得を国が保障する「国民皆保険・皆年金」が1961年に実現しました。国民皆保険・皆年金は、実現から現在に至るまで、日本の社会保障制度の根幹をなす制度となっています。

1973年には老人医療費支給制度が実施され、70歳（寝たきり等の場合は65歳）以上の医療費が無料になりました。その後、経済成長が鈍化する一方で医療費は経済成長率や国民所得の伸びを上回るペースで増加したため、1983年に老人保健制度が創設され、高齢者に医療費の一部負担を求めることになりました。1984年には健康保険法が改正され、会社員など現役世代の被保険者本人に1割の自己負担が導入されました。

この頃から高齢化が加速し、1994年に総人口に占める65歳以上人口の割合が14%を超えると、2007年には21%を超え、超高齢社会に突入しました。一方、合計特殊出生率（1人の女性が一生の間に産む子どもの数に相当）は1995年以降、1.5を下回る低い水準で推移しており、総人口は2008年の1億2808万人をピークに減少に転じています。

| 図1 | 社会保障制度の全体像 |

①社会保険（年金・医療・介護）

国民が病気、けが、出産、死亡、老齢、障害、失業など生活の困難をもたらすいろいろな事故（保険事故）に遭遇した場合に一定の給付を行い、その生活の安定を図ることを目的とした強制加入の保険制度

年金制度、医療保険、介護保険　など

②社会福祉

障害者、母子家庭など社会生活をする上で様々なハンディキャップを負っている国民が、そのハンディキャップを克服して安心して社会生活を営めるよう、公的な支援を行う制度

社会福祉、児童福祉　など

③公的扶助

生活に困窮する国民に対して最低限度の生活を保障し、自立を助けようとする制度

生活保護

④保健医療・公衆衛生

国民が健康に生活できるよう様々な事項についての予防、衛生のための制度

医療サービス、保健事業、母子保健、公衆衛生　など

厚生労働省ウェブサイト「社会保障とは何か」を一部改変

| 図2 | 国民の生活を生涯にわたって支える社会保障制度 |

▨ 保健・医療　　▨ 社会福祉等　　▨ 雇用　　▨ 所得保障　に関連する制度

年齢	区分	保健・医療	社会福祉等	雇用	所得保障
出生	就学前	・健診、予防接種 ・医療保険（医療費保障） 　　　　　など	・保育所　・児童手当 ・児童扶養手当 ・障害福祉サービス　など		・遺族年金　・障害年金 ・生活保護
6歳 18歳	就学期	・健診、予防接種 ・医療保険（医療費保障） 　　　　　など	・放課後児童クラブ ・児童手当　・児童扶養手当 ・障害福祉サービス　など		・遺族年金　・障害年金 ・生活保護
40歳 60歳	子育て・就労期	・事業主による健康診断 ・特定健診・特定保健指導 　（40歳以上） ・医療保険（医療費保障） 　　　　　など	・介護保険（40歳以上） ・障害福祉サービス　など		・遺族年金　・障害年金 ・老齢年金（60歳以上） ・生活保護
			・労災保険　・雇用保険　・高齢者雇用 ・障害者雇用　・育児休業　・介護休業 ・最低限の労働条件・賃金の保障　など		
75歳	引退後	・高齢者医療	・介護保険 ・障害福祉サービス　など		・遺族年金　・障害年金 ・老齢年金　・生活保護

厚生労働省ウェブサイト「社会保障とは何か」を基に編集部作成

人口構造が変化する中、社会保障給付を国民全体で公平に負担しつつ、国民のニーズに適切に対応するための制度改革が求められています。特に給付の伸びが大きい医療や介護については、将来にわたって安定した制度であり続けるために、サービスの質の維持・向上を図りつつ効率化などによって提供にかかるコストを低減していく必要があります。

参考文献 ─────

厚生白書（1999年版）、厚生労働白書（2008年版）

公的医療保険制度

POINT

- 公的医療保険制度は、①被用者保険、②国民健康保険、③後期高齢者医療制度——の3つに大きく分けられる
- 国民全員がいずれかの制度への加入を義務付けられている

公的医療保険制度とは、加入者が保険料を出し合い、そこから医療費などを支出する仕組みのことです。公的医療保険制度における保険診療では、病気やけがなどで治療を受けた際、まず患者（被保険者）が病院、診療所などに一部負担金を支払い、残りは保険者が審査支払機関を通じて支払います（図1）。この仕組みがあることで、病気やけがなどで治療を受けた際の個人の負担が軽減されます。日本では「国民皆保険制度」を採用しており、国民全員がいずれかの公的医療保険制度への加入を義務付けられています。

公的医療保険制度の種類

公的医療保険制度は、①被用者保険、②国民健康保険、③後期高齢者医療制度——の3つに大きく分けられ、年齢や職業、勤務先などによって加入できる保険が異なります（表1）。

被用者保険とは、労働契約に基づき雇用されている従業員（被用者）が加入する保険制度のことです。具体的には、会社員が加入する健康保険、船員が加入する船員保険、公務員などが加入する共済組合があります。被用者保険では、被保険者の収入で生計を立てている配偶者、子ども、親などを扶養に入れることができます（扶養認定）。被扶養者が複数名いても、被保険者が支払う保険料は変わりません。

国民健康保険は、自営業、個人事業主、無職などで被用者保険に加入していない人を対象とした保険制度です。都道府県および市町村（特別区を含む）が保険者となる市町村国保と、医師や歯科医師、薬剤師、弁護士、税理士、建設業界など、同種の事業や業務に従事する人で組織される国民健康保険組合があります。国民健康保険には被用者保険のような扶養認定の仕組みがないため、同じ収入で生計を立てている配偶者や子ども自身も被保険者となり、世帯主が全員分の保険料を支払う必要があります。

後期高齢者医療制度は、75歳（寝たきり等の場合は65歳）以上の人を対象とした制度です。75歳の誕生日当日から後期高齢者医療制度の被保険者となり、もともと加入していた保険の資格は喪失します。後期高齢者医療制度は、都道府県ごとに全ての市区町村

図1 公的医療保険制度における保険診療の流れ

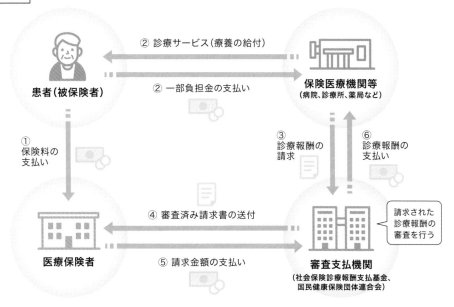

出典：厚生労働省ウェブサイト「我が国の医療保険について」

表1 主な公的医療保険制度の種類

医療保険	概要	保険者数[※1]	加入者数[※1]
被用者保険			
組合管掌健康保険（組合健保）	大企業の従業員などを対象とした保険。単一の企業が運営する「単一組合」、同種同業の企業が合同で運営する「総合組合」などがある	1388	2838万人（被保険者1641万人 被扶養者1197万人）
全国健康保険協会管掌健康保険（協会けんぽ）	独自の健康保険組合を持たない中小企業の従業員などを対象とした保険	1	4027万人（被保険者2507万人 被扶養者1519万人）
船員保険	船舶所有者に使用される船員（船長、海員、予備船員）などを対象とした保険。運営は協会けんぽが担当	1	11.1万人（被保険者5.7万人 被扶養者5.4万人）
共済組合	国家公務員、地方公務員、私立学校の教職員などを対象とした保険	85	869万人（被保険者477万人 被扶養者392万人）
国民健康保険			
市町村国保	被用者保険、国民健康保険組合に加入していない人（74歳未満）を対象とした保険。都道府県・市町村が保険者、その都道府県・市町村の住民が被保険者となる	1716	2537万人（1690万世帯）
国民健康保険組合	同種の事業や業務に従事する人（医師や歯科医師、薬剤師、弁護士、税理士、建設業界など）によって組織される保険	161	271万人（142万世帯）
後期高齢者医療制度	75歳以上と、65〜74歳で一定の障害の状態にあると認定された人を対象とする保険	47	1843万人

※1　船員保険は2023年3月末時点、市町村国保、国民健康保険組合は2022年3月末時点、それ以外は2022年3月末時点

厚生労働省ウェブサイト「我が国の医療保険について」を基に編集部作成

が加入する後期高齢者医療広域連合が保険者となります。

保険給付には「現物給付」と「現金給付」がある

　公的医療保険では、病気やけが、出産、死亡した場合などに、診療を提供したり、給付金を支給します。これを「保険給付」と呼びます。保険給付には、病気やけがをした場合に医療サービスそのものを給付する「現物給付」と、申請により手当金などを給付する「現金給付」の2種類があります（表2）。

　現物給付の例としては、診察や検査、投薬、手術、入院などの療養の給付や、入院時食事療養費、訪問看護療養費などがあります。現物給付の場合、患者は医療機関に健康保険証を提示し、かかった費用の一部を負担することでサービスを受けられます。保険診療の場合、患者自身が支払う自己負担割合は、患者の年齢や収入によって1～3割に設定されています（表3）。患者の自己負担割合は、全ての公的医療保険で共通です。

　一方、現金給付の例としては、傷病手当金、出産手当金、出産育児一時金などがあります。傷病手当金、出産手当金については、国民健康保険では任意給付（法定義務ではなく、保険者が独自に実施してよいとされる給付）と位置付けられており、市町村国保での給付実績はありませんでした。しかし、新型コロナウイルス感染症（COVID-19）の感染拡大を踏まえた対応として、COVID-19感染や感染疑いで仕事を欠勤した被用者に対しては、国の財政支援の下、傷病手当金が支払われることになりました。一部の市町村国保では、独自の取り組みとして自治体の予算で個人事業主に対しても傷病手当金を給付しています。

保険診療の適用対象とならない診療

　公的医療保険における保険診療は、病気やけがに対する治療の医療費負担を軽減することを目的としています。そのため、日常生活に支障がないのに受ける診療については、公的医療保険の対象になりません。例えば、美容目的の手術や健康診断・人間ドック、予防接種などは、保険診療の対象外（保険適用外）です（表4）。妊娠も病気とはみなされないため、正常な状態での妊娠・出産は保険適用外となります。なお、政府は出産費用（正常分娩）の保険適用について、2024年4月に始まる予定の出産費用の公表制度の効果を検証した上で、2026年度の開始をめどに検討する方針を示しています。

　保険適用外の診療にかかる費用は、患者自身が全額負担する必要があります。ただし、妊婦健康診査（妊婦健診）や予防接種のように、かかった費用の一部または全部が公費で助成されるものもあります。妊婦健診については、厚生労働大臣が「望ましい基準」として健診の実施時期や回数、検査項目などを示しており、妊娠を届け出て母子健康手帳の交付を受けた女性に対して市区町村が健診費用の一部を助成しています。

　また、公的医療保険は、仕事以外での病気やけがなどを対象としています。仕事中や、通勤途中に発生した出来事による病気やけがなどの場合は、労働者災害補償保険（労災保険）の対象となるため、公的医療保険の対象にはなりません。

表2	公的医療保険における現物給付と現金給付（編集部まとめ、表3、表4も）

<table>
<tr><td colspan="2" align="center">給付の種類</td><td align="center">概要</td></tr>
<tr><td rowspan="7">現物給付</td><td>療養の給付</td><td>病院や診療所で受ける診察や検査、投薬、手術、入院などの医療サービスに関する給付。患者は年齢や収入に応じてかかった費用の1〜3割（表3）を負担する</td></tr>
<tr><td>入院時食事療養費</td><td>入院時の食事に関する給付。患者は状態や収入に応じて設定された標準負担額を負担する（一般の人は490円／食など）</td></tr>
<tr><td>入院時生活療養費</td><td>65歳以上の高齢者が療養病床に入院した場合の食事・療養環境に関する給付。患者は状態に応じて設定された標準負担額を負担する（居住費は一般・低所得者は370円／日、難病患者、老齢福祉年金受給者などは0円）</td></tr>
<tr><td>保険外併用療養費</td><td>保険診療の対象とならない特別なサービス（評価療養、患者申出療養、選定療養）を受けた場合に、保険適用となる診療部分が保険外併用療養費として給付され、自己負担が1〜3割に抑えられる</td></tr>
<tr><td>訪問看護療養費</td><td>医師の指示の下で行われた訪問看護サービスに関する給付。患者は年齢や収入に応じてかかった費用の1〜3割（表3）を負担する</td></tr>
<tr><td>高額療養費</td><td>入院・外来の診療で自己負担が高額になった場合に、収入に応じた自己負担限度額（上限額）を超えた部分が高額療養費として給付され、患者の窓口での支払い額を一定の範囲内に収められる</td></tr>
<tr><td>高額介護合算療養費</td><td>同一世帯の医療・介護保険における自己負担が高額になった場合に、世帯の自己負担限度額（上限額）を超えた部分の払い戻しを受けられる</td></tr>
</table>

<table>
<tr><td colspan="2" align="center">給付の種類</td><td align="center">概要</td><td align="center">金額</td></tr>
<tr><td rowspan="6">現金給付</td><td>傷病手当金</td><td>病気やけがのため出社できない日が3日以上続き、十分な給与をもらえない場合に、4日目以降休んだ期間に応じて受け取れる</td><td>1日当たり平均収入の2／3×日数など。市町村国保・国保組合では任意のため給付事例が少ない</td></tr>
<tr><td>出産手当金</td><td>出産のため出社できず、十分な給与をもらえない場合に受け取れる</td><td>1日当たり平均収入の2／3×日数など。市町村国保・国保組合では任意のため給付事例が少ない</td></tr>
<tr><td>出産育児一時金・家族出産育児一時金</td><td>子どもが産まれた時に、子ども1人につき決まった金額を受け取れる</td><td>1人につき50万円（2023年4月から）</td></tr>
<tr><td>埋葬料（費）・家族埋葬料葬祭費</td><td>被保険者や被扶養者が死亡した場合に、埋葬（葬儀）を行った人が受け取れる</td><td>5万円。市町村国保・国保組合の葬祭費は保険者により異なる</td></tr>
<tr><td>療養費・家族療養費</td><td>緊急時ややむを得ない理由がある時、旅行先などで健康保険証を提示しないで治療を受け、全額支払った場合に、後から医療費を受け取れる</td><td>—</td></tr>
<tr><td>移送費・家族移送費</td><td>医師の指示により入院・転院が必要になり、移送に車代がかかった場合に、申請により受け取れる</td><td>最も経済的な経路・方法による移送にかかる実費</td></tr>
</table>

表3	医療費の自己負担割合

<table>
<tr><td colspan="2" align="center">年齢</td><td align="center">負担割合</td></tr>
<tr><td colspan="2">0〜6歳（小学校就学前）</td><td>2割^{※1}</td></tr>
<tr><td colspan="2">6歳（小学校就学後）〜69歳</td><td>3割^{※1}</td></tr>
<tr><td rowspan="2">70〜74歳</td><td>現役並み所得者</td><td>3割</td></tr>
<tr><td>一般所得者</td><td>2割</td></tr>
<tr><td rowspan="3">75歳以上</td><td>現役並み所得者</td><td>3割</td></tr>
<tr><td>一定以上所得者</td><td>2割</td></tr>
<tr><td>一般所得者</td><td>1割</td></tr>
</table>

※1　小児の医療費については、都道府県や市区町村が独自の助成を上乗せしている。助成の対象範囲は「小学校就学前まで」「12歳の年度末まで」「15歳の年度末まで」など自治体によって異なり、所得制限を設けているところもある

表4	公的医療保険の対象とならない診療（保険適用外）の例

- 美容目的の手術
- 近視などの矯正治療
- 健康診断・人間ドック
- 予防接種
- 正常な状態での妊娠・出産
- 仕事中や通勤途中に発生した出来事による病気やけが
- 疲労回復を目的としたはり・きゅう、あん摩・マッサージ・指圧

診療報酬制度

POINT

● 診療報酬は、①医科診療報酬・歯科診療報酬、②調剤報酬、
③薬価基準、④材料価格基準——からなる

● 診療報酬は2年に一度改定され、具体的な見直し内容については
中央社会保険医療協議会（中医協）が議論する

患者が公的医療保険制度を利用して医療機関を受診した場合の医療費を、診療報酬と呼びます。まず患者が1〜3割の一部負担金を医療機関の窓口で支払い、残りは医療機関が審査支払機関を通じて保険者に請求して受け取る仕組みです（1-2参照）。

診療報酬は、①病院・診療所の診療行為などの報酬額を定めた医科診療報酬・歯科診療報酬、②調剤薬局の調剤行為などの報酬額を定めた調剤報酬、③保険適用される医薬品とその価格を定めた薬価基準、④保険適用される医療材料とその価格を定めた材料価格基準——の4つに分けられます。①の医科・歯科診療報酬と②の調剤報酬は個々の技術・サービスごとに点数が決められており、全国一律で「1点＝10円」と取り扱われます。

医療行為の点数を体系的に収載した一覧表を「診療報酬点数表」といい、①医科診療報酬点数表、②歯科診療報酬点数表、③調剤報酬点数表、④診断群分類（DPC）点数表——の4種類があります。例として医科診療報酬点数表の項目を見てみましょう（図1）。第1章の基本診療料は、初診、再診、入院の際に行われる基本的な診療行為の費用を一括して評価する報酬です。保険診療では、診療内容を問わず基本診療料が発生します。第2章の特掲診療料は、基本診療料として一括して支払うことが妥当ではない特別の診療行為に対し、個々に点数を設定して評価する報酬です。特殊な疾患に対する診療や医療機関が連携して行う治療管理などの報酬である「医学管理等」や「在宅医療」「検査」「手術」など、大きく13項目に分かれています。基本診療料を基本料金、特掲診療料をオプション料金と捉えると分かりやすいでしょう。

診療報酬の計算方法には、出来高方式と包括方式があります。出来高方式は、行った診療行為に対応する報酬項目を点数表に従って積み上げる方法です（図2）。一方、包括方式とは、傷病名や手術・処置の内容、重症度などに対応してあらかじめ決められた定額報酬を算定する方法です。現在は急性期入院医療に対して診断群分類別包括評価支払い制度（DPC/PDPS）が導入されており、DPC対象病院はDPCごとに決められた1日当たり点数を算定するルールになっています（1-4参照）。

図1 医科診療報酬点数表の全体像

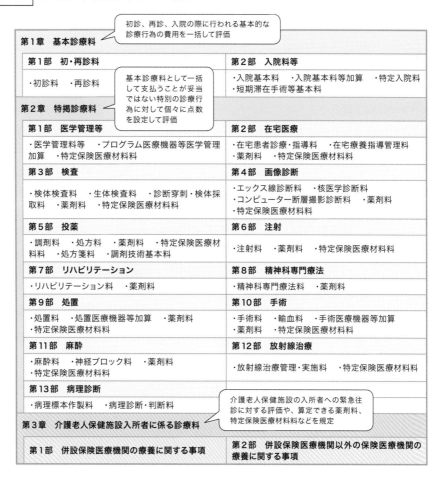

初診、再診、入院の際に行われる基本的な診療行為の費用を一括して評価

第1章　基本診療料	
第1部　初・再診料	**第2部　入院料等**
・初診料　・再診料	・入院基本料　・入院基本料等加算　・特定入院料 ・短期滞在手術等基本料

基本診療料として一括して支払うことが妥当ではない特別の診療行為に対して個々に点数を設定して評価

第2章　特掲診療料	
第1部　医学管理等	**第2部　在宅医療**
・医学管理料等　・プログラム医療機器等医学管理加算　・特定保険医療材料料	・在宅患者診療・指導料　・在宅療養指導管理料 ・薬剤料　・特定保険医療材料料
第3部　検査	**第4部　画像診断**
・検体検査料　・生体検査料　・診断穿刺・検体採取料　・薬剤料　・特定保険医療材料料	・エックス線診断料　・核医学診断料 ・コンピューター断層撮影診断料　・薬剤料 ・特定保険医療材料料
第5部　投薬	**第6部　注射**
・調剤料　・処方料　・薬剤料　・特定保険医療材料料　・処方箋料　・調剤技術基本料	・注射料　・薬剤料　・特定保険医療材料料
第7部　リハビリテーション	**第8部　精神科専門療法**
・リハビリテーション料　・薬剤料	・精神科専門療法料　・薬剤料
第9部　処置	**第10部　手術**
・処置料　・処置医療機器等加算　・薬剤料 ・特定保険医療材料料	・手術料　・輸血料　・手術医療機器等加算 ・薬剤料　・特定保険医療材料料
第11部　麻酔	**第12部　放射線治療**
・麻酔料　・神経ブロック料　・薬剤料 ・特定保険医療材料料	・放射線治療管理・実施料　・特定保険医療材料料
第13部　病理診断	
・病理標本作製料　・病理診断・判断料	

介護老人保健施設の入所者への緊急往診に対する評価や、算定できる薬剤料、特定保険医療材料料などを規定

第3章　介護老人保健施設入所者に係る診療料	
第1部　併設保険医療機関の療養に関する事項	**第2部　併設保険医療機関以外の保険医療機関の療養に関する事項**

図2 出来高方式の診療報酬の算定イメージ（点数は2024年度診療報酬改定後）

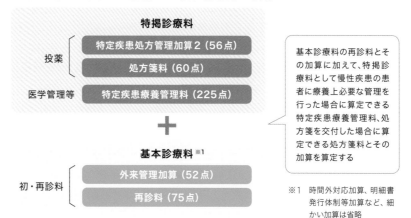

●慢性心不全で外来を定期受診した場合（診療所の場合）

特掲診療料

投薬
- 特定疾患処方管理加算2（56点）
- 処方箋料（60点）

医学管理等
- 特定疾患療養管理料（225点）

＋

基本診療料 ※1

初・再診料
- 外来管理加算（52点）
- 再診料（75点）

基本診療料の再診料とその加算に加えて、特掲診療料として慢性疾患の患者に療養上必要な管理を行った場合に算定できる特定疾患療養管理料、処方箋を交付した場合に算定できる処方箋料とその加算を算定する

※1　時間外対応加算、明細書発行体制等加算など、細かい加算は省略

診療報酬は2年に一度改定される

　診療報酬は医療の進歩や社会情勢、日本の経済状況などを踏まえ、2年に一度、偶数年に見直されます。このことを診療報酬改定と呼びます。

　診療報酬改定ではまず、改定前年度の年末（12月中旬～下旬ごろ）に内閣が次年度予算を編成する過程で改定率を決定します（図3）。改定率が決まると、厚生労働大臣は諮問機関である中央社会保険医療協議会（以下、中医協）に意見を求めます。一方、厚生労働省の社会保障審議会・医療保険部会と医療部会では、改定前年度の夏ごろから改定の基本方針について議論し、12月上旬に基本方針をまとめます。中医協は基本方針に基づき、個別の診療報酬項目の点数設定や施設基準、算定要件などについて議論を重ね、2月上旬～中旬ごろに厚生労働大臣に答申します。答申を受け、厚生労働大臣が3月上旬に診療報酬改定にかかる告示・通知を発出して次年度の診療報酬が決まります。

　中医協は、公的医療保険の保険者や被保険者を代表する「1号側委員（支払い側委員）」が7人、医師、歯科医師、薬剤師を代表する「2号側委員（診療側委員）」が7人、学者などの第三者的立場である「公益委員」が6人、合計20人で構成されます。

　診療報酬の項目は多岐にわたるため、改定率が決まってから議論を始めるのでは間に合いません。そのため、実際には改定前年度の春～夏ごろから、前回改定の影響を調査・検証したり、社会情勢に応じた見直しの必要性について議論を始めています。中医協には様々な関連組織があり、必要に応じて報告や意見を受けながら議論を進めます（図4）。

「診療報酬本体のプラス改定」が難しくなっていく？

　診療報酬の改定率とは、「診療行為の内容と量が直近年度と同じだったと仮定した場合に、改定によって医療費総額がどう変化するか」を示す数字のことです。改定率がプラスの場合、直近年度と同じ内容・量の診療行為を提供した場合の医療費総額を増やすことができます。つまり既存の点数の引き上げや、報酬項目の新設が可能になります。一方、改定率がマイナスの場合は既存の点数を引き下げることになります。改定率は仮定上の数値であり、実際には高齢化の進展や医療技術の進歩に伴い、改定がなくても医療費総額は増加します（このことを、厚労省は『自然増』と呼んでいます）が、改定率が低いと医療費総額の伸び率も低くなる傾向があります。

　近年の改定率を見ると、医科・歯科診療報酬や調剤報酬に当たる診療報酬本体部分は2008年度以降プラス改定が続いています。一方、薬価と材料価格は市場実勢価格に基づき引き下げられるため、診療報酬全体では2016年度以降マイナス改定となっています。

　過去の改定では、主に薬価の引き下げで生じた原資を診療報酬本体に充当することで本体部分のプラス改定を確保してきた面があります。ところが、医療保険財政の健全化や国民負担の軽減につなげるため、2021年度から薬価と市場実勢価格の乖離（かいり）幅が大きい品目については、中間年改定として改定の間の年にも価格を見直すことになりました。今後は本体部分のプラス改定を確保するのがより難しくなっていくとみられています。

図3	診療報酬改定の流れ

診療報酬改定は、
① 予算編成過程を通じて内閣が決定した改定率を所与の前提として、
② 社会保障審議会医療保険部会および医療部会が策定した「基本方針」に基づき、
③ 中央社会保険医療協議会において具体的な診療報酬点数の設定などにかかる審議を行い、
実施されるものである

医療費総額の決定

内閣
・予算編成過程を通じて改定率を決定

医療政策の方針決定

医療費分配の決定

社会保障審議会 医療保険部会・医療部会
・基本的な医療政策について審議
・診療報酬改定にかかる「基本方針」を策定

中央社会保険医療協議会
・社会保障審議会で決定された「基本方針」に基づき審議
・個別の診療報酬項目に関する点数設定や算定条件などについて議論

出典：第166回社会保障審議会・医療保険部会（2023年8月24日）資料1「診療報酬改定の基本方針について（前回の振り返り）」

図4	中央社会保険医療協議会の関連組織

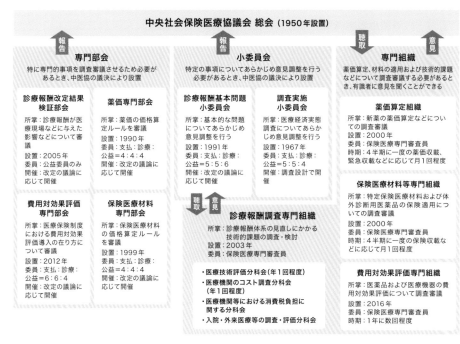

中央社会保険医療協議会 総会（1950年設置）

報告 / 報告 / 聴取 / 意見

専門部会
特に専門的事項を調査審議させるため必要があるとき、中医協の議決により設置

小委員会
特定の事項についてあらかじめ意見調整を行う必要があるとき、中医協の議決により設置

専門組織
薬価算定、材料の適用および技術的課題などについて調査審議する必要があるとき、有識者に意見を聞くことができる

診療報酬改定結果検証部会
所掌：診療報酬が医療現場などに与えた影響などについて審議
設置：2005年
委員：公益委員のみ
開催：改定の議論に応じて開催

薬価専門部会
所掌：薬価の価格算定ルールを審議
設置：1990年
委員：支払：診療：公益＝4：4：4
開催：改定の議論に応じて開催

診療報酬基本問題小委員会
所掌：基本的な問題についてあらかじめ意見調整を行う
設置：1991年
委員：支払：診療：公益＝5：5：6
開催：改定の議論に応じて開催

調査実施小委員会
所掌：医療経済実態調査についてあらかじめ意見調整を行う
設置：1967年
委員：支払：診療：公益＝5：5：4
開催：調査設計で開催

薬価算定組織
所掌：新薬の薬価算定などについての調査審議
設置：2000年
委員：保険医療専門審査員
時期：4半期に一度の薬価収載、緊急収載などに応じて月1回程度

費用対効果評価専門部会
所掌：医療保険制度における費用対効果評価導入の在り方について審議
設置：2012年
委員：支払：診療：公益＝6：6：4
開催：改定の議論に応じて開催

保険医療材料専門部会
所掌：保険医療材料の価格算定ルールを審議
設置：1999年
委員：支払：診療：公益＝4：4：4
開催：改定の議論に応じて開催

聴取 / 意見

診療報酬調査専門組織
所掌：診療報酬体系の見直しにかかる技術的課題の調査・検討
設置：2003年
委員：保険医療専門審査員

・医療技術評価分科会（年1回程度）
・医療機関等におけるコスト調査分科会（年1回程度）
・医療機関等における消費税負担に関する分科会
・入院・外来医療等の調査・評価分科会

保険医療材料等専門組織
所掌：特定保険医療材料および体外診断用医薬品の保険適用についての調査審議
設置：2000年
委員：保険医療専門審査員
時期：4半期に一度の保険収載などに応じて月1回程度

費用対効果評価専門組織
所掌：医薬品および医療機器の費用対効果評価について調査審議
設置：2016年
委員：保険医療専門審査員
時期：1年に数回程度

第518回中央社会保険医療協議会総会（2022年3月23日）資料総-8参考「入院医療等の調査・評価分科会の所掌事務の変更等について」を一部改変

診断群分類別包括評価支払い制度（DPC/PDPS）

POINT

● 傷病名や手術・処置の内容、重症度などに対応して
あらかじめ決められた定額報酬を算定する仕組み

● 入院期間が長引くと点数が低くなるため、
早期退院のインセンティブが働く

　急性期入院医療には、診断群分類別包括評価支払い制度（DPC/PDPS）と呼ばれる包括方式の診療報酬が導入されています。DPC/PDPSでは実際の診療行為によらず、傷病名や手術・処置の内容、重症度などに対応してあらかじめ決められた定額報酬を算定します。定額報酬といっても、実際は包括評価部分と出来高評価部分に分かれており、医学管理などの報酬は出来高算定できます（図1）。包括評価部分は、診断群分類（Diagnosis［診断］、Procedure［診療行為］、Combination［組み合わせ］の頭文字を取ってDPC）ごとに決められた1日当たり点数に在院日数と医療機関別係数を乗じて算出します。医療機関別係数は、病院の診療機能や人員配置などに応じて個別に設定されます（図1、表1）。

　DPC/PDPSは一般病棟（急性期一般入院基本料、特定機能病院入院基本料などを算定）でのみ算定可能です。診療録の適切な管理体制、DPCデータの提出など複数の条件を満たして届け出を行うことで参加できます。DPC対象病院は2022年4月1日時点で1764施設、約48万床で、急性期一般入院基本料等の病床の約85%を占めています。

　DPC/PDPSでは、入院期間がⅠ～Ⅲの3段階に分かれています。入院初期である入院期間Ⅰの点数が最も高く、Ⅱ、Ⅲと進むにつれて点数が低くなる仕組みで、入院期間Ⅲを超えると定額報酬ではなくなり、出来高方式で算定します。入院期間はDPC対象病院や準備病院などのデータを基に設定されており、入院期間ⅡがそのDPCにおける平均在院日数に相当します。入院期間Ⅱを過ぎると点数が低くなるため、入院期間Ⅱが終わるまでに一連の治療を終え、患者を退院させるのが1つの目標になります。

　DPC/PDPSでは1日当たりの点数が決まっているため、病院は必要性の低い検査や投薬を控えることで、より多くの利益を確保できます。さらに、上述のように入院期間に応じて点数が異なり、入院期間が長引くほど点数が低くなる仕組みのため、早期退院に向けたインセンティブが働きます。結果的に必要最小限の医療資源の投入で最大の効果を目指すことになり、医療の効率化・標準化につながると期待されています。

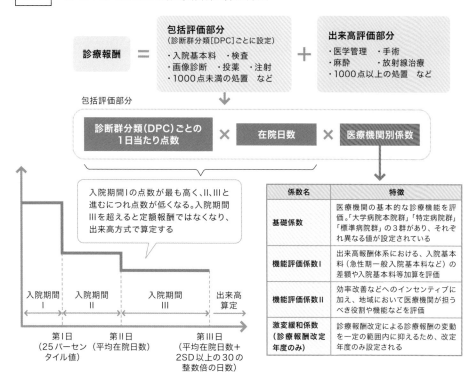

図1　DPC/PDPSにおける診療報酬の算定方法

厚生労働省保険局医療課「2022年度診療報酬改定の概要 入院III（短期滞在手術等・DPC/PDPS）」（2022年3月4日）を基に編集部作成

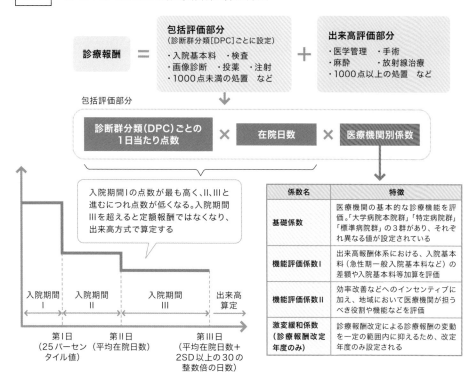

側注（縦書き）: 医療を取り巻く制度

表1　機能評価係数IIを構成する係数の具体的な評価内容（2024年度診療報酬改定後）

係数名	評価の考え方	評価内容
効率性係数	各病院における在院日数短縮の努力を評価	［全DPC対象病院の平均在院日数］÷［当該病院の患者構成が全DPC対象病院と同じと仮定した場合の平均在院日数］で算出。当該病院の平均在院日数が短いほど高値となる
複雑性係数	各病院における患者構成の差を1入院当たり点数で評価	［当該病院の包括範囲出来高点数（1入院当たり）をDPCごとに全病院の平均包括範囲出来高点数に置き換えた点数］÷［全病院の平均1入院当たり包括点数］で算出。当該病院の1入院当たりの包括範囲出来高点数が高いほど高値となる
カバー率係数	様々な疾患に対応できる総合的な体制について評価	［当該病院で一定症例数以上算定しているDPCの数］÷［全DPCの数］で算出。算定しているDPCの種類が多いほど高値となる
救急補正係数	救急医療（緊急入院）の対象となる患者の治療に要する資源投入量の乖離を評価	救急患者1症例当たりの入院後2日間の包括範囲出来高点数とDPC点数の差額の総和を基に算出。入院後2日間に行った医療の包括範囲出来高点数がDPC点数よりも高いほど高値となる
地域医療係数	地域医療への貢献を評価（中山間地域などで必要な医療提供機能を果たす病院を評価）	がんや脳卒中、心血管疾患、災害医療、へき地医療などの診療体制をポイント制で評価する体制評価指数と、地域における患者シェアを評価する定量評価指数で構成。これらの診療体制を有していたり、患者シェアが高いほど高値となる

厚生労働省「2024年度診療報酬改定について」の「個別改定項目について」（2024年2月14日）などを基に編集部作成

保険外併用療養費制度

- 保険診療と保険外診療を併用する「混合診療」は原則禁止されている

- 厚生労働大臣の定める、①評価療養、②患者申出療養、③選定療養──に限り、保険診療と併用できる

　公的医療保険制度では、保険診療と医療保険が適用されない保険外診療を併用する、いわゆる「混合診療」は原則として禁止されています。混合診療を無制限に認めると、安全性や有効性などが確認されていない医療が助長されたり、保険診療で対応できる範囲であっても保険外の負担を求めることが一般化し、患者負担が不当に拡大する恐れがあるためだと厚生労働省は説明しています。このため、1つの傷病に対する一連の診療過程で保険外診療を受けると、保険診療の部分も含めて全体が自由診療扱いとなり、医療費は全額患者の自己負担となります（図1）。

　ただし、厚生労働大臣が定める一部の保険外診療については保険診療との併用が認められており、通常の診療と共通する部分（診察、検査、投薬、入院料など）は保険給付の対象となります。これを保険外併用療養費制度と呼びます。制度を利用する際、保険外診療に当たる部分の費用は全額患者の自己負担となります。

　保険外併用療養費制度には、①評価療養、②患者申出療養、③選定療養──の3種類があります。このうち評価療養と患者申出療養は、将来の保険適用を目指してその診療の安全性や有効性などを評価することを目的としています。評価療養の例としては、先進医療や医薬品・医療機器などの治験にかかる診療などがあります（表1）。先進医療とは、まだ保険診療として認められていない先進的な医療技術などについて、一定の施設基準などを満たした医療機関に限り保険診療と保険外診療の併用を認め、安全性や有効性などを評価する制度です。個別の医療技術が先進医療として認められるためには、先進医療会議で安全性、有効性などの審査を受ける必要があり、実施する医療機関は厚生労働大臣への届け出または承認が必要です。

　患者申出療養は、国内未承認の新薬などを身近な医療機関で迅速に使えるようにする制度です。既に実施されている先進医療や治験などの対象から外れた患者などに対し、患者の申し出に基づき審査を行い、診療を実施できるようにします。患者の申し出を起点としている点が先進医療との違いです。

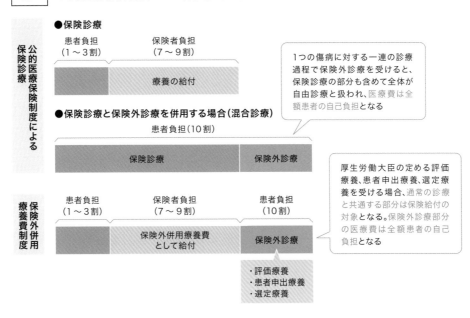

図1 公的医療保険制度による保険診療と保険外併用療養費制度

公的医療保険制度による保険診療

●保険診療

患者負担 （1〜3割）	保険者負担 （7〜9割）
	療養の給付

> 1つの傷病に対する一連の診療過程で保険外診療を受けると、保険診療の部分も含めて全体が自由診療と扱われ、医療費は全額患者の自己負担となる

●保険診療と保険外診療を併用する場合（混合診療）

患者負担（10割）

保険診療	保険外診療

保険外併用療養費制度

患者負担 （1〜3割）	保険者負担 （7〜9割）	患者負担 （10割）
	保険外併用療養費 として給付	保険外診療

・評価療養
・患者申出療養
・選定療養

> 厚生労働大臣の定める評価療養、患者申出療養、選定療養を受ける場合、通常の診療と共通する部分は保険給付の対象となる。保険外診療部分の医療費は全額患者の自己負担となる

表1 厚生労働大臣の定める評価療養

- 先進医療
- 医薬品、医療機器、再生医療等製品の治験にかかる診療
- 医薬品医療機器等法承認後で保険収載前の医薬品、医療機器、再生医療等製品の使用
- 薬価基準収載医薬品の適応外使用（用法・用量、効能・効果の一部変更の承認申請がなされたもの）
- 保険適用医療機器、再生医療等製品の適応外使用（使用目的・効能・効果などの一部変更の承認申請がなされたもの）

出典：厚生労働省ウェブサイト「先進医療の概要について」

表2 厚生労働大臣の定める選定療養

- 特別の療養環境（差額ベッド）
- 病床数200床以上の病院の初診
- 病床数200床以上の病院の再診
- 予約診療
- 時間外診療
- 180日を超える入院
- 制限回数を超える診療行為
- 水晶体再建に使用する多焦点眼内レンズ
- 金属床による総義歯
- 小児う蝕の指導管理
- 歯科の金合金・白金加金

出典：厚生労働省ウェブサイト「先進医療の概要について」

　一方、選定療養は保険導入を前提としていない制度です。具体的には、特別の療養環境（差額ベッド）や予約診療など11類型が定められています（表2）。選定療養については、関係学会や医療関係団体、国民から意見を募集し、2年に一度の診療報酬改定のタイミングで類型の追加や見直しが行われています。

医療を取り巻く制度

高額療養費制度、高額介護合算療養費制度

POINT

● 窓口負担が高額になった場合に、自己負担限度額（上限額）を超えた部分が払い戻される制度

● 「限度額適用認定証」などを提示することで、あらかじめ窓口での支払い額を上限額以内に抑えられる

病気やけがなどで治療を受けた際、保険診療の仕組みによって個人の負担が軽減されることを1-2で解説しました。しかし、高度な手術を受けたり、重い病気で長期入院したりすると、3割負担であっても支払い額が膨らみ、生活が圧迫されかねません。そこで、公的医療保険制度には患者の窓口負担が高額になった場合に自己負担限度額（上限額）を超えた分を後から払い戻す、高額療養費制度と呼ばれる制度があります。

高額療養費制度では、医療機関や薬局の窓口での支払い額の合計が上限額を超えた場合に、超えた金額を保険者が支給します。上限額は患者の年齢や収入によって区分され、70歳以上は外来の上限額も設けられています（表1）。上限額は暦月（1日～末日）単位のため、入退院が同一月内の場合と月をまたぐ場合では、月をまたぐ方が総負担額は多くなります。入院中の食事にかかる費用、差額ベッド代などは制度の対象外です。

高額療養費制度では、同じ医療保険に加入する人（医療保険上の同一世帯）の窓口負担を1カ月単位で合算できます。過去1年以内に3回以上、上限額に達した場合は、4回目以降は「多数該当」として上限額が引き下げられ、さらに負担が軽減されます。

高額療養費制度は、患者の窓口負担が高額になった場合に一定の上限額を超えた分が後から払い戻される制度ですが、適用区分を確認できる「限度額適用認定証」などを医療機関に提示すると、あらかじめ支払い額を上限額以内に抑えることができます。

1年間（8月1日～翌年7月31日）の医療保険と介護保険における自己負担が著しく高額になった場合に、上限額を超えた分を後から払い戻す高額介護合算療養費制度と呼ばれる制度もあります（表2）。同制度では、医療保険上の同一世帯に介護保険の受給者がいて、医療保険と介護保険の支払い額の合計が上限額を超えた場合に、超えた金額を保険者が支給します。払い戻す費用については、医療保険者と介護保険者の双方が自己負担額の比率に応じて負担し、医療保険部分は「高額介護合算療養費」、介護保険部分は「高額医療合算介護（予防）サービス費」として支給されます。

表1 高額療養費制度における自己負担限度額（上限額）

● 69歳以下

適用区分	1カ月当たりの上限額（世帯ごと）
（ア）年収約1160万円〜 健保：標準報酬月額83万円以上 国保：年間所得901万円超	25万2600円＋（医療費−84万2000円）×1% （多数該当：14万100円）
（イ）年収約770万〜約1160万円 健保：標準報酬月額53万〜79万円 国保：年間所得600万円超901万円以下	16万7400円＋（医療費−55万8000円）×1% （多数該当：9万3000円）
（ウ）年収約370万〜約770万円 健保：標準報酬月額28万〜50万円 国保：年間所得210万円超600万円以下	8万100円＋（医療費−26万7000円）×1% （多数該当：4万4400円）
（エ）〜年収約370万円 健保：標準報酬月額26万円以下 国保：年間所得210万円以下	5万7600円（多数該当：4万4400円）
（オ）低所得者（住民税非課税者など）	3万5400円（多数該当：2万4600円）

● 70歳以上

適用区分		1カ月当たりの上限額（世帯ごと）	
		外来（個人ごと）	
①現役並み所得者	**（III）年収約1160万円〜** 健保：標準報酬月額83万円以上 国保：課税所得690万円以上	25万2600円＋（医療費−84万2000円）×1% （多数該当：14万100円）	
	（II）年収約770万〜約1160万円 健保：標準報酬月額53万〜79万円 国保：課税所得380万円以上690万円未満	16万7400円＋（医療費−55万8000円）×1% （多数該当：9万3000円）	
	（I）年収約370万〜約770万円 健保：標準報酬月額28万〜50万円 国保：課税所得145万円以上380万円未満	8万100円＋（医療費−26万7000円）×1% （多数該当：4万4400円）	
②一般所得者　年収156万〜約370万円 健保：標準報酬月額26万円以下 国保：課税所得145万円未満など		1万8000円 （年間14万4000円※1）	5万7600円 （多数該当：4万4400円）
③低所得者 （住民税非課税者など）	II（I以外）	8000円	2万4600円
	I（年金収入80万円以下など）		1万5000円

※1　1年間（8月1日〜翌年7月31日）の合計額に対する上限

表2 高額介護合算療養費制度における自己負担限度額（上限額）

適用区分	年間の上限額（世帯ごと）	
	69歳以下	70歳以上
健保：標準報酬月額83万円以上 国保：年間所得901万円超	212万円	212万円
健保：標準報酬月額53万〜79万円 国保：年間所得600万円超901万円以下	141万円	141万円
健保：標準報酬月額28万〜50万円 国保：年間所得210万円超600万円以下	67万円	67万円
健保：標準報酬月額26万円以下 国保：年間所得210万円以下	60万円	56万円
低所得者 （住民税非課税者など）　II（I以外）	34万円	31万円
I（年金収入80万円以下など）		19万円※1

※1　同一世帯に介護サービス利用者が複数いる場合は31万円

医療を取り巻く制度

公費負担医療制度

POINT

● 生活困窮者や障害者、難病患者などの医療費を
国や地方公共団体（自治体）が助成する仕組みがある

● 制度を利用することで、患者の自己負担が
ゼロ（全額公費負担）〜2割に抑えられる

　ここまで、社会保障制度のうち社会保険（医療保険）について解説してきましたが、このほか医療に関係する社会保障制度として、社会福祉、公的扶助、公衆衛生などにおける公費負担医療制度があります。公費負担医療制度とは、生活困窮者や障害者、難病患者など、支援を必要とする人に対して国や地方公共団体（自治体）が法律・条例に基づき公費で医療費を助成する仕組みのことです。都道府県知事などの指定を受けた医療機関で実施された医療が助成の対象となります。公費負担医療制度の目的は、①社会的弱者の救済、②障害者などの福祉、③難病・慢性疾患の治療研究と助成、④健康被害などに対する補償、⑤公衆衛生の向上——に大きく分けられます。

　公費負担医療制度には、障害者総合支援法による更生医療・育成医療や指定難病医療費助成制度のように特定の病気や状態に対する助成を行うものと、生活保護法による医療扶助や自治体による乳幼児医療費助成、子ども医療費助成のように特定の対象者への保険診療を幅広く助成するものがあります（表1）。制度を利用することにより、患者の自己負担はゼロ（全額公費負担）になったり、もともと最大で3割負担だったところを0.5〜2割に抑えられます。自己負担割合とは別に1カ月当たりの上限額を設定している制度もあり、所得に応じて負担がさらに軽減されます。

　公費負担医療制度は、対象となる医療費の全額を公費で負担するもの（公費優先）と、医療保険の給付が優先され、患者の自己負担分のみを公費で負担するもの（保険優先）があります。公費優先となるのは原爆被爆者認定疾病医療など一部に限られており、ほとんどは保険優先で、患者の自己負担分のみを公費で負担しています。

　公費負担医療制度を利用する場合、多くのケースでは患者本人やその代理人が公費の給付申請を行う必要があります。制度を利用することで患者の医療費負担を軽減できますが、医療機関も患者も制度のことを知らず、利用につながっていないこともあるようです。患者に適切な制度の利用を案内できるよう、国の法律に基づく制度のほか、自身の勤務先がある都道府県、市区町村が実施している制度を確認しておくとよいでしょう。

表1	主な公費負担医療制度（編集部まとめ）

● 国の法律に基づく公費負担医療制度

目的	法律・制度名（【　】内は患者の自己負担割合）	概要
社会的弱者の救済	生活保護法による医療扶助 【原則全額公費負担】	・困窮のため最低限度の生活を維持することができず、福祉事務所長が医療扶助を行う必要があると認めた者などに対し、医療扶助として医療費を全額助成（他の法令などに基づく給付がある場合はその給付を優先） ・保険外併用療養費は適用対象外
	母子保健法による養育医療 【原則全額公費負担（所得に応じて自己負担あり）】	・出生時体重が2000g以下、生活力が薄弱などの理由で医師が入院が必要と認めた乳児を対象に、入院治療にかかる医療費の自己負担分を全額助成
	児童福祉法の措置等に係る医療の給付 【原則全額公費負担】	・乳児院や児童養護施設、里親家庭などで生活している18歳未満の児童を対象に、保険診療の自己負担分を全額助成 ・医療保険未加入の場合も全額（10割）を助成
障害者などの福祉	障害者総合支援法による更生医療 （自立支援医療） 【1割（所得に応じて上限額あり）】	・視覚障害や聴覚・平衡機能障害、肢体不自由などの理由で身体障害者手帳を持つ満18歳以上を対象に、障害を除去・軽減するために必要な手術などの治療にかかる医療費の自己負担割合が1割となるよう助成
	障害者総合支援法による育成医療 （自立支援医療） 【1割（所得に応じて上限額あり）】	・視覚障害や聴覚・平衡機能障害、肢体不自由など身体に障害がある、または放置すると将来障害が残ると認められ、手術などの治療により障害の軽減が期待される18歳未満の児童を対象に、必要な治療にかかる医療費の自己負担割合が1割となるよう助成
	障害者総合支援法による精神通院医療 （自立支援医療） 【1割（所得に応じて上限額あり）】	・通院による継続的な治療が必要な精神障害（てんかんを含む）を有する患者を対象に、精神障害およびその治療に関連して生じた病態に対する通院治療にかかる医療費の自己負担割合が1割となるよう助成
難病・慢性疾患の治療研究と助成	児童福祉法による小児慢性特定疾病医療支援 （小児慢性特定疾病医療費助成制度） 【2割（所得に応じて上限額あり）】	・小児慢性特定疾病（16疾患群の788疾患、2021年11月時点）で長期にわたり療養を必要とする18歳未満の児童を対象に、医療費の自己負担割合が2割になるよう助成 ・入院時食事療養費の標準負担額も1/2を助成
	難病の患者に対する医療等に関する法律による特定医療（指定難病医療費助成制度） 【2割（所得に応じて上限額あり）】	・指定難病（341疾患、2024年4月1日時点）で認定基準を満たした患者を対象に、指定難病の治療などにかかる医療費の自己負担割合が2割となるよう助成
健康被害などに対する補償	原子爆弾被爆者に対する援護に関する法律による認定疾病医療（原爆被爆者認定疾病医療） 【全額公費負担】	・厚生労働大臣の認定を受けた被爆者を対象に、放射線被曝が原因で生じた病気やけが（原爆症、認定疾病）にかかる医療費を全額助成
	原子爆弾被爆者に対する援護に関する法律による一般疾病医療費（原爆被爆者一般疾病医療） 【全額公費負担】	・被爆者健康手帳を交付された被爆者を対象に、認定疾病以外の病気、けがに対する保険診療の自己負担分を全額助成 ・遺伝性・先天性の疾患や軽い虫歯などは助成の対象外
	石綿による健康被害の救済に関する法律による医療費の支給 【全額公費負担】	・石綿を吸入したことにより指定疾病（中皮腫、肺がん、著しい呼吸機能障害を伴う石綿肺またはびまん性胸膜肥厚）を発症し、石綿健康被害医療手帳を交付された患者を対象に、認定された指定疾病やその続発症に対する保険診療の自己負担分を助成
公衆衛生の向上	感染症の予防及び感染症の患者に対する医療に関する法律による結核患者の適正医療 【0.5割】	・肺結核、肺外結核、潜在性結核感染患者を対象に、結核の治療にかかる医療費の自己負担割合が0.5割となるよう助成 ・助成対象となる診療内容が細かく定められており、初・再診料などは助成の対象外
	感染症の予防及び感染症の患者に対する医療に関する法律による結核患者の入院 【原則全額公費負担（所得に応じて最大月額2万円を負担）】	・肺結核、肺外結核でまん延防止のために入院勧告または入院措置を受けた患者を対象に、結核の治療にかかる医療費の自己負担分を全額助成
	精神保健及び精神障害者福祉に関する法律による措置入院 【原則全額公費負担（所得に応じて最大月額2万円を負担）】	・精神障害のため入院させなければ自分を傷つけたり、他人に害を及ぼす恐れがあると2人以上の精神保健指定医に判断され、都道府県知事の権限により措置入院となった患者などを対象に、入院治療にかかる医療費の自己負担分を全額助成

● 地方公共団体（自治体）の条例に基づく公費負担医療制度

制度名※1	概要
乳幼児医療費助成、子ども医療費助成	乳幼児や18歳未満の児童が医療機関を受診した際の、保険診療の自己負担の一部または全額を助成。助成対象範囲は「小学校就学前まで」「12歳の年度末まで」「15歳の年度末まで」など自治体によって異なり、所得制限を設けている自治体もある
ひとり親家庭等医療費助成	母子家庭、父子家庭、養育者家庭など、監護者1人と18歳未満（18歳に達した日以降、最初に3月末を迎えるまで）の児童の家庭で、医療機関を受診した際の保険診療の自己負担分の一部または全額を助成。助成対象範囲は自治体によって異なり、所得制限を設けている自治体もある
重度心身障害者（児）医療費助成制度	重度の障害を持つ患者を対象に、保険診療の自己負担分の一部または全額を助成

※1　制度名は自治体によって異なる

医療計画

POINT

● 地域の実情に応じた医療提供体制を確保するため、
都道府県が6年ごとに策定

● 第8次医療計画（2024〜2029年度）から「新興感染症発生・
まん延時における医療」の計画策定も必要に

医療計画とは、医療法第30条の規定に基づき、地域の実情に応じた医療提供体制を確保するために策定される計画です。厚生労働大臣が定める「医療提供体制の確保に関する基本方針」に即して都道府県が策定し、その計画に沿って地域の医療提供体制が整備されます（図1）。計画期間はもともとは5年間でしたが、第7次医療計画（2018〜2023年度）から、都道府県介護保険事業支援計画、市町村介護保険事業計画と整合性を取るため6年間になり、中間年に当たる3年目に必要な見直しを行うことになりました（図2）。

医療計画は医療資源の地域偏在の是正と医療施設の連携の推進を目的として、1985年の第1次医療法改正で導入されました。当初は地域ごとの必要病床数を記載することとされていましたが、現在は疾病・事業ごとの医療連携体制構築のための具体的施策や医師を含む医療従事者確保の方針・目標など、幅広い内容が盛り込まれています。

医療計画に盛り込まれる内容

医療計画には、医療圏の設定、基準病床数、疾病・事業ごとの医療体制、地域医療構想の達成のための施策、医師の確保に関する事項（医師確保計画）、外来医療の提供体制の確保に関する事項（外来医療計画）──などの事項を記載します。

医療圏については、各都道府県が二次医療圏と三次医療圏の圏域を定めることとされています。二次医療圏とは「救急を含む一時的な入院医療を完結できる地域的単位」のことで、医療計画の中でも後述する基準病床数や医師確保計画などは二次医療圏をベースにしており、地域の医療提供体制を整備する上での基本的な単位となっています。三次医療圏は「特殊な医療（臓器移植等の先進的技術が必要な医療や、広範囲のやけどのような専門性の高い救急医療など）を提供する地域的単位」のことです。第7次医療計画では、二次医療圏は335医療圏、三次医療圏については北海道のみ6圏域に分かれ、それ

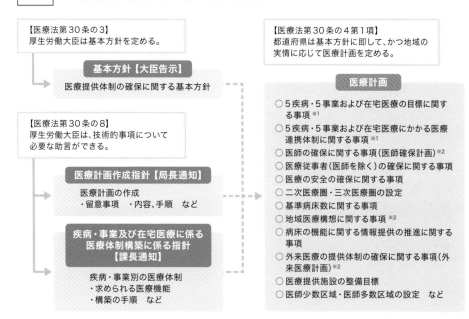

図1　「医療計画の策定に係る指針等」の全体像

【医療法第30条の3】
厚生労働大臣は基本方針を定める。

基本方針【大臣告示】
医療提供体制の確保に関する基本方針

【医療法第30条の8】
厚生労働大臣は、技術的事項について
必要な助言ができる。

医療計画作成指針【局長通知】
医療計画の作成
・留意事項　・内容、手順　など

**疾病・事業及び在宅医療に係る
医療体制構築に係る指針
【課長通知】**
疾病・事業別の医療体制
・求められる医療機能
・構築の手順　など

【医療法第30条の4第1項】
都道府県は基本方針に即して、かつ地域の
実情に応じて医療計画を定める。

医療計画
○5疾病・5事業および在宅医療の目標に関する事項※1
○5疾病・5事業および在宅医療にかかる医療連携体制に関する事項※1
○医師の確保に関する事項（医師確保計画）※2
○医療従事者（医師を除く）の確保に関する事項
○医療の安全の確保に関する事項
○二次医療圏・三次医療圏の設定
○基準病床数に関する事項
○地域医療構想に関する事項※2
○病床の機能に関する情報提供の推進に関する事項
○外来医療の提供体制の確保に関する事項（外来医療計画）※2
○医療提供施設の整備目標
○医師少数区域・医師多数区域の設定　など

※1　2024年度から、「新興感染症発生・まん延時における医療」を追加
※2　医師確保計画については「医師確保計画策定ガイドライン」、地域医療構想は「地域医療構想策定ガイドライン」、外来医療計画は「外来医療に係る医療提供体制の確保に関するガイドライン」を厚生労働省からそれぞれ示している

第1回第8次医療計画等に関する検討会（2021年6月18日）資料2「第8次医療計画の策定に向けた検討について」を一部改変

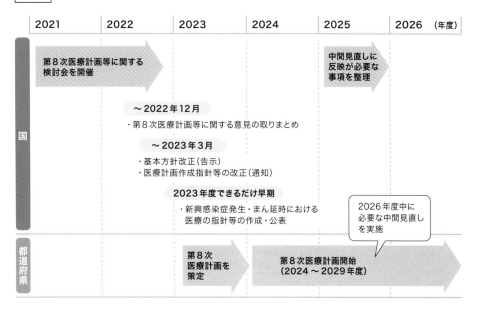

図2　第8次医療計画の策定スケジュール

| 2021 | 2022 | 2023 | 2024 | 2025 | 2026 （年度） |

国

第8次医療計画等に関する
検討会を開催

中間見直しに
反映が必要な
事項を整理

～2022年12月
・第8次医療計画等に関する意見の取りまとめ

～2023年3月
・基本方針改正（告示）
・医療計画作成指針等の改正（通知）

2023年度できるだけ早期
・新興感染症発生・まん延時における
医療の指針等の作成・公表

2026年度中に
必要な中間見直し
を実施

都道府県

第8次
医療計画を
策定

第8次医療計画開始
（2024～2029年度）

第1回第8次医療計画等に関する検討会（2021年6月18日）資料2「第8次医療計画の策定に向けた検討について」を基に編集部作成

以外の都府県は都府県全体を1つの医療圏としています。

　基準病床数とは「地域で整備できる病床数の上限」のことであり、一般病床・療養病床の場合は二次医療圏ごとの「性別・年齢階級別人口」「平均在院日数」「病床利用率」などを基に全国一律の計算式で算出します。病院を開設したり、病床数・病床種別を変更する際は都道府県知事の許可を受ける必要がありますが、既存病床数が基準病床数を超える地域（病床過剰地域）や増床により基準病床数を超える地域では、知事は公的医療機関等の開設や増床を許可しないことができます（図3）。その他の医療機関に対しては、開設・増床に関して勧告したり、勧告に従わない場合は保険医療機関の指定を行わないことができます。このように、地域で整備できる病床数に上限を設けることで、病床の偏在を是正し、全国的に一定水準以上の医療を確保しているわけです。

　疾病・事業ごとの医療体制については、患者数や死亡者数が多いなどの理由で広範かつ継続的な医療の提供が必要な「5疾病」と、医療体制の構築が患者の安心につながることから政策的に推進すべき「5事業」、さらに今後需要の増加が見込まれる「在宅医療」について、医療資源や連携などに関する現状を把握し、課題を抽出して数値目標を設定したり、医療連携体制の構築のための具体的な施策等の策定、進捗状況の評価や見直しを行うこととされています（表1）。例えば在宅医療では、設定目標の例として「退院支援ルールを設定している二次医療圏数」「在宅療養後方支援病院数、在宅療養支援病院数」「在宅看取りを実施している診療所・病院数」などが挙げられています。

　なお、新型コロナウイルス感染症（COVID-19）感染拡大時の経験を踏まえ、第8次医療計画（2024～2029年度）から6事業目として「新興感染症発生・まん延時における医療」が追加されました。都道府県において感染症発生・まん延時の医療機関の役割分担を明らかにし、感染症への医療提供体制を確保しつつ、通常の医療提供体制の維持を図るとされています。具体的には、流行初期から対応する医療機関や入院医療を担当する医療機関、外来医療を担当する医療機関、自宅や宿泊施設、高齢者施設の療養者などに対応する病院・診療所、訪問看護ステーション、薬局、後方支援を担う医療機関などについて、都道府県が医療機関などとの間で協定を締結し、医療計画に盛り込む方向で議論が進められています。

　地域医療構想は、二次医療圏を基本とした構想区域ごとに2025年に必要となる病床数を推計し、関係者の協議によって病床の機能分化と連携を進め、効率的な医療提供体制を構築する取り組みです（8-3参照）。一般病床や療養病床を整備する際は、地域医療構想と整合性を取る必要があるため、第7次医療計画から地域医療構想についても医療計画に記載することになりました。

医療計画と診療報酬の関係

　医療計画を所管するのは厚生労働省の医政局、診療報酬を所管するのは保険局で、担当が異なります。ただ、診療報酬改定の基本方針は社会保障審議会・医療部会（医政局が所管）と社会保障審議会・医療保険部会（保険局が所管）がそれぞれ議論して策定します。この基本方針は医療計画とも整合性を取る形で策定されるため、診療報酬も医療

| 図3 | 基準病床数制度の概要 |

目的

病床の整備について、病床過剰地域から非過剰地域へ誘導することを通じて
病床の地域的偏在を是正し、全国的に一定水準以上の医療を確保すること

仕組み

○ 病院または診療所の開設などを行う場合、都道府県知事(保健所設置市長、特別区長)に開設等の許可申請を行い、許可を受ける必要がある(医療法第7条)

○ 既存の病床数が基準病床数を超える地域(病床過剰地域)では、以下の通りに対応する

① **公的医療機関等(都道府県、市町村、日本赤十字社、済生会、厚生連、北海道社会事業協会、共済組合、健康保険組合などが開設する医療機関)**

→ 都道府県知事は、都道府県医療審議会の意見を聞いて、許可しないことができる(医療法第7条の2)

② **その他の医療機関**

→ 都道府県知事は、医療計画の達成の推進のため特に必要がある場合には、都道府県医療審議会の意見を聞いて、開設・増床等に関して勧告を行うことができる(医療法第30条の11)

→ 病床過剰地域において開設許可等にかかる都道府県知事の勧告に従わない場合は、保険医療機関の指定を行わないことができる(健康保険法第65条第4項)

特例措置

○ 病床過剰地域であっても、一定の条件を満たす場合には、特例として新たに病床を整備できる

[特例が認められるケース]

・がんまたは循環器疾患にかかる専門病床など、特定の病床を整備する場合
・公的医療機関等を含め、複数の医療機関の再編統合を行う場合　など

出典：第1回第8次医療計画等に関する検討会（2021年6月18日）資料2「第8次医療計画の策定に向けた検討について」

| 表1 | 医療計画で医療体制に関する記載が求められる疾病・事業等 |

5疾病
・がん　・脳卒中　・心筋梗塞等の心血管疾患 ・糖尿病　・精神疾患
5事業[※1]
・救急医療　・災害時における医療　・へき地の医療 ・周産期医療　・小児医療(小児救急医療を含む)
在宅医療

※1　2024年度からの第8次医療計画では、「新興感染症発生・まん延時における医療」が追加され、6事業になる

厚生労働省「医療計画作成指針」(2020年4月13日)を基に編集部作成

計画と整合性を取る形で設定されます。そのため、今後の診療報酬の見直しの方向性を考える上でも、医療計画の内容を押さえておくことが重要になります。

　医療計画は、各都道府県のウェブサイトで公表されています。自身の勤務先がある都道府県における医療提供体制の現状や課題、今後目指す方向性などを確認する意味でも、一度目を通してみるとよいでしょう。

2章

医療を提供する
施設と提供形態

医療機関の種類

POINT

● 医療施設には病院、診療所、助産所、介護老人保健施設・
介護医療院、調剤薬局等が含まれる

● 病院は「20床以上」、診療所は「0〜19床」。
診療所には有床診療所と無床診療所がある

　医療を受ける側の権利を保護しつつ、適切かつ効率的な医療を提供する体制の確保などを目的として定められた「医療法」という法律があります。医療施設の種類について、医療法第1条の2では、「医療は、(中略)病院、診療所、介護老人保健施設、介護医療院、調剤を実施する薬局その他の医療を提供する施設(以下、医療提供施設)、医療を受ける者の居宅等において、(中略)提供されなければならない」とされています(図1)。

　このうち、医業を行える医療提供施設は病院と診療所に限定されています。病院と診療所の一番の違いは病床数で、病院は20床以上の病床を有します。一方で19床以下の場合、1〜19床の有床診療所か、病床を持たない無床診療所に分類されます(図2)。診療所は医師1人でも開設できますが、病院の場合少なくとも医師は3人以上必要であり、かつ看護師や薬剤師などの配置基準も設けられています。

　病院の数は近年8000施設規模で推移し、減少の一途をたどっています(図3)。主な要因としては150床以下の病院を中心とした経営難や医師など医療従事者の不足があり、加えて近年では公立病院改革や地域医療構想の推進に伴う公立・公的病院の再編統合も進んでいます(8-3参照)。一方で診療所数は増加傾向にありつつも、その伸びは緩やかになっています。医師の場合、当直等があり激務になりがちな病院勤務の次の選択肢として、診療所の開業という決断に至る例がよく見られます。

紹介患者に対応する「特定機能病院」「地域医療支援病院」

　病院は医療法上、複数の種類に分類されています(図2)。一般的な医療を提供する「一般病院」に加えて、高度な治療や研究を担い、他の医療機関から紹介された患者に医療を提供する「特定機能病院」(大学病院が中心、厚生労働大臣が承認)、医療機関から紹介された患者への医療提供や救急医療などを実施し、地域の「かかりつけ医」等を支援する

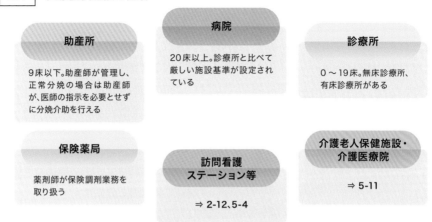

図1　医療提供施設の種類

助産所

9床以下。助産師が管理し、正常分娩の場合は助産師が、医師の指示を必要とせずに分娩介助を行える

病院

20床以上。診療所と比べて厳しい施設基準が設定されている

診療所

0〜19床。無床診療所、有床診療所がある

保険薬局

薬剤師が保険調剤業務を取り扱う

訪問看護ステーション等

⇒ 2-12、5-4

介護老人保健施設・介護医療院

⇒ 5-11

※整骨院・接骨院・鍼灸院・整体院などは医療機関には該当しない

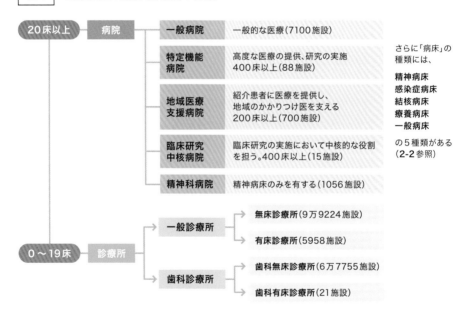

図2　医療法上の病院、診療所の分類

20床以上　病院

- **一般病院**　一般的な医療（7100施設）
- **特定機能病院**　高度な医療の提供、研究の実施 400床以上（88施設）
- **地域医療支援病院**　紹介患者に医療を提供し、地域のかかりつけ医を支える 200床以上（700施設）
- **臨床研究中核病院**　臨床研究の実施において中核的な役割を担う。400床以上（15施設）
- **精神科病院**　精神病床のみを有する（1056施設）

さらに「病床」の種類には、

**精神病床
感染症病床
結核病床
療養病床
一般病床**

の5種類がある（2-2参照）

0〜19床　診療所

- **一般診療所**
  - → 無床診療所（9万9224施設）
  - → 有床診療所（5958施設）
- **歯科診療所**
  - → 歯科無床診療所（6万7755施設）
  - → 歯科有床診療所（21施設）

※ カッコ内は2022年10月時点（医療施設調査より）。ただし特定機能病院は2022年12月時点、地域医療支援病院は2023年9月時点、臨床研究中核病院は2023年4月時点（厚生労働省ウェブサイトより）

「地域医療支援病院」（都道府県知事が承認）、臨床研究の実施において中核的な役割を担う「臨床研究中核病院」（厚生労働大臣が承認）——があるほか、精神病床のみを有する「精神科病院」もあります。

　さらに、法律上の定義はありませんが、一般的によく用いられる分類として、手術や、専門的な検査・処置などを行ったり、救急医療を担って急な体調の異変に対応する「急性期病院」、急性期後のリハビリテーションを行う「リハビリテーション病院」、継続的な療養

を提供する「慢性期病院」、こうした機能を組み合わせて持つ「ケアミックス型病院」――などの言葉が使われることもあります。こうした呼び方は、その病院にどのような病棟、病床があるかということに密接に関連しています。

また病床数で区分されることもあり、いわゆる「大病院」は400床以上で、「中小病院」は200床未満の病院がイメージされることが多いです。さらに開設主体によって、「民間病院（医療法人など）」「公立病院（都道府県、市町村営）」「公的病院（厚生連、日本赤十字社、済生会など）」「国立病院（国立病院機構など）」「大学病院」―― に分けることも可能です。

日本の医療制度は、自由開業・自由標榜制（医師の専門性にかかわらず診療科名を自由に標榜できる）、フリーアクセス（患者が受診医療機関を自由に選べる）であり、開設主体は公立・公的が約2割、民間病院が全体の約8割を占めています[※1]。国は民間病院も巻き込んだ地域医療構想（**8-3**参照）やかかりつけ医機能の整備などの施策を実施し、2040年を見据えた医療提供体制の整備を進めています。

有床診療所は減少続くも、在宅医療のバックベッドに

診療所は1 ～ 19床の病床を持つ有床診療所と、無床診療所に分けられます。診療所の開設主体は医療法人等または医師個人で、「○○医院」「○○クリニック」「○○診療所」などの名付けがなされます。

診療科名の広告方法には決まりがあります（病院も同様）。「内科」「外科」は単独で標榜でき、さらに「(a) 身体や臓器」「(b) 患者の年齢、性別等の特性」「(c) 診療方法」「(d) 患者の症状、疾患」を組み合わせて広告できます。「脳神経外科 (a)」「老年内科 (b)」などです[※2]。その他、「精神科」「アレルギー科」「リウマチ科」「小児科」「皮膚科」「泌尿器科」「産婦人科」「眼科」「耳鼻いんこう科」「リハビリテーション科」「放射線科」「救急科」「病理診断科」「臨床検査科」――も単独の診療科名での広告と、(a) ～ (d) との組み合わせが可能です。厚生労働省通知では「勤務医1人に対して主たる診療科名を原則2つ以内とし、広告に当たっては主たる診療科名を大きく表示するなど、他の診療科名と区別して表記することが望ましい」とされています。

診療所の施設数は、厚労省の医療施設調査によると10万5182施設（2022年10月）で、このうちほとんどが無床診療所です。有床診療所は1996年には2万施設を超えていましたが、直近では6000施設を割り込むなど減少傾向にあります。一方で有床診療所は、在宅医療の拠点機能や終末期ケア、病院からの早期退院患者の受け入れといった役割も期待されています。

全ての薬局を「かかりつけ薬局」へ

保険薬局とは、健康保険法に基づく療養の給付の一環として、薬剤師が調剤業務を取

※1　厚生労働省「2022年医療施設調査」。「国」「公的医療機関」「社会保険関係団体」を「公立・公的」としてカウントして計算
※2　厚生労働省医政局長通知 医政発第0331042号「広告可能な診療科名の改正について」（2008年3月31日）

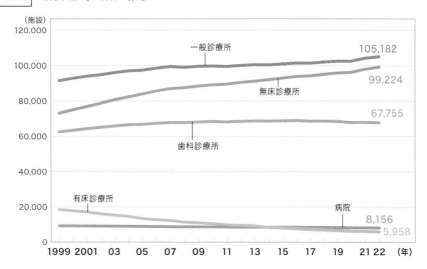

図3　病院、診療所数の推移

（施設）

120,000

100,000

80,000

60,000

40,000

20,000

一般診療所　105,182

無床診療所　99,224

歯科診療所　67,755

有床診療所

病院　8,156

5,958

1999 2001 03 05 07 09 11 13 15 17 19 21 22 （年）

厚生労働省「2022年医療施設調査」を基に編集部作成

り扱う薬局、すなわち医師が発行する処方箋に基づいて調剤等を行う薬局です。厚労省の衛生行政報告例によると、薬局数は2022年度末で6万2375施設（前年度比584施設増）であり、増加傾向にあります。

　現在患者側は、診療所や病院近辺のいわゆる「門前薬局」に赴き、受診したその時々で違う薬局で薬を受け取ることが多くなっています。こうした現状を受け厚労省は、身近な薬局を1つ決め、薬の受け取りや相談などを行う「かかりつけ薬局」の普及を推進しています。多剤・重複投薬の防止や残薬解消といったメリットに加え、医療費の抑制も期待されており、中長期的な方針を示した「患者のための薬局ビジョン」（厚労省）では、「2025年までに全ての薬局をかかりつけ薬局へ」という目標を掲げています。

　その他の医療を提供する施設（医療提供施設）としては、助産師が管理する9床以下の施設の助産所（助産院）、介護老人保健施設（5-11参照）、介護医療院（5-11参照）、訪問看護ステーション（2-12、5-4参照）などがあります。

今後の見通し

　病院数は今後も減少し、地方を中心に病床削減（ダウンサイジング）や再編統合が続くと予想されます。2025年を目標に進められている地域医療構想も踏まえ、地域においてその病院が求められる役割、果たすべき役割を明確にした上での「機能分化」が一層重要になります。診療所もかかりつけ医機能の充実をはじめ、地域のニーズを意識した経営が求められます。

医療を提供する施設と提供形態

病床の種類と病床数

POINT

● 医療法上、病床は「精神病床」「感染症病床」「結核病床」「療養病床」「一般病床」の5種類がある

● 発症後の期間は大きく「急性期」「回復期」「慢性期」に分けることができ、どの段階の患者を受け入れるかで病床の機能が決まる。診療報酬上も、各段階の機能を評価する入院料が設定されている

病院は診療科や対象患者像、機能ごとに分けられた病棟で構成されています。各病棟の病床は、医療法第7条2項によって、「精神病床」「感染症病床」「結核病床」「療養病床」「一般病床」──の5種類に分類されています(表1)。またこのほか、2023年度末で廃止の介護療養病床もあります。

病床数の推移としては、1985年の医療法改正によって民間病院を含む病床規制(現在の基準病床数制度、後述)が導入され、制度施行前にはいわゆる「駆け込み増床」が生じましたが、以降総病床数は減少傾向にあります[※1]。厚生労働省の「医療施設調査」によると2022年10月1日時点で総病床数は157万3451床であり、前年比で1万332床減少しました。2012年には170万3950床で、10年間で約13万床、1割近く減ったことになります。

病床機能報告制度で偏在を是正

医療法上の区分に加え、病床はその機能、すなわち「どの状態の患者を受け入れるか」という観点でも分けることができます。発症後の期間は大きく「急性期」「回復期」「慢性期」に分類されます。地域や国全体で俯瞰して「この地域には急性期病院は多いが、回復期は足りない」といった事態を避けるため、各機能を担う病床がバランス良く維持されていることが重要です。

そこで厚労省は2014年から、病床機能報告制度を開始しました。これは一般・療養病床を持つ病院・診療所が、「高度急性期」「急性期」「回復期」「慢性期」の4つの機能から、自院の各病棟が果たす機能を1つ選んで、病棟単位で都道府県に報告する制度です(表2)。2-5以降、それぞれの機能について詳しく解説していきます。

※1　厚生労働省「2007年版厚生労働白書」「第1部第1章 我が国の保健医療をめぐるこれまでの軌跡」

表1　医療法上の病床の種類と人員配置基準

表1 医療法上の病床の種類と人員配置基準

	病院					
	一般病床	療養病床	精神病床 （大学病院等）	精神病床 （大学病院等以外）	感染症病床	結核病床
定義	精神病床、感染症病床、結核病床、療養病床以外の病床	主として長期にわたり療養を必要とする患者を入院させるための病床	精神疾患を有する者を入院させるための病床		感染症法に規定する一類感染症、二類感染症および新感染症の患者を入院させるための病床	結核の患者を入院させるための病床
人員配置標準	医師16：1 薬剤師70：1 看護職員3：1	医師48：1 薬剤師150：1 看護職員（※1） 4：1 看護補助者（※1） 4：1 理学療法士および作業療法士は病院の実情に応じた適当数	医師16：1 薬剤師70：1 看護職員3：1	医師48：1 薬剤師150：1 看護職員（※2） 4：1	医師16：1 薬剤師70：1 看護職員3：1	医師16：1 薬剤師70：1 看護職員4：1
	（各病床共通）・歯科医師　歯科、矯正歯科、小児歯科および歯科口腔外科の入院患者に対し、16：1 ・栄養士　病床数100以上の病院に1人 ・診療放射線技師、事務員その他の従業者は病院の実情に応じた適当数					

※1　2024年3月31日までは、6：1でも可　　※2　当分の間、看護職員5：1、看護補助者を合わせて4：1
厚生労働省2021年度行政事業レビュー（公開プロセス）（2021年6月4日）「病院・診療所病床に関する主な人員の標準」を一部改変

表2 病床機能報告制度による病床機能の分類

名称	医療機能の内容	
高度急性期機能	急性期の患者に対し、状態の早期安定化に向けて、診療密度が特に高い医療を提供する機能 例）救命救急病棟、集中治療室、ハイケアユニット、新生児集中治療室、新生児治療回復室、小児集中治療室、総合周産期集中治療室など、急性期の患者に対して診療密度が特に高い医療を提供する病棟	2-5参照
急性期機能	急性期の患者に対し、状態の早期安定化に向けて、医療を提供する機能	
回復期機能	・急性期を経過した患者への在宅復帰に向けた医療やリハビリテーションを提供する機能 ・急性期を経過した脳血管疾患や大腿骨頸部骨折等の患者に対し、日常生活動作（ADL）の向上や在宅復帰を目的としたリハビリテーションを集中的に提供する機能（回復期リハビリテーション機能）	2-6参照 2-7参照
慢性期機能	・長期にわたり療養が必要な患者を入院させる機能 ・長期にわたり療養が必要な重度の障害者（重度の意識障害者を含む）、筋ジストロフィー患者または難病患者等を入院させる機能	2-8参照

厚生労働省「令和5年度病床機能報告 報告マニュアル＜①基本編＞」を基に編集部作成

加えて入院医療に関する診療報酬上、病床の機能等に応じて「入院基本料」か「特定入院料」が設定されています。特定入院料はICUなど特定の病床への入院にかかる料金で、全部で24種類あります。各入院料と、病床の種類の関係は図1のようになります。

まとめると病床・病棟は主に、（1）医療法上の分類、（2）病床機能（高度急性期～慢性期）、（3）入院料（診療報酬）——の3つの観点で区分できるといえます。それぞれの区分は密接に絡み合っています。

基準病床数の枠内で病床の増減を調整

病床の地域偏在を防ぐため、病院・診療所の病床数は、医療法上の病床種別に応じて実質的な上限となる「基準病床数」が決められています。基準病床数は全国統一の計算式で算定され、一般・療養病床の場合、二次医療圏ごとの性別・年齢階級別人口、病床利用率等から計算されます[※2]。精神病床、結核病床、感染症病床は都道府県単位で定められています。各病床の基準病床数は、6年に1度都道府県が定める医療計画で規定されます（1-8参照）。

病院や診療所を開設する際は、都道府県知事の許可を受ける必要があります。日本では自由開業制が採用されている一方で、既存の病床数が基準病床数を超えている地域（病床過剰地域）における病院・有床診療所の新規開設や、病床数・病床種別の変更には制約が課されています。具体的には、知事は都道府県医療審議会の意見を聞いて、公的医療機関等に対しては開設・増床を許可しないことが可能であり、民間医療機関に対しては開設・増床等について勧告をした上で、従わなかった場合は保険指定を行わないことができます。

がんや循環器疾患にかかる専門病床など特定の病床を整備する場合や、公的医療機関など複数の医療機関の再編統合を行う場合は、病床過剰地域であっても特例として新たに病床を整備することも可能です。また基準病床数は、地域医療構想で用いられる「必要病床数」とは計算式などが異なり、別のものなので注意が必要です（8-3参照）。

※2　第8回第8次医療計画等に関する検討会（2022年5月25日）資料1「基準病床数と既存病床数」

今後の見通し

総病床数は緩やかな減少傾向にあります。一般病床数は近年は横ばいからやや減少傾向で、今後もこのトレンドは続きます。機能別に見ると、地域により差はあるものの急性期病床は過剰で、回復期病床は不足しているとされます。急性期機能を担う病院を絞り込んで、機能を十分に果たしきれない急性期病院は地域のニーズに応じて急性期後や回復期等に機能を転換するなど、偏在を是正するための政策誘導が進んでいます。

図1　診療報酬における機能に応じた病床の分類のイメージ

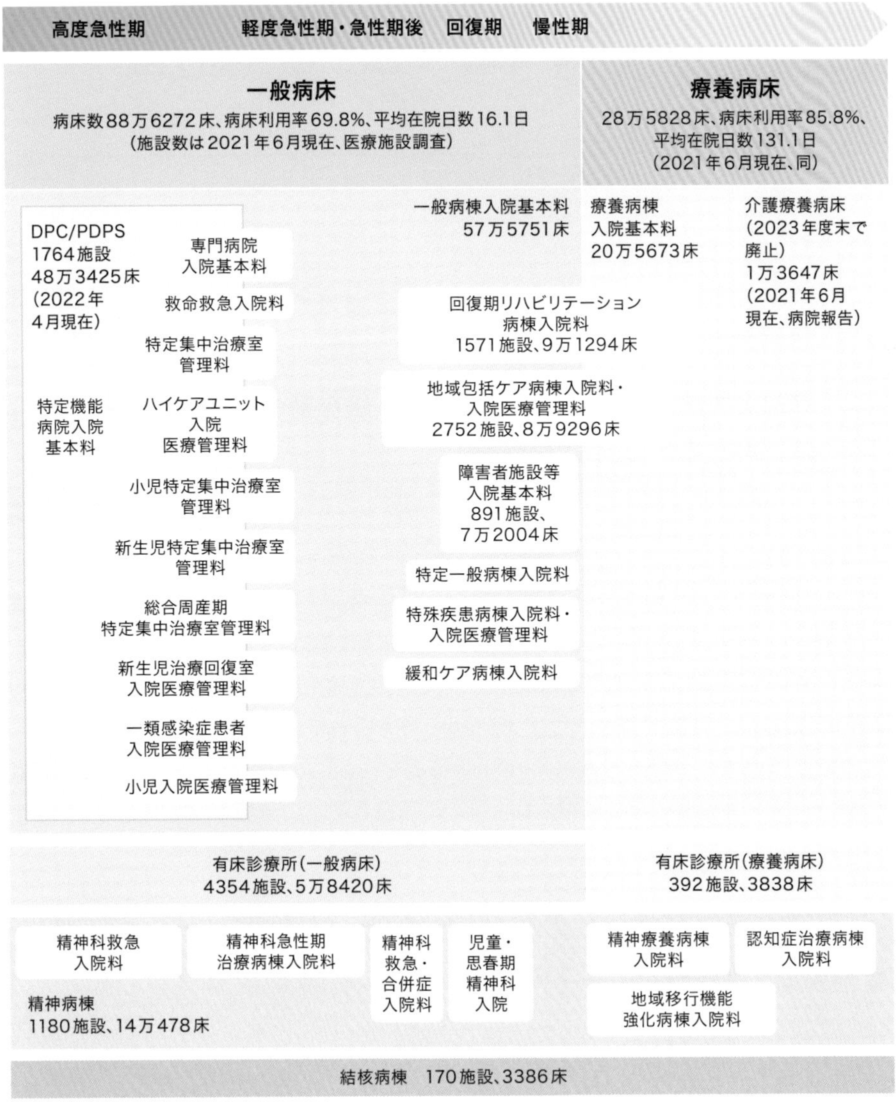

高度急性期　　軽度急性期・急性期後　　回復期　　慢性期

一般病床
病床数88万6272床、病床利用率69.8%、平均在院日数16.1日
（施設数は2021年6月現在、医療施設調査）

療養病床
28万5828床、病床利用率85.8%、
平均在院日数131.1日
（2021年6月現在、同）

DPC/PDPS
1764施設
48万3425床
（2022年
4月現在）

専門病院
入院基本料

救命救急入院料

特定集中治療室
管理料

特定機能
病院入院
基本料

ハイケアユニット
入院
医療管理料

小児特定集中治療室
管理料

新生児特定集中治療室
管理料

総合周産期
特定集中治療室管理料

新生児治療回復室
入院医療管理料

一類感染症患者
入院医療管理料

小児入院医療管理料

一般病棟入院基本料
57万5751床

回復期リハビリテーション
病棟入院料
1571施設、9万1294床

地域包括ケア病棟入院料・
入院医療管理料
2752施設、8万9296床

障害者施設等
入院基本料
891施設、
7万2004床

特定一般病棟入院料

特殊疾患病棟入院料・
入院医療管理料

緩和ケア病棟入院料

療養病棟
入院基本料
20万5673床

介護療養病床
（2023年度末で
廃止）
1万3647床
（2021年6月
現在、病院報告）

有床診療所（一般病床）
4354施設、5万8420床

有床診療所（療養病床）
392施設、3838床

精神科救急
入院料

精神科急性期
治療病棟入院料

精神科
救急・
合併症
入院料

児童・
思春期
精神科
入院

精神療養病棟
入院料

認知症治療病棟
入院料

精神病棟
1180施設、14万478床

地域移行機能
強化病棟入院料

結核病棟　170施設、3386床

※各施設基準届け出数は時期の記載があるものを除き2022年7月1日現在

※診療報酬を算定するに当たって施設基準の届け出を行っている施設数のため、医療施設調査の施設数とは一致しない

第548回中央社会保険医療協議会総会（2023年7月5日）資料（総-4）「診療報酬における機能に応じた病床の分類（イメージ）」を基に編集部作成

医療機関で働く主な職種

POINT

● 医師、看護師のほかにもリハビリテーション職、薬剤師、検査技師など多様な職種

● 目的と情報を共有して連携した上で、各職種が専門性を発揮するチーム医療が重要に

　医療機関では様々な専門職種が働いています（図1）。病院の場合は、基本的には診療部、看護部、事務部と、各専門職が所属する診療技術部（薬剤、放射線、検査、リハビリテーション、栄養など）といった部署から成り立っています。また医療法上、病院や診療所の管理者（つまり院長）は医師でなければならないと定められています。

　それぞれの職種の専門性を踏まえ、目的と情報を共有した上で、各職種が連携して患者に関わることでチーム医療が実現されます。以下、それぞれの職種の概要を紹介していきます。

医師として診療に従事するには最短8年間かかる

　医師の役割は「医師法」によって、「医療及び保健指導を掌ることによつて公衆衛生の向上及び増進に寄与し、もつて国民の健康な生活を確保する」と定められています（図2）。

　医師として診療に従事するには、大学の医学部（6年制）卒業後に医師国家試験に合格し、さらに2年間の初期臨床研修を修了する必要があります[1]。その後、専門医になるための専門研修プログラム（3〜5年程度）を修了し、専門医資格を取得する流れが一般的です。初期臨床研修修了後は19の基本領域から科目を選択して研修を受け、希望する場合はより専門性の高いサブスペシャルティ領域の研修を受けます（図3）。同制度は2018年度から開始されたもので、新制度に伴って新たに加えられた基本領域の1つである総合診療科は、複合疾患を持つ高齢者診療やかかりつけ医機能の発揮などでその役割が期待されています。

　医師の主な働き方は、患者と直接接して治療する臨床医と、大学などの研究機関で専門的に研究を行う研究医に分類できます。労働者の健康や安全を守るために指導・助言を

※1　2018年度第1回医道審議会医師分科会医師専門研修部会（2018年9月28日）資料1「新たな専門医制度の背景と現状」

| 図1 | 医療機関や連携機関で働く主な職種 |

```
                                                            介護支援専門員
         看護師          理学療法士                        （ケアマネジャー）

         助産師          作業療法士
 医師                                          介護福祉士
         保健師          言語聴覚士

         准看護師        視能訓練士              社会福祉士


      救急救命士      薬剤師            臨床心理士      精神保健福祉士

                                          公認心理師

      医療事務          臨床検査技師

     診療情報管理士      診療放射線技師        歯科医師      管理栄養士

    医師事務作業補助者    臨床工学技士          歯科衛生士
```

※黒の太字は国家資格、紫の太字は都道府県が認定する資格、オレンジ色の太字は民間資格

| 図2 | 医師、歯科医師の平均年収等 |

医師 33万9623人

- ●平均年齢：44.1歳
- ●平均勤続年数：6.2年
- ●平均給与額：109万6100円
- ●年間賞与等：113万5700円
- ●平均年収イメージ：1428万8900円

歯科医師 10万7443人

- ●平均年齢：38.1歳
- ●平均勤続年数：5.5年
- ●平均給与額：62万2900円
- ●年間賞与等：62万9300円
- ●平均年収イメージ：810万4100円

編集部作成。平均年齢・給与額等は2022年賃金構造基本統計調査（10人以上の組織）、人数は2020年医師・歯科医師・薬剤師統計

| 図3 | 医師の専門領域 |

基本領域

内科、小児科、皮膚科、精神科、外科、整形外科、産婦人科、眼科、耳鼻咽喉科、泌尿器科、脳神経外科、放射線科、麻酔科、病理、臨床検査、救急科、形成外科、リハビリテーション科、総合診療科（19領域）

サブスペシャルティ領域

消化器内科、循環器内科、呼吸器内科、血液内科、内分泌代謝・糖尿病内科、脳神経内科、腎臓内科、膠原病・リウマチ内科、消化器外科、呼吸器外科、心臓血管外科、小児外科、乳腺外科、放射線診断、放射線治療、アレルギー、感染症、老年科、腫瘍内科、内分泌外科、肝臓内科、消化器内視鏡、内分泌代謝内科、糖尿病内科（24領域、2022年4月1日時点）

出典：日本専門医機構

する産業医や、厚生労働省の医系技官などのキャリアもあります。

　人口減少に伴って2030年ごろには医師が供給過剰になると推計されており、将来的に医学部定員は抑制されます[※2]。一方で都市部に医師がいても地方では足りず、さらに診療科ごとの偏在も課題です。地域偏在の対策としては、一定期間その地域での就業を求める「地域枠」という医学部入試の選抜枠を設けています。診療科別偏在については特に産婦人科、小児科で相対的に医師が不足している可能性が指摘され、重点的に医師の確保を図っています[※3]。こうした医師偏在対策は、2024年4月から始動する医師の働き方改革（TREND5参照）や、多職種で業務や役割を分担するタスクシフト・シェアと併せて進められています。

　歯の治療、保健指導などを行う歯科医師に関しては近年、健康寿命の延伸に向けた口腔機能管理の重要性が指摘されています。歯科医師が専門的に口腔管理・ケアをすることで、口腔機能の低下（オーラルフレイル）への対策ができ、誤嚥性肺炎や低栄養の予防、在院日数の短縮などに効果があると期待されています。

多職種チームの要となる看護師

　看護師の業務は、「保健師助産師看護師法」で、「傷病者若しくはじよく婦に対する療養上の世話又は診療の補助を行うことを業とする者」と規定されています。具体的には、病状の観察・報告、身体の清拭、食事・排泄など療養上の世話、診察や治療の補助、患者・家族に対する療養上の指導——などを担います（図4）。

　看護師になるには、大学または看護短期大学、看護師養成所（専門学校など）で教育を受け、看護師国家試験に合格する必要があります。看護師国家試験に加えて保健師または助産師国家試験に合格すると、保健師や助産師になれます。ただし、助産師になれるのは女性だけであると、保健師助産師看護師法で規定されています。

　看護師は勤務する医療施設によって、働き方が異なります。例えば病院や診療所では、看護師はチームの要として他の専門職と一緒にケアを提供し、病棟勤務の場合は日勤と夜勤を交代する「2交代制」、日勤、準夜勤、深夜勤を交代する「3交代制」などで夜勤対応もします。訪問看護師の場合は利用者・患者宅に訪問し、医師の訪問看護指示書に沿って健康状態の観察や医療処置などを実施します。基本的には1人で訪問しますが、主治医やリハビリ職、ケアマネジャーなど多職種で連携しながら患者の在宅生活を支えます。

　看護師には、日本看護協会が定める専門看護師、認定看護師という資格があります。専門看護師はがんや精神看護などの専門分野での看護実践能力を認めるもので、認定看護師は感染管理、緩和ケアなどの認定分野ごとにその技術と知識を認める制度です[※4]。そのほか管理者としての資質や能力を認定する認定看護管理者という資格もあります。

　また、資格ではありませんが「特定看護師」という呼称もあります。これは、中心静脈カ

※2　厚生労働省「医療従事者の需給に関する検討会　医師需給分科会第5次中間とりまとめ」（2022年2月7日）

※3　医療従事者の需給に関する検討会　第28回医師需給分科会（2019年2月18日）資料1-1「産科・小児科における医師確保計画を通じた医師偏在対策について」

※4　日本看護協会「専門看護師・認定看護師・認定看護管理者」

図4 看護職員の平均年収等

保健師　6万299人

保健、医療、福祉、介護など乳幼児から高齢者までを対象に保健指導に従事する。行政や企業、学校、病院などに勤務する

- 平均年齢：42.4歳
- 平均勤続年数：9.4年
- 平均給与額：33万3800円
- 年間賞与等：80万7200円
- 平均年収イメージ：481万2800円

助産師　3万8063人

正常分娩の助産、妊産婦の相談、母子の保健指導を行う。女性しかなれない。帝王切開など異常分娩は産婦人科医が担う

- 平均年齢：43.2歳
- 平均勤続年数：10.3年
- 平均給与額：39万8700円
- 年間賞与等：105万7700円
- 平均年収イメージ：584万2100円

看護師　131万1687人

多職種と連携しながら中心的に患者のケアを行いつつ、補助的な医行為を実施して医師の補完的役割を担う

- 平均年齢：40.7歳
- 平均勤続年数：9.1年
- 平均給与額：35万1600円
- 年間賞与等：86万2100円
- 平均年収イメージ：508万1300円

准看護師　25万4329人

医師や看護師の指示の下、患者の療養上の世話や診療の補助を担う

- 平均年齢：51.2歳
- 平均勤続年数：12.2年
- 平均給与額：29万6200円
- 年間賞与等：62万7300円
- 平均年収イメージ：418万1700円

編集部作成。平均年齢・給与額等は2022年賃金構造基本統計調査（10人以上の組織）、人数は2022年衛生行政報告例（就業医療関係者）

テーテルの抜去といった38の特定行為に関わる研修を修了した看護師です[5]。特定行為とは、あくまで診療の補助ではありますが、高度かつ専門的な知識や技能が必要とされる医療行為です。研修を修了した看護師は医師が作成した手順書に基づいて、一定の範囲内で医師の判断を待たずに特定行為を実施できます。

　そのほか清掃やシーツ交換といった環境整備や、看護師の業務を補助する看護補助者（看護助手）という職種もあります。看護補助者には、特に資格は必要ありません。病棟における介護職（介護福祉士等）は、診療報酬上は看護補助者として評価されています。

PT、OT、STは「リハビリ3職種」

　リハビリテーション関係職種は、患者の高齢化が進む中、運動機能を維持してQOLを向上させる観点から、病棟や在宅医療の現場で果たす役割がより大きくなっています。

　理学療法士（PT）は、体に障害のある人や障害が発生する可能性がある人に対して、座る、立つ、歩くなど基本動作能力の回復や障害の予防を目的に、体操や運動などの運動療

※5　厚生労働省「特定行為に係る看護師の研修制度」

法、電気刺激などの物理療法を用いて、自立した生活が送れるよう支援する専門職です[※6]。作業療法士（OT）は、身体または精神に障害のある人に対して、移動、食事、排泄、入浴等の日常生活に関する応用的動作能力や、社会的適応能力を回復するために、手芸や工作など様々な活動で作業療法を実施します。言語聴覚士（ST）は、音声機能や言語機能、聴覚に障害のある人について機能の維持向上を図るため、言語訓練や検査、助言、指導などを行います[※7]。この3職種は「リハビリ職」とも呼ばれ、病院や介護老人保健施設、介護医療院のほか、通所リハビリテーション事業所、訪問看護ステーションなどに勤務します。

　PT、OTになるには養成校で3年以上学び、国家試験に合格する必要があります。既にPT・OTいずれかの資格がある場合、養成校で2年以上学べばもう一方の受験資格を得られます。STになるには、指定の大学・短大、養成所を卒業するか、一般の4年制大学卒業後に指定の大学・大学院、専修学校を卒業し、国家試験に合格する必要があります。

調剤、指導、副作用のチェック、薬剤管理を担う薬剤師

　薬剤師は、医師が発行した処方箋に基づいて薬を調剤したり、患者への服薬指導をする職種です。病院勤務の薬剤師の場合、チーム医療において、副作用のチェックや薬剤管理などで重要な役割を果たします。2020年医師・歯科医師・薬剤師統計によると、薬局勤務の薬剤師が約6割と最多で、病院勤務が約2割、医薬品関係企業が約1割です。

　薬剤師になるには、大学の薬学部（6年制）卒業後に薬剤師国家試験に合格する必要があります。4年制の薬学部は研究者や技術者の養成を目的としており、卒業しても国家試験の受験資格を得られません。

医療機関の経営を支える事務職種

　医療経営を支える事務部門についても見てみましょう。医療事務は、診療報酬を請求するための書類（診療情報明細書、レセプト）に関わる保険請求業務や、カルテへの患者情報の登録業務などを担います。レセプト業務では、コンピューターを用いてデータを入力し、毎月の決められた期日までに審査支払機関に提出します。窓口では、外来患者の受付や医療費の請求、入退院の手続きなどを担います。患者に直接接する職員の場合、丁寧かつ円滑なコミュニケーションも重要となります。

　診療情報管理士は、医師の書いたカルテ、看護記録など、様々な診療情報を国際疾病分類等に基づいて収集、点検、管理し、必要な情報提供を行う民間の専門資格です[※8]。医師事務作業補助者は、医師の事務的な業務をサポートする専従の職種で、「ドクターズクラーク」「医療クラーク」とも呼ばれます。診断書などの医療文書の代行作成、手術の症例登録といった業務を担います。そのほかの職種については、図5で概要を紹介しています。

※6　「理学療法士及び作業療法士法」

※7　「言語聴覚士法」

※8　一般社団法人日本病院会「診療情報管理士とは」

図5 医療関係職種の平均年収等

診療放射線技師
5万7490人

医師の指示の下、X線検査やCT検査、がん治療における放射線照射治療などを担う

- 平均年齢：41.5歳
- 平均勤続年数：13.7年
- 平均給与額：36万8700円
- 年間賞与等：101万3000円
- 平均年収イメージ：
　　　　543万7400円

臨床検査技師
8万2720人

医師の指示の下、検査を行う。尿、血液など体から採取した検体を使用する「検体検査」と、超音波検査や画像診断など患者の身体を直接調べる「生体検査」がある

- 平均年齢：39.8歳
- 平均勤続年数：11.2年
- 平均給与額：34万7300円
- 年間賞与等：92万1600円
- 平均年収イメージ：
　　　　508万9200円

薬剤師
32万1982人

医師が発行した処方箋に基づいて薬を調剤したり、患者への服薬指導をする。調剤薬局や病院などに勤務する

- 平均年齢：41.1歳
- 平均勤続年数：9.1年
- 平均給与額：41万4600円
- 年間賞与等：85万8700円
- 平均年収イメージ：
　　　　583万3900円

理学療法士、作業療法士
20万2540人

言語聴覚士、視能訓練士
2万6930人

- 平均年齢：34.7歳
- 平均勤続年数：7.3年
- 平均給与額：30万700円
- 年間賞与等：69万8400円
- 平均年収イメージ：
　　　　430万6800円

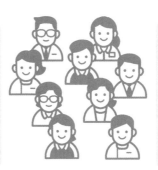

歯科衛生士
14万2760人

歯科医師の指導の下、歯や口腔疾患の予防処置や診療補助、歯科保健指導などを実施する

- 平均年齢：36.5歳
- 平均勤続年数：7.5年
- 平均給与額：28万2700円
- 年間賞与等：43万2300円
- 平均年収イメージ：
　　　　382万4700円

臨床工学技士	医療機器の安全管理を行う専門職。人工呼吸器や人工透析機器等の管理を担う
管理栄養士	給食部門では献立の作成や管理、臨床部門では患者への栄養指導や管理などを担う。病棟では栄養サポートチーム（NST）での役割も期待される。都道府県知事の免許を受ける栄養士とは異なり、国家資格となっている

編集部作成。平均年齢・給与額等は2022年賃金構造基本統計調査（10人以上の組織）、人数は薬剤師は2020年医師・歯科医師・薬剤師統計、歯科衛生士は2020年衛生行政報告例（就業医療関係者）、診療放射線技師、臨床検査技師、理学療法士、作業療法士、言語聴覚士、視能訓練士は2020年度国勢調査。国勢調査による結果数値は抽出による標本誤差を含んでおり、全数集計における結果数値とは必ずしも一致しない

今後の見通し

看護職種をはじめ、医療従事者の採用難が続いています。出産に伴って女性の離職が増加する「M字カーブ」「L字カーブ」の解消に向けた就業支援や、シニアスタッフや外国人といった幅広い人材の活用が今後も求められるでしょう。働き方改革に伴って、既存の業務を整理し、分配し直すタスクシフト・シェアの取り組みがより重要になります。

一般的な医療提供の流れ

POINT

● 入院は主に予定入院、緊急入院に分けられる

● 外来は初診と再診に分けられ、初診料の方が点数が高く
設定されている。再診でも初診料を算定される場合がある

　入院医療には大きく予定入院、緊急入院があります。予定入院は検査や手術等のために、あらかじめ患者と病院側が合意し、入院日を決めた上で入院するものです。緊急入院は救急搬送された患者などが、外来診療を経て入院が必要となった場合などに行われます。

　医療法施行規則によって、医療機関側は、入院中に行う検査、手術、投薬やその他の治療に関する計画を記した書類（入院診療計画書）を作成・交付し、患者に対して説明を行うことが義務付けられています。治療の説明をした上で患者側が同意するインフォームドコンセントの充実などの利点があります。このような退院までに行う治療や検査のスケジュール表をクリニカルパスといい、患者用にウェブサイトで公表している病院も多くあります。

時間外の外来受診は高額に

　外来に関しては、一般外来、紹介外来、救急外来、専門外来などの種類があります。一般外来では通常、図1のような流れになります（2-9参照）。

　初診は初めてその医療機関を受診した場合か、かかっていた傷病の治癒後に新たな症状を理由に受診した場合が該当します。治療の過程で次回の来院を約束し、再度受診すると再診になります。ただし患者が自己都合で受診を中断して1カ月以上経過した場合などには、再診でも初診料を算定されることがあります。

　初診料は再診料と比較して診療報酬が高めに設定されており、いずれも1回の診察につき1回算定します（表1）。ただし患者が同一日に複数の診療科を受診した場合、2科目まで複数科初診料（再診料）を算定できます。時間外や休日に医療機関の外来を受診する場合「時間外加算」などが発生し、割り増しで料金がかかることがあります。

　在宅医療に関しては、往診と訪問診療の2種類があります。往診は患者の求めに応じて臨時的に行いますが、訪問診療は計画的に実施されるものです（2-10参照）。

図1　一般病院、診療所の外来における診療の流れ（初診の場合）

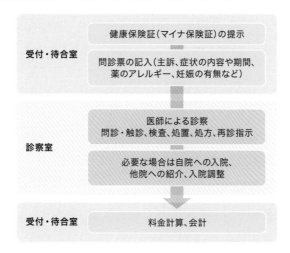

受付・待合室	健康保険証（マイナ保険証）の提示
	問診票の記入（主訴、症状の内容や期間、薬のアレルギー、妊娠の有無など）
診察室	医師による診察 問診・触診、検査、処置、処方、再診指示
	必要な場合は自院への入院、他院への紹介、入院調整
受付・待合室	料金計算、会計

表1　一般医療機関の初診料、再診料における時間外等の加算の概要（点数は2024年度改定後）

初診料	291点
再診料／外来診療料	75点／76点

※ 200床以上の病院で再診患者を診た場合、外来診療料を算定する。外来診療料は尿検査や創傷処置など一部の検査・処置の点数が包括される

主な加算の種類	初診	再診/外来診療料
時間外加算 医療機関の標榜時間外であって（平日）6〜8時、18〜22時（土曜）6〜8時、12〜22時に診療した場合	85点（200点）	65点（135点）
休日加算 日曜、国民の祝日、年末年始（12月29〜31日、1月2、3日）に診療した場合	250点（365点）	190点（260点）
深夜加算 22時〜翌日6時に診療した場合	480点（695点）	420点（590点）

※ カッコ内は6歳未満の乳幼児の場合

今後の見通し

新型コロナウイルス感染症（COVID-19）の感染拡大以降、感染対策を実施した上で、一般の患者と分けた発熱者用の外来が多くの医療機関で開設されました。さらに2023年5月にCOVID-19の感染症法上の位置付けは5類に変更されました。これを受けて2024年度診療報酬改定では、外来診療における日常的な感染防止対策の必要性や職員の賃上げ実施などの観点から、初診料は3点、再診料と外来診療料は2点引き上げられました。

急性期医療

POINT

● 高度急性期医療は救命救急、ICU、HCUなど
診療密度が特に高い医療

● 看護職員配置7対1の病床数を絞り込み、
機能分化する方向に政策誘導

　急性期医療は、病気を発症したり、けがをして間もない時期で状態が不安定な患者に対し、早期に状態を安定させるために提供される医療です。急性期の中でも特に、救命救急病棟や集中治療室（ICU）[1]、ハイケアユニット（HCU）[2]などで提供されるような、診療密度が特に高い医療は高度急性期医療といいます。

　急性期病棟が算定する入院基本料として、急性期一般入院基本料があります（図1）。2018年度診療報酬改定で、看護職員配置や平均在院日数などの「基本的な診療にかかる評価（基本部分）」と、重症患者割合や在宅復帰率などの「診療実績に応じた段階的な評価（実績部分）」を組み合わせた現在の形に再編され、2022年度に入院料1〜6の6段階になりました。

　最も点数の高い入院料1は、その看護職員配置の要件から「7対1病床」（患者7人に対して看護職員[3]が1人）、入院料2〜6は「10対1病床」（患者10人に看護職員1人）とも表現されます。7対1病床は高い実績が求められる分、診療報酬点数も高額です。多くの病院が7対1病床を持ち、医療需要に対して供給過剰な状態にあることから、厚生労働省は同病床を絞り込み、病院の機能分化を図る政策を進めてきました（図2）。

必要なケアの量を測る「重症度、医療・看護必要度」

　病棟で、どれくらい重症の患者を受け入れているかを評価するため、急性期では「重症度、医療・看護必要度（以下、看護必要度）」という指標を用いています。これまでの診療

※1　意識障害や急性心不全など重篤な状態にある患者に対し、集中的に医療を提供する。ICUのうち厚生労働省の示す基準に適合したものを特定集中治療室といい、看護配置は2対1と定められている
※2　ICUと一般病棟の中間的な位置付けで、重症者に対して集中的な医療を提供する。看護配置は原則4対1
※3　この項における看護職員とは、看護師と准看護師の総称。急性期一般入院基本料では、配置基準として定められている看護職員数のうち7割以上が看護師であることが必須とされている

図1　急性期一般入院基本料の概要（点数などは2024年度診療報酬改定後）

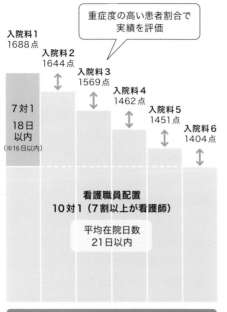

重症度の高い患者割合で実績を評価

入院料1
1688点

入院料2
1644点

入院料3
1569点

入院料4
1462点

入院料5
1451点

入院料6
1404点

7対1
18日以内
（※16日以内）

看護職員配置
10対1（7割以上が看護師）

平均在院日数
21日以内

急性期一般入院基本料

厚生労働省「2024年度診療報酬改定について」の「個別改定項目について」（2024年2月14日付）を基に編集部作成
※2024年度診療報酬改定が施行される2024年6月から

<一般病棟用の重症度、医療・看護必要度>※

A	モニタリングおよび処置等				
		0点	1点	2点	3点
1	創傷処置（褥瘡の処置を除く）	なし	あり	-	-
2	呼吸ケア	なし	あり	-	-
3	注射薬剤3種類以上の管理（7日間まで）	なし	あり	-	-
4	シリンジポンプの管理	なし	あり	-	-
5	輸血や血液製剤の管理	なし	-	あり	-
6	専門的な治療・処置（麻薬の使用、放射線治療など11項目）	なし	-	あり	あり
7	I：救急搬送後の入院（5日間） II：緊急に入院を必要とする状態（5日間）	なし	-	あり	-

B　患者の状況等（省略）

C　手術等の医学的状況（省略）

急性期一般入院料1の場合、該当患者の基準と割合の基準で以下の両者を満たす

（1）A3点以上またはC1点以上の該当割合が一定以上
（2）A2点以上またはC1点以上の該当割合が一定以上

⇒例）急性期一般入院料1で看護必要度IIの場合、
　　　割合（1）は20％以上、割合（2）は27％以上の
　　　両者を満たす

図2　急性期一般入院基本料の病床数の推移

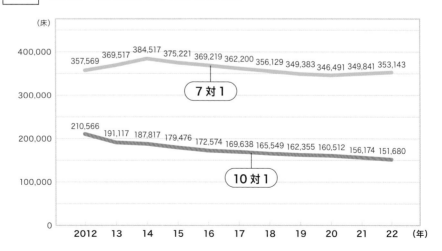

（床）

	2012	13	14	15	16	17	18	19	20	21	22 (年)
7対1	357,569	369,517	384,517	375,221	369,219	362,200	356,129	349,383	346,491	349,841	353,143
10対1	210,566	191,117	187,817	179,476	172,574	169,638	165,549	162,355	160,512	156,174	151,680

※2012、2013年は7対1入院基本料の経過措置病棟のデータを除いた値

※各年7月1日の届け出状況

出典：第548回中央社会保険医療協議会総会（2023年7月5日）資料（総-4）「入院料別の病床数の推移（一般病棟入院基本料）」

報酬改定では、この看護必要度の要件を厳格化するなどして、7対1病床の絞り込みを進めてきました。

　一般病棟用の看護必要度[※4]は、モニタリング・処置等（呼吸ケアなど）の必要性を評価するＡ項目、寝返りの可否など患者の状況等を評価するＢ項目、手術等の医学的状況を評価するＣ項目で構成されています。各項目の得点を総合的に勘案し、基準を上回った場合に「該当患者」とみなします。その上で、該当患者を一定の割合以上入院させることが各入院料で要件化されています（図1右）。

　一般病棟用の看護必要度には、Ａ項目（一部項目を除く）について院内研修を受けた看護師等が評価する看護必要度Iと、Ａ項目とＣ項目の評価にDPCのEFファイルを用いる看護必要度IIがあり、現場の負担軽減と測定の適正化推進の観点から、看護必要度IIによる評価が義務付けられる病院が増えています。

　急性期一般入院基本料の施設基準では、平均在院日数は21日（入院料1は18日、2024年度診療報酬改定が施行される2024年6月からは16日）以内であることが要件となっています。実際の平均在院日数は、入院料1が11.7日、入院料2〜3は14.9日、入院料4〜6が13.8日と、要件を大きく下回っています[※5]。これは、看護必要度の該当患者割合の要件をクリアするために状態の安定した患者を早期に転棟・退院させている結果といえるでしょう。

　さらに、多くの急性期病院では、在院日数が短いほど利益を出しやすい仕組みである「DPC/PDPS（診断群分類別包括評価支払い制度）」が導入されています（1-4参照）。円滑に退院し、患者のQOLの維持と向上を図るため、入院後は在宅に戻るための入退院支援も重要になります（2-13参照）。

24時間の救命救急機能も必要

　急性期病院の主な役割の1つは、高度かつ専門的な医療を提供することです。2022年度診療報酬改定では、高度急性期医療の提供体制を評価する急性期充実体制加算が新設されました。全身麻酔による手術が2000件／年以上であるなど手術等にかかる実績や、24時間の救急医療提供体制のほか、救命救急入院料や特定集中治療室管理料といった入院料の届け出などの要件が設定されています。また専従の看護師の配置など、手厚い体制を有するICUや救急病棟を評価する重症患者対応体制強化加算も新設されました。高度急性期機能が手厚く評価されたのは、新型コロナウイルス感染症（COVID-19）の感染拡大時、高度急性期病院が大きく貢献したことが背景にあります。

　急性期病院のもう1つの役割は、24時間の救命救急医療の提供や救急搬送の受け入れです。救急医療は、一般に初期救急（一次救急）と、二次医療圏単位で入院を要する患者を受け入れる救急（二次救急）、全ての重篤な救急患者を受け入れる救命救急（三次救急）に分類できます（図3）。このうち急性期病院では二次救急や三次救急を、特に高度急性期病院は三次救急の機能を担うよう求められています。

※4　一般病棟用に加え、特定集中治療室用の重症度、医療・看護必要度もある

※5　2022年度入院・外来医療等における実態調査（施設票）、各年8〜10月
　　　第548回中央社会保険医療協議会総会（2023年7月5日）資料（総-4）「入院料ごとの平均在院日数及び病床利用率」

図3　救急医療提供体制の概要

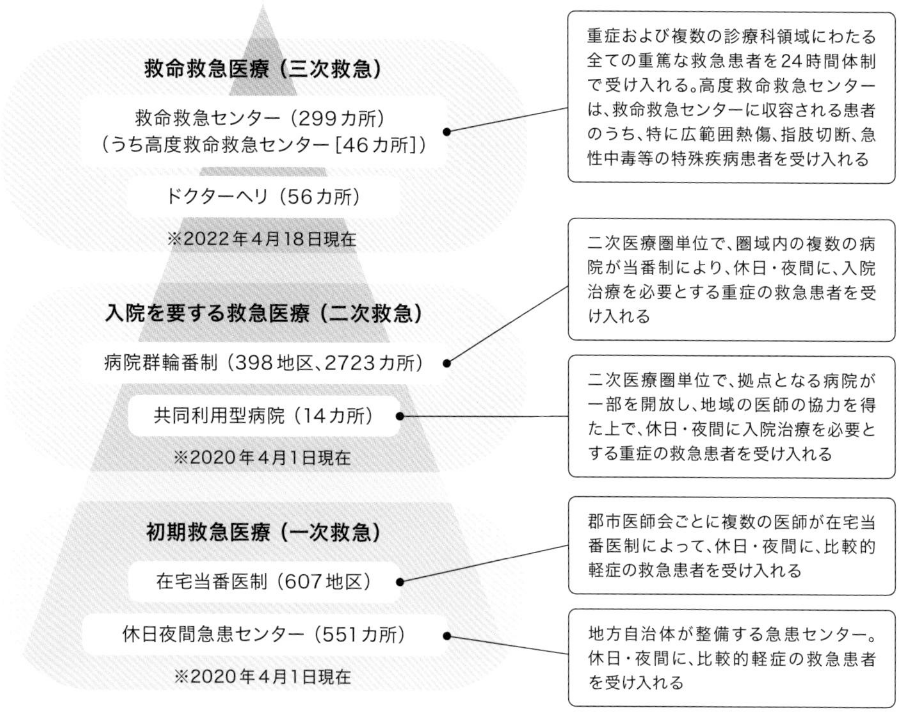

救命救急医療（三次救急）

救命救急センター（299カ所）
（うち高度救命救急センター［46カ所］）

重症および複数の診療科領域にわたる全ての重篤な救急患者を24時間体制で受け入れる。高度救命救急センターは、救命救急センターに収容される患者のうち、特に広範囲熱傷、指肢切断、急性中毒等の特殊疾病患者を受け入れる

ドクターヘリ（56カ所）

※2022年4月18日現在

入院を要する救急医療（二次救急）

病院群輪番制（398地区、2723カ所）

二次医療圏単位で、圏域内の複数の病院が当番制により、休日・夜間に、入院治療を必要とする重症の救急患者を受け入れる

共同利用型病院（14カ所）

二次医療圏単位で、拠点となる病院が一部を開放し、地域の医師の協力を得た上で、休日・夜間に入院治療を必要とする重症の救急患者を受け入れる

※2020年4月1日現在

初期救急医療（一次救急）

在宅当番医制（607地区）

郡市医師会ごとに複数の医師が在宅当番医制によって、休日・夜間に、比較的軽症の救急患者を受け入れる

休日夜間急患センター（551カ所）

地方自治体が整備する急患センター。休日・夜間に、比較的軽症の救急患者を受け入れる

※2020年4月1日現在

第4回救急・災害医療提供体制等に関するワーキンググループ（2022年4月28日）資料1「救急医療体制体系図」を一部改変

今後の見通し

高齢化に伴い、高度急性期・急性期医療の需要は縮小傾向にあり、高度急性期・急性期医療を担う病床の絞り込みが今後も進むとみられます。求められる急性期の機能を果たせない病院は、比較的軽度な急性期や回復期などに病床機能の転換を促されることになりそうです。

急性期後・軽度急性期医療

POINT

● 地域包括ケア病棟にはポストアキュート、サブアキュート、在宅復帰支援の3つの役割がある

● 2024年度改定で高齢者の軽度急性期医療を担う「地域包括医療病棟」を創設へ

　急性期を脱した後の患者の受け入れや、在宅で療養中の患者・高齢者施設等の入居者の体調が悪化した場合などで、「急性期病棟に入院するほどではない軽度の急性期医療」の需要もあります。こうした医療需要への対応が期待されている病棟として、地域包括ケア病棟があります（図1）。

　地域包括ケア病棟には、(1)急性期治療を経過した患者の受け入れ（ポストアキュート）、(2)在宅療養をする患者等の受け入れ（サブアキュート）、(3)在宅復帰支援——の3つの役割があります（図2）。つまり急性期の治療後に、一定の療養やリハビリテーション、退院準備が必要な患者を急性期病棟から受け入れるほか、在宅や介護施設等からの緊急入院や予定入院にも応じます。同病棟は医療と介護、急性期医療と在宅医療の懸け橋のような位置付けであり、退院後も患者が自宅や施設での生活を継続できるよう、適切な医療や介護サービスの利用につなげる役割も求められます。

　診療報酬における地域包括ケア病棟入院料・入院医療管理料の看護職員配置は13対1以上で、最長入院期間は60日、入院料は1日当たりの定額制です。定額には投薬や注射、検査、画像診断、処置、リハビリテーション等の費用が含まれており、手術や麻酔は出来高制です。2014年度診療報酬改定で新設されて以来、地域包括ケア病棟の届け出医療機関数・病床数は一貫して増加傾向にありますが、近年その伸びは緩やかです（図3）。

　厚生労働省は、地域包括ケア病棟が上記の3つの役割をバランス良く担うよう誘導しています。地域包括ケア病棟が創設された当初、入院患者のほぼ全員が自院の急性期病棟からの転棟患者で、他2つの役割を十分に果たしていない例が少なくなかったためです。

　2022年度改定では、地域包括ケア病棟入院料2・4の「自院の一般病棟からの転棟患者割合が6割未満」という要件について、対象を許可病床数「400床以上」から「200床以上」に拡大し、要件を満たせない場合の規定（診療報酬の減算）も強化しました。さらに、一般病床の地域包括ケア病棟には、二次救急医療機関または救急告示病院であるな

図1 | 地域包括ケア病棟入院料の評価体系（点数などは2024年度診療報酬改定後）

【実績部分】
・自宅等からの入棟患者割合2割以上
・自宅等からの緊急患者の受け入れ9人以上
・地域包括ケアに関する実績（在宅医療等の提供等）

入院料1
2838点
（41日以上 2690点）

実績
・在宅復帰率 72.5% ・室面積

入院料2
2649点
（41日以上 2510点）

・在宅復帰率 72.5% ・室面積

入院料3
2312点
（41日以上 2191点）

実績

入院料4
2102点
（41日以上 1992点）

【基本部分】
・看護職員配置13対1（7割以上が看護師）
・在宅復帰にかかる職員の配置
・リハビリテーションにかかる職員の配置
・救急医療（一般病床の場合）
・在宅復帰率7割

【基本的な実績部分】
・重症度、医療・看護必要度
・自院の一般病棟から転棟した患者割合

※病棟単位でなく病室単位で算定する場合、地域包括ケア入院医療管理料となる
厚生労働省「2024年度診療報酬改定について」の「個別改定項目について」（2024年2月14日付）を基に編集部作成
※2024年度診療報酬改定が施行される2024年6月から

図2 | 地域包括ケア病棟・病室の3つの役割

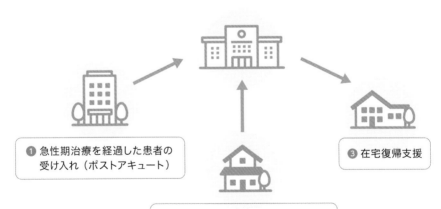

❶ 急性期治療を経過した患者の受け入れ（ポストアキュート）

❷ 在宅で療養を行っている患者等の受け入れ（サブアキュート）

❸ 在宅復帰支援

出典：厚生労働省「2022年度診療報酬改定の概要 入院II（回復期・慢性期入院医療）」

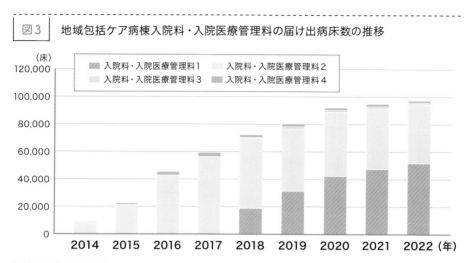

図3 地域包括ケア病棟入院料・入院医療管理料の届け出病床数の推移

※各年7月1日の届け出状況
出典：第548回中央社会保険医療協議会総会（2023年7月5日）資料（総-4）「入院料別の病床数の推移（一般病棟入院基本料）」

ど、救急医療の役割を果たすことが必須とされました。

　2024年度診療報酬改定では、入院40日以内と入院41日以上で評価を分け、入院41日以上の場合の点数を引き下げる逓減制を導入。背景には、同病棟における医療資源投入量が入院初日に多く、入院期間の経過とともに低下する傾向が示されていたことがあります。

2024年度改定で「地域包括医療病棟」を創設

　2024年度改定では、増加する高齢者救急への対応も重点課題に挙げられました。そこで創設されるのが「地域包括医療病棟入院料」（1日につき3050点）です。高齢者向けの軽度急性期機能を担う役割が期待されているといえます。2014年度改定で創設された地域包括ケア病棟入院料以来、10年ぶりの新しい入院料となります。

　地域包括医療病棟の看護配置は10対1です。病院の一般病棟を単位として算定し、常勤の理学療法士、作業療法士または言語聴覚士2人以上、専任の常勤管理栄養士1人以上を最小配置人数とし、入院早期からのリハビリテーションを行える構造設備があること、ADL等の維持・向上及び栄養管理等に資する必要な体制が整備され、平均在院日数は21日以内であることなどが要件です。

　高齢者救急への対応について、地域包括ケア病棟では13対1の看護配置が基本であるため、重症患者への対応が困難であることが指摘されていました。一方で、急性期医療では入院早期からのリハビリの提供体制や介護体制が不十分なことから、適切な対応が難しいとする意見もありました。そこで、看護配置は10対1と比較的手厚く、かつ一定のリハビリ機能を有する地域包括医療病棟入院料の創設に至ったわけです。主に介護・リハビリ実施体制が充実した急性期一般入院料2〜6を届け出る病棟からの転換が見込まれ、今後、地域包括医療病棟が増えていくのかが注目されます。

回復期医療

POINT

- 回復期リハビリテーション病棟は、急性期を脱した患者の
リハビリテーションに特化した病棟
- リハビリを要する状態別に入院の上限日数が決まっている

　急性期の治療を受け、病状が安定し始めた状態を回復期といいます。おおむね発症・術後1〜2カ月ごろで、この時期に集中的なリハビリテーションを行うことで身体機能の改善が期待できます。

　回復期リハビリテーション病棟は、脳血管疾患や骨折などの傷病で急性期を脱した後、さらにリハビリテーションを必要とする患者を受け入れる病棟です。集中的かつ効果的にリハビリを行い、ADL（日常生活動作）[1]の改善、在宅復帰と寝たきりの防止を図ります。病床数は緩やかに増加傾向にあり、2022年7月時点で9万3203床でした[2]。2014年の7万1890床から、約1.3倍になっています。

　回復期リハビリテーション病棟入院料は、職員配置や重症患者の割合の違いにより入院料1〜5の5段階に分かれています。看護職員配置は15対1以上、うち看護師は4割以上（入院料1・2は13対1以上、看護師は7割以上）で、かつ専従常勤の理学療法士（PT）2人、作業療法士（OT）1人の配置（入院料1・2はPT3人、OT2人、言語聴覚士［ST］1人）が少なくとも必須とされています（図1）。

　また疾患別に入院上限日数が決まっており、例えば大腿骨骨折の場合は90日以内です（表1）。入院にかかる費用は基本的に包括払いで、疾患別リハビリテーション料[3]は出来高で算定します。

リハビリによる改善度合いを測るアウトカム評価を導入

　回復期リハビリ病棟では、2016年度診療報酬改定でADLの改善度合いを反映したア

※1　移動や食事、排泄など日常生活における基本的な動作のこと
※2　第545回中央社会保険医療協議会総会（2023年5月17日）資料（総-6）「医療計画について」
※3　心大血管疾患リハビリテーション料、脳血管疾患等リハビリテーション料、廃用症候群リハビリテーション料、運動器リハビリテーション料、呼吸器リハビリテーション料の総称

　回復期リハビリテーション病棟入院料の評価体系（点数は2024年度診療報酬改定後）

※1 入院料1・2の実績
・重症患者割合4割以上
・重症者の4点以上回復が3割以上
・自宅等退院が7割以上

※2 入院料3・4の実績
・重症患者割合3割以上
・重症者の3点以上回復が3割以上
・自宅等退院が7割以上

入院料1
2229点

実績指数40

入院料1・2の実績(※1)

入院料2
2166点

入院料1・2の実績(※1)

入院料3
1917点

実績指数35

入院料3・4の実績(※2)

入院料4
1859点

入院料3・4の実績(※2)

【入院料1・2の体制】
・看護職員13対1
（7割以上が看護師）
・社会福祉士1人
・PT3人、OT2人、ST1人

入院料5
1696点

【基本部分】
・看護職員配置 15対1（4割以上が看護師）
・PT2人、OT1人

新規届け出から
2年間に限り、
届出可能

出典：厚生労働省「2022年度診療報酬改定の概要 入院Ⅱ（回復期・慢性期入院医療）」

表1　回復期リハビリテーションを要する状態および算定上限日数

回復期リハビリテーションを要する状態	算定上限日数
脳血管疾患、脊髄損傷、頭部外傷、くも膜下出血のシャント手術後、脳腫瘍、脳炎、急性脳症、脊髄炎、多発性神経炎、多発性硬化症、腕神経叢損傷等の発症後もしくは手術後の状態または義肢装着訓練を要する状態	150日以内（高次脳機能障害を伴った重症脳血管障害、重度の頚髄損傷および頭部外傷を含む多部位外傷の場合は180日以内）
大腿骨、骨盤、脊椎、股関節もしくは膝関節の骨折、または2肢以上の多発骨折の発症後または手術後の状態	90日以内
外科手術または肺炎等の治療時の安静により廃用症候群を有しており、手術後または発症後の状態	90日以内
大腿骨、骨盤、脊椎、股関節または膝関節の神経、筋または靱帯損傷後の状態	60日以内
股関節または膝関節の置換術後の状態	90日以内
急性心筋梗塞、狭心症発症その他急性発症した心大血管疾患または手術後の状態	90日以内

厚生労働省告示 第55号「基本診療料の施設基準等」「別表第9 回復期リハビリテーションを要する状態及び算定上限日数」（2022年3月4日）を基に編集部作成

ウトカム評価が導入されました。アウトカムとは「成果、結果」といった意味合いの言葉で、ここでは着替えや歩行といった日常動作がリハビリによってどれくらい改善したか、ということを指します。その際、ADLの改善度合いを測る指標として、FIM（機能的自立度評価法）※4を用いています。

　同病棟では、通常1日最大3時間（1単位当たり20分で、9単位が上限、2024年度改定で2024年6月から運動器リハビリは6単位が上限）まで、疾患別リハビリテーション料を出来高で算定できます。ただし3カ月ごとにアウトカム評価の指標であるリハビリテーション実績指数※5を集計する必要があり、リハビリによる改善効果が低いと判断された場合は、出来高算定は「1日6単位まで」に制限され、それ以上実施しても算定できなくなります。

※4　運動と認知に関するADL（日常生活動作）の評価法の1つ。運動に関する項目は「セルフケア（食事、整容、更衣など）」「排泄」「移乗」「移動」の4分野13項目で構成され、認知項目は「コミュニケーション（理解［聴覚・視覚］、表出［音声・非音声］）」と「社会認識（社会的交流、問題解決、記憶）」の2分野5項目で構成される。各7点（完全自立）〜1点（全介助）の7段階評価で、自立度や必要な介助量を表す

※5　入棟時から退棟時までのFIM（運動項目）の得点の変化と入院期間を基に算出する。リハビリで機能を改善させたり、疾患ごとに設定されている入院日数の上限よりも早く退棟させると、実績指数が高くなる

今後の見通し

一部の回復期リハビリ病棟で、入棟時の患者のFIM評価を低く抑え、結果、実績指数を大きく見せるという不適切な運用が行われている可能性が指摘されています。そうした事態から2022年度改定では、入院料1・3で第三者評価の受審が努力義務として課されました。さらに2024年度改定では、定期的(2週間に1回以上)にFIMの測定を行い、結果を診療録などに記録することが要件化されました。

慢性期医療

POINT

● 療養病棟では、医療区分という指標で医療必要度の高い患者の入院受け入れが求められている

● 障害者施設等入院基本料は、重度の肢体不自由者などが対象

慢性期医療とは、長期にわたり療養を必要とする患者に対する医療機能です。急性期や回復期での治療を脱して、病状が比較的安定している時期が対象となり、高齢者医療においても重要な役割を果たします。

慢性期の入院患者を対象とする療養病棟入院基本料では、看護職員配置は20対1となります（図1）。ただし2024年3月31日までは、看護配置25対1の病床が経過措置として存続し、経過措置終了後は介護医療院への転換などが期待されています（5-11参照）。2022年7月時点の療養病棟入院基本料の算定病床数、医療機関数は20万5673床、2947病院でした[1]。平均在院日数は219.6日と、急性期や回復期に比べて非常に長くなっています[2]。

療養病棟入院基本料について、検査や画像診断などの費用は入院基本料に包括され、リハビリテーションや手術等にかかる費用は原則出来高で算定します。また急性期医療における重症度、医療・看護必要度のように、患者の状態を判断する指標として医療区分という概念が設定されています（表1）。療養病棟入院料1の場合、医療区分2・3に該当する患者を80％以上入院させる必要があります。

さらに2024年度診療報酬改定において、療養病棟入院料1、2は以前の各3段階の医療区分とADL区分の組み合わせによる9分類の評価から、各3段階の「疾患・状態に係る医療区分」「処置等に係る医療区分」「ADL区分」を組み合わせた27分類及びスモンに関する3分類を加えた、合計30分類の評価に細分化されます。

重度の肢体不自由者、脊髄損傷等の重度障害者、重度の意識障害者、筋ジストロフィー患者などを対象とした入院については、障害者施設等入院基本料や特殊疾患病棟入院料という入院料が設定されています。障害者施設等入院基本料では患者の病態の変動が大きく、高額な薬剤や高度な処置が必要となることから、投薬や注射、検査、処置などを原則として出来高で算定します。

※1　第548回中央社会保険医療協議会総会（2023年7月5日）資料（総-3-1）「主な施設基準の届出状況等」

※2　2022年度入院・外来医療等における実態調査（施設票）、各年8～10月
　　　第548回中央社会保険医療協議会総会（2023年7月5日）資料（総-4）「入院料ごとの平均在院日数及び病床利用率」

図1 療養病棟入院基本料の概要（点数などは2024年度診療報酬改定後）

療養病棟入院料1
1964～830点

医療区分2・3の
患者割合80%以上

療養病棟入院料2
1899～766点

看護職員配置
20対1以上

・医療区分2・3の
患者割合50%以上
・看護職員
配置20対1以上

表1 各医療区分に該当する疾病・状態（2024年度診療報酬改定後）

	疾患・状態	処置等
医療区分3	・スモン ・医師及び看護職員により、常時、監視及び管理を実施している状態	・中心静脈栄養（広汎性腹膜炎、腸閉塞、難治性嘔吐、難治性下痢、活動性の消化管出血、炎症性腸疾患、短腸症候群、消化管瘻、急性膵炎を有する患者を対象とする場合または中心静脈栄養の開始日から30日以内の場合） ・24時間持続点滴　・人工呼吸器の使用 ・ドレーン法または胸腔もしくは腹腔の洗浄 ・気管切開または気管内挿管（発熱を伴う状態） ・酸素療法（密度の高い治療を要する状態） ・感染症の治療の必要性から実施する隔離室での管理
医療区分2	・筋ジストロフィー症 ・多発性硬化症 ・筋萎縮性側索硬化症 ・パーキンソン病関連疾患 ・その他の指定難病等（スモンを除く） ・脊髄損傷（頸椎損傷） ・慢性閉塞性肺疾患(COPD) ・悪性腫瘍 ・消化管等の体内からの出血が反復継続している状態 ・他者に対する暴行が毎日認められる状態	・中心静脈栄養（広汎性腹膜炎、腸閉塞、難治性嘔吐、難治性下痢、活動性の消化管出血、炎症性腸疾患、短腸症候群、消化管瘻、急性膵炎を有する患者以外を対象として、中心静脈栄養の開始日から30日超の場合） ・肺炎に対する治療　・尿路感染症に対する治療 ・傷病等によるリハビリテーション（発症後、30日以内の場合） ・脱水に対する治療（発熱を伴う場合） ・頻回の嘔吐に対する治療（発熱を伴う場合） ・褥瘡に対する治療（皮膚層の部分的喪失または褥瘡が2カ所以上） ・末梢循環障害による下肢末端の開放創に対する治療 ・せん妄に対する治療　・うつ症状に対する治療 ・人工腎臓、持続緩徐式血液濾過、腹膜灌流または血漿交換療法 ・経鼻胃管や胃瘻等の経腸栄養（発熱または嘔吐を伴う場合） ・1日8回以上の喀痰吸引 ・気管切開または気管内挿管（発熱を伴う状態を除く）　・頻回の血糖検査 ・創傷（手術創や感染創を含む）、皮膚潰瘍または下腿（たい）もしくは足部の蜂巣炎、膿（のう）等の感染症に対する治療 ・酸素療法（密度の高い治療を要する状態を除く）

出典：2024年度診療報酬改定について（個別改定項目について [2024年2月14日]）を基に作成

今後の見通し

認知症や複合疾患を有する高齢の患者が増加する中で、慢性期医療は今後さらにその重要性を増すでしょう。一方で、地域医療構想では「療養病棟の医療区分1の患者の7割は在宅医療等で対応する」方針が示されており、医療必要度の高い患者の受け入れにシフトしていく必要がありそうです。

外来医療

POINT

● 外来受診をする患者の多くが無床診療所を受診

● 外来機能報告制度が2022年度から開始、
「紹介受診重点医療機関」を明確化へ

外来医療は、患者が病院や診療所に通院して、診察や処置、検査、投薬などの診療を受ける入院外医療の形態です。診療報酬上は、外来を受診した際は基本診療料として初診料、再診料または外来診療料のいずれかが発生し、さらに投薬や処置などの行為に応じて特掲診療料が計上されます（1-3参照）。また紹介状なしで受診する場合、追加の料金が発生する病院もあり、それについては後述します。

初・再診料、外来診療料は基本的な診療行為を含む一連の費用を評価したもので、視診や触診、問診、血圧測定などの簡単な検査、処置等の費用はその中に含まれます。また特定の臓器や疾患に特化した専門外来、救急の患者のための救急外来もあります。

厚生労働省「患者調査」（2020年）によると、外来医療（歯科を除く）の1日当たり推計患者数は580万5400人、入院医療は121万1300人で、その割合は約8対2になります。このうち外来については無床診療所を受診する患者が全体の6割以上を占め、病院の外来患者は25％ほどです（図1）。そのため外来医療では、無床診療所が大きな役割を果たしています。

外来医療計画で外来医師偏在の是正図る

無床診療所については、開業の都市部への集中や、診療科偏在が指摘されています（図2）。図2からは、人口10万人対無床診療所数が最も少ない茨城県と、特別区（東京都の区部）や大阪市では大きな開きがあることが分かります。

こうした課題の解決に向けて2018年に医療法を一部改正し、「外来医療に係る医療提供体制の確保に関する事項」（以下、外来医療計画）を医療計画に定める事項として追加しました。同計画では、外来医師の過不足状況を全国一律で可視化するため、国が二次医療圏ごとに外来医

図1 外来患者数の医療施設別の内訳（歯科を除く）

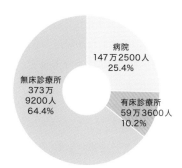

病院
147万2500人
25.4%

無床診療所
373万
9200人
64.4%

有床診療所
59万3600人
10.2%

出典：
厚生労働省「2020年患者調査」
全国編報告書（第8表）

図2 人口10万対無床診療所数の平均値

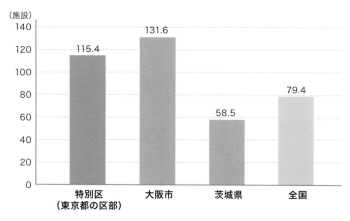

（施設）

	特別区（東京都の区部）	大阪市	茨城県	全国
	115.4	131.6	58.5	79.4

出典：厚生労働省「2022年医療施設動態調査」都道府県編（第22表）人口10万対一般診療所数

図3 紹介受診重点医療機関の機能分化のイメージ

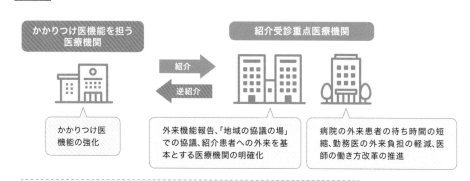

かかりつけ医機能を担う医療機関

紹介受診重点医療機関

紹介

逆紹介

かかりつけ医機能の強化

外来機能報告、「地域の協議の場」での協議、紹介患者への外来を基本とする医療機関の明確化

病院の外来患者の待ち時間の短縮、勤務医の外来負担の軽減、医師の働き方改革の推進

〈「医療資源を重点的に活用する外来」〉
○医療資源を重点的に活用する入院の前後の外来（悪性腫瘍手術の前後の外来など）
○高額等の医療機器・設備を必要とする外来（外来化学療法、外来放射線治療など）
○特定の領域に特化した機能を有する外来（紹介患者に対する外来など）

第7回外来機能報告等に関するワーキンググループ（2022年3月16日）参考資料2「外来医療の機能の明確化・連携」を一部改変

師偏在指標※1を算出した上で、医師が過剰とされた区域を外来医師多数区域※2とします。さらに二次医療圏単位で、外来医療に関する協議の場※3を設けました。協議の場では、夜間や休日等の初期救急医療、在宅医療など、「地域で不足している」とされる外来医療機能について関係者間で話し合います。協議の場は、地域医療構想調整会議（8-3参照）を活用することも想定されています。もしも外来医師多数区域での新規開業希望者がいた場合、都道府県は、地域で不足する医療機能を担うよう求めることができます。

外来機能報告制度によって機能分化を促進

　偏在の是正に加え、「機能分化」も重要な施策の1つです。日本では、患者が受診医療機関を自由に選択できますが、軽いかぜ症状でも大学病院の外来を受診するといった「大病院志向」や、緊急性がなくても自己都合で時間外の外来を選択する「コンビニ受診」も顕在化しています。これは待ち時間の長時間化や勤務医の負担の増加にもつながります。

　2022年度からは改正医療法※4が施行され、外来機能報告制度が始まりました。同制度の大きなポイントの1つは、紹介状を持っている患者を中心的に受け入れる病院、すなわち「医療資源を重点的に活用する外来を地域で基幹的に担う医療機関（紹介受診重点医療機関）」※5を決めることです。高度・専門的な外来医療が必要な患者は紹介受診重点医療機関や大学病院などへ、それ以外の患者は地域でプライマリ・ケアを担う医療機関へ──という受診の流れを整理し、明確にすることを目的としています（図3）。

　外来機能報告では、一般病床と療養病床を持つ全ての病院・有床診療所に、外来診療に関するデータの提出を毎年求めます（図4）。この報告を踏まえて地域の協議の場で協議をし、都道府県は紹介受診重点医療機関を決定・公表します。

　診療報酬でも機能分化を促進する観点から、大学病院など特定機能病院と、一般病床200床以上の地域医療支援病院（2-1参照）を紹介状なしで受診する場合、患者は追加で料金がかかる仕組みとなっています（図5）。2022年度診療報酬改定では、患者に定額料金の負担を求める対象として一般病床200床以上の紹介受診重点医療機関が追加されました。

※1　医師確保計画における医師偏在指標と同様に、5つの要素（医療需要および人口構成とその変化、患者の流出入、へき地等の地理的条件、医師の性別・年齢分布、医師偏在の種別［区域、入院／外来］）を勘案した人口10万人対診療所医師数

※2　外来医師偏在指標の値が全二次医療圏の中で上位33.3％に該当する二次医療圏のこと

※3　診療に関する学識経験者の団体その他の医療関係者、医療保険者その他の関係者との協議の場を設け、関係者との連携を図りつつ、外来医療機能の偏在・不足等への対応に関する事項等について協議を行い、その結果を取りまとめ、公表する

※4　「良質かつ適切な医療を効率的に提供する体制の確保を推進するための医療法等の一部を改正する法律」（2021年）

※5　紹介受診重点医療機関とは、（1）紹介状による受診への対応を重点的に実施する意向がある、（2）急性期手術前の外来など「医療資源を重点的に活用する外来」（重点外来）の実施割合が高い（初診40％以上かつ再診25％以上）、（3）紹介・逆紹介率が高い（紹介率50％以上かつ逆紹介率40％以上）──といった要件を満たす医療機関のこと

参考文献

　第294回中央社会保険医療協議会総会（2015年4月8日）資料（総-3）「外来医療の診療報酬の構造」

　厚生労働省「外来医療に係る医療提供体制の確保に関するガイドライン」

　第16回第8次医療計画等に関する検討会（2022年10月26日）資料1「外来医療の提供体制について」

　厚生労働省「外来機能報告制度概要」

| 図4 | 外来機能報告制度における報告の内容 |

---

(1) 医療資源を重点的に活用する外来の実施状況

　① 医療資源を重点的に活用する外来の実施状況の概況
　② 医療資源を重点的に活用する外来の実施状況の詳細

(2)「医療資源を重点的に活用する外来を地域で基幹的に担う医療機関」となる意向の有無

(3) 地域の外来機能の明確化・連携の推進のために必要なその他の事項

　① その他の外来・在宅医療・地域連携の実施状況
　② 救急医療の実施状況
　③ 紹介・逆紹介の状況（紹介率・逆紹介率）
　④ 外来における人材の配置状況（専門看護師、認定看護師、特定行為研修修了看護師など）
　⑤ 高額等の医療機器・設備の保有状況

第10回第8次医療計画等に関する検討会（2022年7月20日）資料2「外来機能報告制度の報告項目一覧」を基に編集部作成

| 図5 | 紹介状なしで受診する場合の定額負担の内容 |

「特別の料金」の対象病院		特定機能病院 一般病床200床以上の**地域医療支援病院** 一般病床200床以上の**紹介受診重点医療機関**※1
「特別の料金」の対象患者 例外もあり	初診	他の医療機関からの紹介状なしで受診する患者
	再診	病院から、他の医療機関への紹介状を交付されたにもかかわらず該当医療機関を受診する患者

※1
新たに紹介受診重点医療機関になる病院の「特別の料金」については、紹介受診重点医療機関になってから半年間の経過措置あり

【特別の料金※2】

初診	医科	7000円以上
	歯科	5000円以上
再診	医科	3000円以上
	歯科	1900円以上

※2
「特別の料金」の額には、消費税分が含まれる。消費税分を含めて、対象病院は上記の額以上の「特別の料金」を徴収する

厚生労働省「紹介状を持たずに特定の病院を受診する場合等の『特別の料金』の見直しについて」リーフレットを一部改変

今後の見通し

　外来医療機能報告が始まることで、地域における外来患者の受療行動が大きく変わる可能性があります。地域包括ケアの実現のためにも、かかりつけ医機能の強化と並んで外来医療の機能分化が進むことが期待されます。

在宅医療

POINT

● 在宅医療は「訪問診療」と「往診」の2つの診療形態がある

● 国内の在宅患者は約95万人で、このうち約95%が
75歳以上の後期高齢者

　在宅医療とは、自宅や施設などの患者が生活する場所に医師や歯科医師などが訪問して提供する医療です。医師が提供する在宅医療は、訪問診療と往診の2つの診療形態に分かれています(表1)。

　訪問診療は、患者の同意を得て、計画的な医学管理の下に定期的に訪問して行う診療です。訪問診療を行う場合はあらかじめ同意書を作成し、患者や家族などに署名してもらう必要があります。訪問診療は通常1日1回、週3回までしか実施できませんが、「別に厚生労働大臣が定める疾病等」に該当する患者に対しては週4回以上実施できます。

　一方の往診は、病状の急変などで患者や家族から電話等で直接診療を求められ、速やかに患家に訪問して行う診療です。緊急的な対応であるため同意書の作成は不要です。患者などから求めがあれば1日に複数回実施でき、週当たりの回数制限もありません。

　保険診療上、在宅医療の対象は「在宅で療養を行っている患者で、疾病、傷病のために通院による療養が困難な者」と規定されています。具体的には、「少なくとも独歩で家族・介助者等の助けを借りずに通院ができる者などは、通院は容易であると考えられる」という見解が示されています。

　「在宅で療養を行っている患者」の在宅には、自宅だけでなく高齢者施設なども含まれます。医師の配置が義務付けられている施設に入所している患者は原則、対象になりません。ただし、特別養護老人ホームの入所者は、末期の悪性腫瘍か死亡日から遡って30日以内の患者のみ、在宅患者訪問診療料の算定が認められています。

在宅医療を提供できる範囲は原則医療機関から16km以内

　保険診療上、訪問診療、往診を提供できる範囲は原則、「医療機関の所在地から16km以内」とされています。16kmを超えて診療が認められるのは患家の所在地から半径16km以内に患家の求める診療に専門的に対応できる医療機関がない、専門的な医療機関が往

| 表1 | 訪問診療と往診の違い |

	訪問診療	**往診**
診療形態	計画的な医学管理の下に定期的に訪問して行う診療	病状の急変などのため患者または家族などからの求めに応じて行う診療
同意書の作成	必要	不要
1日当たりの診療回数	1日1回まで	複数回可能
1週間当たりの診療回数	週3回まで（「別に厚生労働大臣が定める疾病等」に該当する場合は週4回以上可能）	制限なし

| 図1 | 在宅療養支援診療所の届け出の推移 |

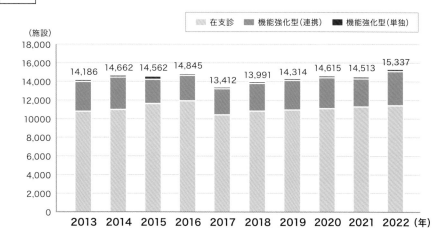

| 図2 | 在宅療養支援病院の届け出の推移 |

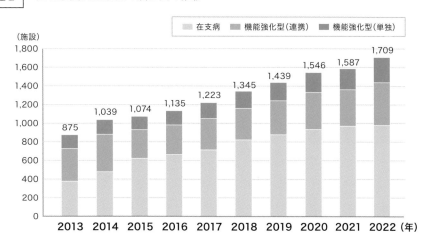

図1、図2は、2021年以前は厚生労働省「主な施設基準の届出状況等」（各年7月時点）を基に作成。2022年については7月時点の地方厚生（支）局の施設基準の届け出状況（届出受理医療機関名簿）を基に集計した

診等を行っていない——など、やむを得ない理由がある場合に限られています。

　在宅医療は、診療科や病床数に関係なく全ての医療機関から提供できます。ただし、在宅医療の収益の大部分を占める在宅時医学総合管理料（在総管）・施設入居時等医学総合管理料（施設総管）（後述）は、許可病床200床以上の病院では原則、算定できません。そのため、在宅医療のほとんどは200床未満の病院と診療所から提供されています。

　24時間の連絡・往診が可能な体制や、緊急時に患者が入院できる病床を確保するなど施設基準を満たした病院・診療所は、在宅療養支援病院（在支病）・在宅療養支援診療所（在支診）を届け出ることができます（図1、2）。さらに、緊急往診や在宅看取りなどの実績を有する場合は機能強化型在支病・在支診の届け出が可能です。これらの届け出を行うことで、在総管・施設総管や各種加算でより高い点数を算定できます。また200床以上の病院は、「基本診療料の施設基準等」別表第6の2に掲げる医療資源の少ない地域にある、半径4km以内に診療所がない——という理由で在支病を届け出ている場合に限り、在総管・施設総管を算定可能です。

在総管・施設総管は訪問診療を行う患者に月1回算定

　厚生労働省「社会医療診療行為別統計」によると、2022年6月審査分のレセプトで在宅患者訪問診療料（主治医による診療）を月1回以上算定されていた患者は94万6994人で、近年は年間約4万〜5万人のペースで増えています（図3）。内訳を見ると、75歳以上の患者が約9割を占めます。さらに年齢階級別の受療率（年齢階級別人口に占める、在宅患者訪問診療料の算定患者割合）と将来の人口推計を基に推計すると、在宅患者数は2025年には100万人を超え、ピークとなる2040年ごろには140万人近くになる見通しです（3-5参照）。

　在宅医療の診療報酬は、提供した分の診療報酬項目を積み上げる出来高算定の構造であり、基本的な報酬として在宅患者訪問診療料、往診料、在総管・施設総管があります。在宅患者訪問診療料と往診料は出来高で算定する一方、在総管・施設総管は患者に24時間・365日対応できる体制の整備を評価した点数で、在宅療養計画に基づき定期的に訪問診療を行う患者に対し、月1回算定します。在総管・施設総管の点数は、居住場所や訪問診療の回数、重症度などで変動します。2022年6月審査分のレセプトでは、在総管は33万417件、施設総管は49万9228件算定されていました（図4）。国内では施設総管の対象施設で在宅医療を受けている患者の方が多いことが分かります。

今後の見通し

COVID-19の影響で入院・外来患者が減る中、在宅患者はCOVID-19流行前を上回るペースで増えています。患者のほとんどが75歳以上である現状を踏まえると、このトレンドは今後も続くでしょう。200床未満の病院や内科中心の診療所にとっては、在宅医療は外来医療に並ぶ重要な機能になりそうです。

図3　在宅患者数の推移と内訳

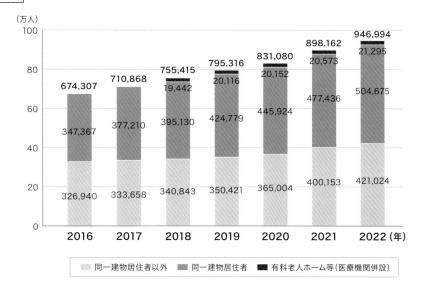

図3　在宅患者数の推移と内訳

（万人）

	同一建物居住者以外	同一建物居住者	有料老人ホーム等（医療機関併設）	計
2016	326,940	347,367		674,307
2017	333,658	377,210		710,868
2018	340,843	395,130	19,442	755,415
2019	350,421	424,779	20,116	795,316
2020	365,004	445,924	20,152	831,080
2021	400,153	477,436	20,573	898,162
2022	421,024	504,675	21,295	946,994

厚生労働省「社会医療診療行為別統計」「診療行為の状況（第3表）」を基に編集部作成。在宅がん医療総合診療料の算定患者は含めていない

図4　在宅時医学総合管理料・施設入居時等医学総合管理料の算定患者数の推移

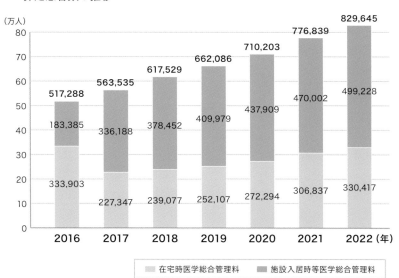

（万人）

	在宅時医学総合管理料	施設入居時等医学総合管理料	計
2016	333,903	183,385	517,288
2017	227,347	336,188	563,535
2018	239,077	378,452	617,529
2019	252,107	409,979	662,086
2020	272,294	437,909	710,203
2021	306,837	470,002	776,839
2022	330,417	499,228	829,645

厚生労働省「社会医療診療行為別統計」「診療行為の状況（第3表）」を基に編集部作成。2016年から2017年にかけて在総管の算定が減り、施設総管の算定が増えたのは、施設総管の算定対象となる施設が見直され、サービス付き高齢者向け住宅、有料老人ホーム、認知症高齢者グループホームなどが追加されたため

医療を提供する施設と提供形態

オンライン診療

POINT

- COVID-19感染拡大を機に初診からのオンライン診療が可能に

- 2022年から初診利用が正式解禁。ただし対面診療との
組み合わせが必須で、初診は「かかりつけの医師」が原則実施

　オンライン診療とは、遠隔医療[※1]のうち、医師と患者間で、スマートフォンやタブレットなど視覚、聴覚の情報を含む情報通信機器を通して、患者の診察・診断、処方などの診療行為をリアルタイムで行うことを指します（図1）。これに対して通常の診療は対面診療と呼びます。オンライン診療は、専用のシステム[※2]もしくは汎用サービスを活用して実施します。

　オンライン診療の評価は2018年度診療報酬改定で新設されましたが、当初は特定の疾患で、一定期間同じ医師が診療している再診患者に限定されるなど様々な制約がありました。しかし新型コロナウイルス感染症（COVID-19）の拡大をきっかけに、厚生労働省は2020年4月、「時限的・特例的な対応」として幅広い疾患について、受診歴のない初診患者を含めて、電話・オンライン診療を行うことを認めました[※3]（以下、コロナ特例）。コロナ特例によってCOVID-19疑い患者や陽性者へのフォローアップ、来院を控えたい患者の診療などに活用され、一定程度利用が広がりました（図2）。

2022年から初診での利用が正式解禁

　さらに2022年1月、厚労省の「オンライン診療の適切な実施に関する指針」（以下、指針）が改正され、オンライン診療による初診が正式に解禁されました。2022年度改定では、初診料・再診料または外来診療料に「情報通信機器を用いた場合」の評価が新設され、オンライン診療の報酬体系が整理されました（図3）。

　情報通信機器を用いた場合の初診料（2024年度改定後は253点）は、対面診療の初診料

※1　情報通信機器を用いた医療行為のこと。医師と患者間（D to P）で、医療機関への受診勧奨をリアルタイムで行い、具体的に罹患している旨の伝達や薬剤の処方等は行わないオンライン受診勧奨や、個別具体的な判断を伴わない医学的助言を行う遠隔健康医療相談、医師間（D to D）による遠隔相談や遠隔画像診断、遠隔病理診断も含まれる

※2　専用のシステムとは、オンライン診療専用のシステムのことで、診療機能だけでなく予約や決済などの機能も搭載されている。汎用サービスとはZoomやLINEなど、オンライン診療に限らず広く用いられているウェブサービスやアプリケーションのこと

※3　厚生労働省医政局医事課等事務連絡「新型コロナウイルス感染症の拡大に際しての電話や情報通信機器を用いた診療等の時限的・特例的な取扱いについて」（2020年4月10日）

図1　遠隔医療、オンライン診療、オンライン受診勧奨、遠隔健康医療相談の関連

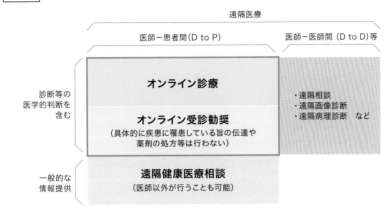

※太枠内が「オンライン診療の適切な実施に関する指針」の対象
厚生労働省「オンライン診療の適切な実施に関する指針」（2018年3月、2022年1月一部改訂）を一部改変

図2　初診からの電話・オンライン診療の件数の推移
（2020年4月〜2022年12月）

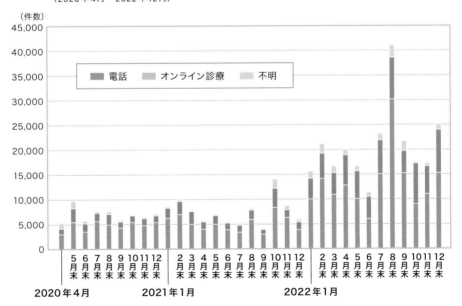

出典：厚生労働省「2022年10月〜12月の電話診療・オンライン診療の実績の検証の結果」

（2024年度改定後は291点）と、コロナ特例による初診料（214点、当時）の中間に設定されています。オンライン診療を行う医療機関は、(1)指針に沿った体制を有する、(2)対面診療を行う体制を有する、(3)医師がオンライン診療に関する研修を修了している——などの施設基準を満たした上で、地方厚生局長等に届け出をする必要があります。届け出をしない場合、継続しているコロナ特例による点数を算定できますが、できるだけ上記の体制を整えるよう求められています。

　慢性疾患等を有する患者を対象にした医学管理料も、検査等を伴わない医学管理類について、オンライン診療の評価が設けられています。在宅医療の場合は、在宅時・施設入居時等医学総合管理料に「月2回以上の診療等のうち1回実施」と「月1回の診療等のうち、2カ月に1回に限り実施」の報酬区分が2022年度改定で新設されました。

距離要件や実施割合要件は撤廃、ただし指針の順守が必要

　COVID-19の流行以前は、オンライン診療の実施について、「日常的に通院または訪問による対面診療が可能な患者」を対象とする距離要件や、「オンライン診療の実施割合が全体の1割以下」という割合の要件が診療報酬で設けられていました。2022年度改定でこれらの要件は撤廃されましたが、指針では様々な条件が設定されています（表1）。

　指針上、オンライン診療は対面診療を適切に組み合わせて行うことが必須とされています。初診は原則、日ごろから直接の対面診療を重ねているなど、患者と直接的な関係が既に存在する医師（以下、かかりつけの医師）が行います。それ以外の医師が初診からオンライン診療をする場合、既往歴やアレルギー歴など医学的情報を診療録やPHR（Personal Health Record）[4]などで十分に把握でき、患者の症状と合わせて、医師が可能と判断する必要があります。またはオンラインによる診療前相談を通して、患者の医学的情報を確認できた場合でも実施することができます。

　オンライン診療後に対面診療が必要になった場合、かかりつけの医師か診療した医師が対応し、難しい場合も他の医療機関に紹介することが求められます。対象患者と処方の内容は、日本医学会連合が示す「オンライン診療の初診に適さない症状」「オンライン診療の初診での投与について十分な検討が必要な薬剤」に沿って医師が判断します。

※4　個人の健康や医療、介護に関する情報を、電子記録として本人や家族が把握するための仕組みのこと

今後の見通し

オンライン診療は、外来診療の選択肢の1つとして活用が進むと予想されます。一方で高齢の患者への対応のほか、触診や検査を実施できないなどオンライン診療には限界もあります。解決策として、訪問看護師が患者宅等に出向き、サポートをしながらオンライン診療を実施する「D to P with N」が広がることも期待されます。

図3

図3　電話・オンライン診療に関わる診療報酬のイメージ（点数は2024年度診療報酬改定前）

	オンライン診療の届け出を行っている医療機関	オンライン診療の届け出を行っていない医療機関	
受診歴のない患者、あるいは受診歴のあるかかりつけ患者[※1]の電話等を用いた初診	● 初診料（情報通信機器を用いた場合）（251点） ● 処方料（42点） ● 処方箋料（68点）	● 電話等を用いた初診料（214点） ● 処方料（42点） ● 処方箋料（68点）	事務連絡（2020年4月10日）による時限的・特例的な対応
かかりつけ患者の電話等を用いた再診（受診中の患者に新たに別の症状について診断・処方を行う場合）	● 再診料（情報通信機器を用いた場合）（73点）[※2] ● 処方料（42点） ● 処方箋料（68点）	● 電話等再診料（73点） ● 処方料（42点） ● 処方箋料（68点）	事務連絡（2020年4月10日）による時限的・特例的な対応
慢性疾患など定期受診患者に対する計画に基づいたオンライン診療	● 再診料（情報通信機器を用いた場合）（73点）[※2] ● 対象となる医学管理料等（情報通信機器を用いた場合）（76〜1070点） ● 処方料（42点） ● 処方箋料（68点）	● 電話等再診料（73点） ● 対象となる医学管理料等（147点） ● 処方料（42点） ● 処方箋料（68点）	事務連絡（2020年4月10日）による時限的・特例的な対応
在宅時医学総合管理料・施設入居時等医学総合管理料の算定対象で毎月訪問診療を行っている患者に訪問診療日以外の日にオンライン診療で医学管理をした場合	● 在宅時医学総合管理料・施設入居時等医学総合管理料の月2回以上診療、うち1回はオンラインもしくは月1回診療、2カ月に1回オンライン（330〜3029点）		

※1　現在受診中ではないが、新たに生じた症状に対して診療を行う場合
※2　200床以上の病院で再診患者を診た場合、外来診療料（情報通信機器を用いた場合）73点を算定する

第482回中央社会保険医療協議会総会（2021年7月7日）資料（総-3）「新型コロナウイルス感染症患者の増加に際しての電話等を用いた診療に対する診療報酬上の臨時的な取扱い」を基に編集部作成

表1　オンライン診療の適切な実施に関する指針の概要（一部要約）

項目	最低限順守すべき事項の例（一部抜粋）
医師ー患者関係／患者合意	・オンライン診療の実施について、医師と患者との間で合意がある場合に行う ・診療の都度、医師が医学的な観点から実施の可否を判断し、オンライン診療を行うことが適切でないと判断した場合は中止し、速やかに適切な対面診療につなげる
適用対象	・一般社団法人日本医学会連合「オンライン診療の初診に適さない症状」等を踏まえて医師が判断し、適さない場合には対面診療を実施。緊急性が高い症状は速やかに対面受診を促す ・初診からのオンライン診療は原則「かかりつけの医師」[※1]が行う。ただし医学的情報を把握でき、患者の症状と合わせて医師が可能と判断した場合も実施できる ・上記以外の場合で初診からのオンライン診療を行う場合は診療前相談を行う
診療計画	・医師はオンライン診療を行う前に、患者の心身の状態について、直接の対面診療で十分な医学的評価（診断等）を行い、「オンライン診療で行う具体的な診療内容」などの事項を含む「診療計画」を定め、2年間は保存する
医師の所在	・オンライン診療を行う医師は、医療機関に所属し、その所属を明らかにする ・患者の急病急変時に適切に対応するため、患者が速やかにアクセスできる医療機関において直接の対面診療を行える体制を整えておく
患者の所在	・患者がオンライン診療を受ける場所（医療提供施設または居宅等）は、対面診療と同程度に、清潔かつ安全でなければならない（「居宅等」とは養護老人ホームなど患者が療養生活を営める場所。ここでは患者の勤務職場等も「居宅等」に含まれる） ・プライバシーが保たれるよう、患者が物理的に外部から隔離される空間でオンライン診療が行われなければならない

※1　日ごろから直接の対面診療を重ねているなど、患者と直接的な関係が既に存在する医師

出典：厚生労働省「オンライン診療の適切な実施に関する指針」

訪問看護

POINT

● 訪問看護は医療保険と介護保険の両方に位置付けられるサービス

● 要介護認定者は介護保険による給付が優先される。ただし
「別表7」の患者や急性増悪した患者は医療保険で提供できる

　訪問看護は、看護師などが利用者の家や入居する施設に訪問し、診療の補助や療養上の世話などを行うサービスです。主治医の指示に従って、病状の観察・管理、清拭、褥瘡の処置やカテーテル管理、リハビリテーションなどを行います。

　訪問看護は医療保険・介護保険の両方に位置付けられているため、子どもから高齢者まで幅広い人がサービスの対象となり得ます（図1）。訪問看護にかかる費用は増加傾向にあり、特に近年は医療費が著しく伸びています（図2）。医療保険の訪問看護の対象となる、厚生労働省が指定する疾病等の対象者（後述）や精神疾患の患者、小児の利用者の増加が背景にあるとみられます[1]。

　訪問看護の提供主体には、訪問看護ステーションと医療機関（病院・診療所）があります。訪問看護ステーションとは、介護保険法に基づき、都道府県知事等の指定を受けて看護師または保健師が管理する事業所のことです。医療機関による訪問看護の場合、医療機関は介護保険法上の「みなし指定[2]」の訪問看護事業所として扱われます。介護保険の指定を受けた事業所は、医療保険の訪問看護も提供可能になります。

　訪問看護を提供する事業所は、介護報酬請求ベースで2023年10月審査分で1万5467カ所でした。このうち訪問看護ステーションが1万4231カ所である一方、医療機関は1206カ所と少数です（厚生労働省「介護給付費等実態統計月報」）。

介護保険の給付は原則医療保険に優先

　訪問看護を医療保険と介護保険のどちらで提供するかは、利用者が要介護認定されているか否かで分けられます。介護保険の給付は医療保険の給付に優先されるため、要介

※1　第493回中央社会保険医療協議会（2021年10月27日）資料（総-2）「医療保険の訪問看護における利用者数及び医療費増加の背景」

※2　介護保険法第71条第1項、第72条第1項に基づき、医療機関等について、その医療機関等で行われる居宅サービス事業者としての指定があったものとみなされること

図1　訪問看護の概要

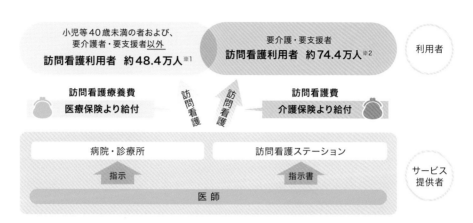

※1 訪問看護療養費実態調査（2023年6月審査分より推計）　※2 介護給付費等実態統計（2023年6月審査分）
第560回中央社会保険医療協議会総会（2023年10月20日）資料（総-2）「訪問看護の仕組み」を一部改変

図2　訪問看護にかかる医療費・介護給付費の推移

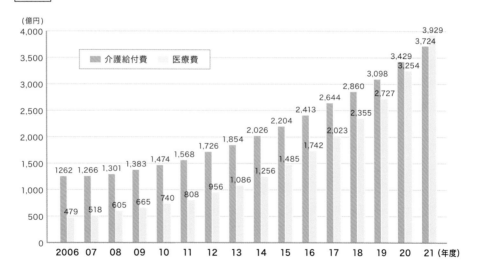

※医療費：健康保険、後期高齢者医療制度、公費負担医療、自費を含む
　介護給付費：訪問看護費、介護予防訪問看護費を含む

出典：「国民医療費の概況」（2006～2021年度）、「介護給付費実態調査」（2006～2021年度）

護認定者に対する訪問看護は、原則、介護保険が優先されます。

　ただし要介護認定者であっても特定の疾病や状態にある場合などは、医療保険の訪問看護の対象となります。具体的には、末期の悪性腫瘍など「厚生労働大臣が定める疾病等（『特掲診療料の施設基準等』別表第7に掲げる疾病等）」に該当する場合と、急性増悪などで頻回の訪問看護が必要と主治医が判断した場合（特別訪問看護指示書[※3]を交付した場合。指示書の有効期限は14日以内）には、医療保険による訪問看護が認められます（図3）。訪問看護が医療保険の給付となることで、要介護度に応じて設定された区分支給限度基準額（4-6参照）内で他の介護サービスを利用しやすくなります。

　整理すると、医療保険の訪問看護の対象となるのは、（1）40歳未満の者および40歳以上の要介護認定者でない者、（2）要介護認定者のうち、末期の悪性腫瘍など「別表第7」に該当する場合、（3）要介護認定者のうち、特別訪問看護指示期間——の3パターンになります。

　医療保険の訪問看護は、1週間の実施上限は3日までですが、別表第7に該当する場合はこの制限を受けません。特定施設や認知症高齢者グループホーム（7-4参照）に入居中の人へは、介護保険による訪問看護を提供できませんが、医療保険による訪問看護は提供できます。

理学療法士等の割合を抑えた機能強化型ステーション

　訪問看護ステーションには、保健師、助産師、看護師、准看護師（以下、看護職員）を常時換算で2.5人以上配置する必要があります。一方で、理学療法士、作業療法士、言語聴覚士（以下、理学療法士等）が訪問看護を提供することも可能です。近年、訪問看護ステーションの従事者のうち理学療法士等の占める割合が増加しています[※4]。

　医療保険では、24時間対応やターミナルケアなどに取り組む大規模なステーションを機能強化型訪問看護ステーション[※5]として報酬上高く評価しています。機能強化型ステーションの場合、「従事者のうち6割以上が看護職員」という要件が設けられています。理学療法士等の割合が高いステーションでは、重度者対応や看取り対応件数が少ないという実態を踏まえたもので、本来訪問看護に求められる機能を評価するという狙いがあります。近年の診療・介護報酬改定ではこのように、人員配置要件や報酬設定の面で看護職員と理学療法士等による提供を区別し、訪問看護の機能強化を進めています。

※3　患者の主治医が診療に基づき、急性増悪等により一時的に頻回（週4日以上）の訪問看護を行う必要性を認め、訪問看護ステーションに対して交付する指示書のこと

※4　第486回中央社会保険医療協議会（2021年8月25日）資料（総-1-2）「訪問看護ステーションにおける理学療法士等の状況」

※5　機能強化型訪問看護管理療養費を算定する訪問看護ステーションのこと

図3 「特掲診療料の施設基準等」別表第7に掲げる疾病等

① 末期の悪性腫瘍
② 多発性硬化症
③ 重症筋無力症
④ スモン
⑤ 筋萎縮性側索硬化症
⑥ 脊髄小脳変性症
⑦ ハンチントン病
⑧ 進行性筋ジストロフィー症
⑨ パーキンソン病関連疾患
　(a)進行性核上性麻痺
　(b)大脳皮質基底核変性症
　(c)パーキンソン病
　(ホーエン・ヤールの重症度分類Ⅲ度以上
　かつ生活機能障害度がⅡ度またはⅢ度)
⑩ 多系統萎縮症
　(a)線条体黒質変性症
　(b)オリーブ橋小脳萎縮症
　(c)シャイ・ドレーガー症候群
⑪ プリオン病
⑫ 亜急性硬化性全脳炎
⑬ ライソゾーム病
⑭ 副腎白質ジストロフィー
⑮ 脊髄性筋萎縮症
⑯ 球脊髄性筋萎縮症
⑰ 慢性炎症性脱髄性多発神経炎
⑱ 後天性免疫不全症候群
⑲ 頸髄損傷
⑳ 人工呼吸器を使用している状態

該当すると…

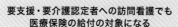

要支援・要介護認定者への訪問看護でも
医療保険の給付の対象になる

週4日以上、かつ1日に複数回の
訪問看護が可能になる

最多で3カ所の訪問看護ステーションが
訪問看護を実施できる

出典：厚生労働省告示第56号「特掲診療料の施設基準等」別表第7（2022年3月4日）

今後の見通し

在宅医療の需要が増加する中で、訪問看護の果たす役割は今後ますます重要になり、かつ看取りや24時間対応など高い機能を有する訪問看護ステーションが評価される流れが続くと見込まれます。近年では高齢者住宅に医療保険の訪問看護を組み合わせ、自宅に近い環境で看取りまで提供するビジネスモデルも登場しています。ただし訪問看護ステーションで働く看護師は全体の5%程度にとどまっており、就業人口を増やす観点からも大規模化による個人の労働負担の軽減や教育の充実、ICTの活用などが求められています。

医療を提供する施設と提供形態

入退院支援の重要性

POINT

● 地域包括ケアの推進に欠かせない入退院支援

● 2018年度診療報酬改定で入院前からの支援を評価する
入院時支援加算が新設

　地域包括ケアを進めるためには、多職種連携による入退院支援が欠かせません。在宅で生活をする人が病気やけがで入院しても、地域と病院をつなぐ適切な入退院支援があれば、退院後に再び住み慣れた地域で生活できるからです。さらに在院日数の適正化（短縮）を図ることができます。患者にとっても、早期の在宅復帰によりADL（日常生活動作）の低下を防ぐことができ、QOLの維持・向上が期待できます。

　入退院支援は大きく入院前、入院中、退院後の段階に分けられます（図1）。入院前には外来部門が、患者の服薬状況や利用していた介護・福祉サービス等の情報収集、入院に関する説明などを行います。こうした取り組みの評価として、2018年度診療報酬改定で入院時支援加算（後述する入退院支援加算の加算）が新設されました。患者側は準備した上で入院でき、病院側は患者の状況を事前に把握し、計画に基づいて円滑に治療を行えます。

　入院中は病棟の入退院支援・地域連携部門で、病棟の看護師や医療ソーシャルワーカー（MSW）[※1] が中心になって、緊急入院の患者や入退院を繰り返しているなど、特に退院が困難とみられる患者のスクリーニングを実施します。その上で患者や家族と、病状や退院後の生活の希望を踏まえた話し合いをしたり、医師やリハビリテーション職種、栄養士や薬剤師など多職種でのカンファレンス、退院支援計画の作成などを行います。こうした対応を評価する代表的な報酬としては、入退院支援加算があります。

　退院に向けては、退院後に必要となる介護・福祉サービスを確認して外部の居宅介護支援事業所と連携したり、退院後に医療を担う医療機関や訪問看護ステーションなど、地域の関係機関とカンファレンスを行うことも求められます。こうした情報共有や、療養上の生活指導を評価する報酬として介護支援等連携指導料や退院時共同指導料などがあります。各段階で患者の意思、退院に当たっての不安や退院先の希望、療養生活の希望などをくみ取る意思決定支援や、もしものときのために本人が望む医療・ケアについて話し合う「アドバンス・ケア・プランニング（ACP）」の取り組みが重要になります。

※1　医療機関で社会福祉の立場から患者や家族の相談支援業務や調整業務を担う職員のこと。多くは社会福祉士、精神保健福祉
　　士などの資格を取得している

| 図1 | 入退院支援の評価のイメージ |

【入院当日～入院中】

- 退院困難患者のスクリーニング
- 患者、家族との面談
- 病棟内でのカンファレンスの実施、退院支援計画書の作成 など
  ⇒入退院支援加算
- 地域連携診療計画に沿った治療について患者の同意を得た上で、同計画に基づいて患者ごとの診療計画を作成、交付する
  ⇒地域連携診療計画加算[※1]
- 退院後に介護サービス等が必要な患者についてケアマネジャーと連携
  ⇒介護支援等連携指導料

【退院前～退院当日】

- 在宅療養で必要な説明・指導を、患者等に対し、在宅療養を担う医療機関側（医師、看護職員以外の医療従事者が共同指導するのでも可）や訪問看護ステーションの看護師等と共同で実施
  ⇒退院時共同指導料2
- 退院後の治療計画など必要な情報を別の医療機関や介護老人保健施設、介護医療院等に添付して紹介
  ⇒診療情報提供料(I)
- 入院期間が1カ月を超えると見込まれる患者の円滑な退院のため患者宅等に訪問し、患者等に在宅療養上の指導を実施
  ⇒退院前訪問指導料

【退院直後】

- 退院後、必要な患者には患者宅や施設等に訪問して、患者や家族等に療養の指導を実施
  ⇒退院後訪問指導料

$$ \text{外来・在宅} \rightarrow \text{入院} \rightarrow \text{外来・在宅} $$

病棟

外来部門

【入院前～入院当日】

- 身体的・社会的・精神的背景を含めた患者情報の把握
- 入院前に利用していた介護サービス等の利用状況の確認
- 服薬中の薬剤の確認
- 栄養状態、褥瘡、退院困難な要因の有無等の評価
- 入院生活に関するオリエンテーション
- 看護や栄養管理等に係る療養支援の計画作成 など
  ⇒入院時支援加算1、2[※1]

≪退院困難患者の例≫

- 悪性腫瘍、認知症または誤嚥性肺炎等の急性呼吸器感染症のいずれか
- 緊急入院 ・生活困窮者
- 要介護認定が未申請
- 虐待を受けているまたはその疑いがある
- 入院前に比べADLが低下し、退院後の生活様式の再編が必要
- 排泄に介助を要する
- 同居者の有無にかかわらず、必要な養育または介護を十分に提供できる状況にない
- 退院後に医療処置が必要
- 入退院を繰り返している
- 家族に対する介助や介護等を日常的に行っている児童等 など

在宅療養を担う関係機関等

【退院前～退院当日】

入院中の患者について、退院後に在宅療養で必要な説明・指導を、入院医療機関側と、在宅療養を担う医療機関側（医師、看護職員以外の医療従事者が共同指導するのでも可）が共同で実施

⇒退院時共同指導料1

※1　入退院支援加算の算定患者に限る
厚生労働省「2018年度診療報酬改定の概要（医科1）その2」などを基に編集部作成

今後の見通し

2024年度同時改定では、医療・介護の連携を推進する観点から、入退院支援についても見直されました。例えば診療報酬の入退院支援加算の要件に、退院支援計画の内容にリハビリ・栄養管理・口腔管理などを含む退院に向けた療養支援の内容を盛り込むことを明記。介護でも訪問・通所リハビリで退院前カンファレンスへの参加を評価する加算を新設するなど、入退院支援を強化する方向です。

3章

医療機関の
経営状況と患者動向

医療機関の収益・費用の構造

POINT

● 病院では、医業・介護収益の5〜7割を入院診療収益が占める

● 医業・介護収益に対する給与費（人件費）率は
診療所が50%前後、病院が60%前後

　医療機関の収益は、①医業収益、②介護収益、③その他の医業・介護関連収益──の3つに大きく分けられます。医業収益には入院診療収益や特別の療養環境収益（差額ベッド）、外来診療収益、保健予防活動収益（各種の健康診断、人間ドック、予防接種など）など、介護収益には施設サービスにかかる収益、居宅サービスにかかる収益（短期入所療養介護を含む）などが含まれます。その他の医業・介護関連収益としては、受取利息・配当金や有価証券売却益、補助金などがあります。①の医業収益と②の介護収益を合わせた収益が、医療機関にとって広義の「本業による収益」となります。

　一方、医療機関が医療や介護サービスを提供するためにかけた給与費や医薬品費、給食用材料費、委託費、減価償却費、設備関係費などを医業・介護費用と呼びます。医業・介護収益と医業・介護費用の差（損益差額）が「本業による損益」となり、プラスであれば黒字、マイナスであれば赤字となります。

　中央社会保険医療協議会は2年に1回、診療報酬改定の基礎資料として医療機関の収益や費用などの状況を聞き取る「医療経済実態調査」を行っています。全国の病院、一般診療所、歯科診療所、調剤薬局から無作為に抽出した施設が調査対象となります。2022年に実施された第24回医療経済実態調査の医業・介護収益の構成比を医療機関の類型別・病床規模別に比較すると、一般病院では収益の5〜7割を入院診療収益が占めています（図1）。病床数の少ない病院は外来診療収益の割合が高く、病床数が多くなるにつれ入院診療収益の割合が高くなる傾向が見られます。

　図2は、医業・介護費用の構成比を医療機関の類型別・病床規模別に比較したデータです。一般診療所と病院で項目が一部異なる点には留意が必要ですが、医業・介護収益に対する給与費（人件費）率は診療所が50%前後、病院が60%前後で、病床数が多くなるにつれ人件費率が低くなる傾向が見られます。また、医業・介護収益を100%とした場合の医業・介護費用は、病院では病床規模にかかわらず100%を超えており、本業が赤字であることが分かります。

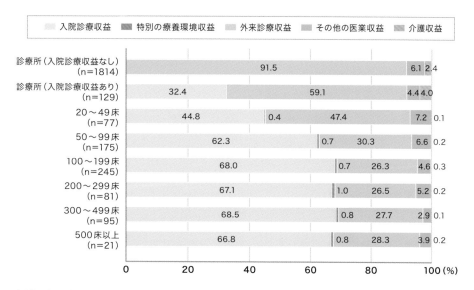

図1 医療機関の類型別・病床規模別の収益の構成比

凡例: 入院診療収益 / 特別の療養環境収益 / 外来診療収益 / その他の医業収益 / 介護収益

- 診療所（入院診療収益なし）(n=1814): 91.5 / 6.1 / 2.4
- 診療所（入院診療収益あり）(n=129): 32.4 / 59.1 / 4.4 / 4.0
- 20～49床 (n=77): 44.8 / 0.4 / 47.4 / 7.2 / 0.1
- 50～99床 (n=175): 62.3 / 0.7 / 30.3 / 6.6 / 0.2
- 100～199床 (n=245): 68.0 / 0.7 / 26.3 / 4.6 / 0.3
- 200～299床 (n=81): 67.1 / 1.0 / 26.5 / 5.2 / 0.2
- 300～499床 (n=95): 68.5 / 0.8 / 27.7 / 2.9 / 0.1
- 500床以上 (n=21): 66.8 / 0.8 / 28.3 / 3.9 / 0.2

病床数の少ない病院は外来診療収益の割合が高く、病床数が多くなるにつれて入院診療収益の割合が高くなる傾向が見られます

第567回中央社会保険医療協議会総会資料「第24回医療経済実態調査（医療機関等調査）報告」（2023年11月24日）を基に編集部作成。
病院は医業・介護収益に占める介護収益の割合が2％未満の施設のみが集計対象

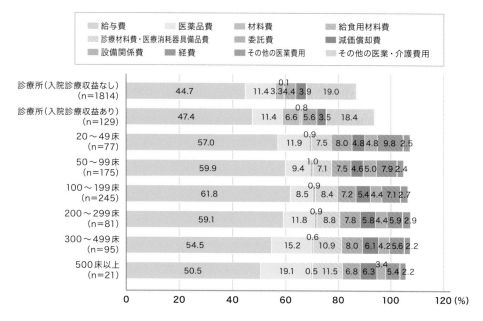

図2 医療機関の類型別・病床規模別の費用の構成比

凡例: 給与費 / 医薬品費 / 材料費 / 給食用材料費 / 診療材料費・医療消耗器具備品費 / 委託費 / 減価償却費 / 設備関係費 / 経費 / その他の医業費用 / その他の医業・介護費用

- 診療所（入院診療収益なし）(n=1814): 44.7 / 11.4 / 3.3 / 4.4 / 0.1 / 3.9 / 19.0
- 診療所（入院診療収益あり）(n=129): 47.4 / 11.4 / 6.6 / 5.6 / 0.8 / 3.5 / 18.4
- 20～49床 (n=77): 57.0 / 11.9 / 7.5 / 8.0 / 0.9 / 4.8 / 4.8 / 9.8 / 2.5
- 50～99床 (n=175): 59.9 / 9.4 / 7.1 / 7.5 / 1.0 / 4.6 / 5.0 / 7.9 / 2.4
- 100～199床 (n=245): 61.8 / 8.5 / 8.4 / 7.2 / 0.9 / 5.4 / 4.4 / 7.1 / 2.7
- 200～299床 (n=81): 59.1 / 11.8 / 8.8 / 7.8 / 0.9 / 5.8 / 4.4 / 5.9 / 2.9
- 300～499床 (n=95): 54.5 / 15.2 / 10.9 / 8.0 / 0.6 / 6.1 / 4.2 / 5.6 / 2.2
- 500床以上 (n=21): 50.5 / 19.1 / 0.5 / 11.5 / 6.8 / 6.3 / 3.4 / 5.4 / 2.2

収益に占める給与費（人件費）率は診療所が50％前後、病院が60％前後であることが見て取れます。病院では、病床数が多くなるにつれて医薬品費、診療材料費・医療消耗器具備品費の割合が高くなっています

第567回中央社会保険医療協議会総会資料「第24回医療経済実態調査（医療機関等調査）報告」（2023年11月24日）を基に編集部作成。
病院は医業・介護収益に占める介護収益の割合が2％未満の施設のみが集計対象

医療機関の経営状況

POINT

● 病院の半数以上が損益率マイナス、特に公立の赤字が目立つ
● 一般診療所は医療法人、個人いずれも損益率プラスが続く

　本項では、2023年に実施された第24回医療経済実態調査の結果を基に、医療機関の経営状況を見ていきます。なお、同調査は2022年3月末までに終了した直近2事業年度を調査対象としており、新型コロナウイルス感染症（COVID-19）の感染拡大の影響を受けている点に留意する必要があります。

　3-1で紹介した通り、一般病院では病床規模にかかわらず、医業・介護収益を100％とした場合の医業・介護費用が100％を超えており、本業が赤字でした。病院の経営状況を開設主体別に見てみると、開設主体によって損益率（損益差額を医業・介護収益で割った値）に大きな開きがあることが分かります（図1）。

　医療法人（民間病院）の損益率は前々年度−0.2％から前年度は−1.3％に低下したものの、COVID-19関連補助金を含めると＋3.3％の黒字でした。公的（日本赤十字社、社会福祉法人恩賜財団済生会など）やその他（社会福祉法人、社会医療法人、公益法人、会社など）も前々年度から前年度にかけて損益率が低下して赤字となったものの、COVID-19関連補助金を含めると黒字になりました。一方、公立（都道府県立、市町村立、地方独立行政法人立）の損益率は前々年度–19.6％、前年度は–19.9％と大幅なマイナスが続き、COVID-19関連補助金を含めても–7.1％の赤字でした。

国公立病院の95％以上が損益率マイナス

　図2は、病院ごとの損益率の分布を示したグラフです。国公立では、実に97.1％が損益率はマイナスで、中でも公立は–30％を下回る大幅な赤字である病院が最も多くなっています。損益率の中央値は–22.6％でした。国公立以外では、損益率「0％〜10％」が最も多く、「10％〜20％」の病院もありました。国公立以外でも57.8％は損益率がマイナスで、損益率の中央値は–1.3％でした。

　公立に赤字の病院が多い理由の1つに、公立病院は地域の民間病院では担うことができない高度急性期・急性期医療や不採算部門（救急、小児、周産期医療など）、民間病院の立地が困難なへき地などにおける医療を担っていることが挙げられます。こうした機能を

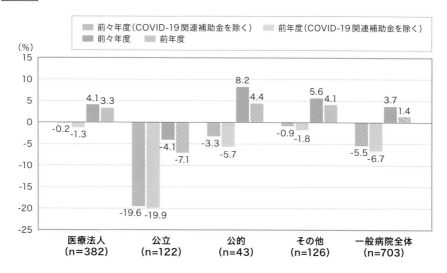

図1 病院の開設主体別の損益率

第567回中央社会保険医療協議会総会資料「第24回医療経済実態調査（医療機関等調査）報告」（2023年11月24日）を基に編集部作成。「その他」には社会福祉法人、社会医療法人、公益法人、会社など、「一般病院全体」には、図中の開設主体に加えて国立、社会保険関係法人、個人が含まれる

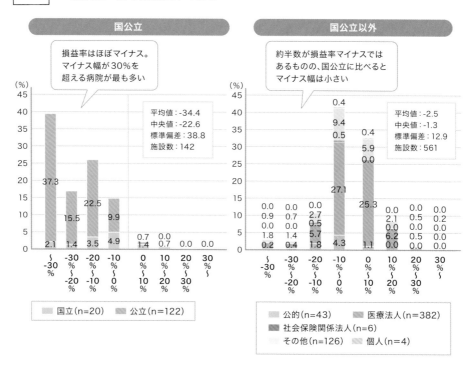

図2 一般病院の前年度損益率の分布

第567回中央社会保険医療協議会総会資料「第24回医療経済実態調査（医療機関等調査）報告」（2023年11月24日）を基に編集部作成

担うことは政策的にも重要であるため、公立病院が役割を果たすためにやむを得ず不採算となる部分については、自治体の一般会計からの負担金などにより補填することが法的に認められています。

　他方、公立病院はほかの病院に比べて"高コスト体質"であることも指摘されています。例えば、医業・介護収益に対する委託費率は医療法人が5.8%、その他が6.3%であるのに対し、公立では10.6%に上っています。医師以外の職種の給与も高い傾向にあり、常勤看護職員の平均年収は医療法人が463万3380円であるのに対し、公立は573万2481円でした。

療養病床は急性期病床に比べて損益率が高い傾向

　ここからは、国公立病院を除いた病院の入院基本料別の損益率を見ていきます。全ての入院基本料で前々年度から前年度にかけて損益率が低下しました（図3）。急性期一般入院料の損益率は、入院料1が前々年度－5.4%、前年度は－6.6%とCOVID-19の影響を大きく受けていますが、補助金を含めると入院料1は前々年度＋5.7%、前年度＋2.5%の黒字になっています。ただし入院料4～7は補助金を含めても前々年度＋0.1%、前年度－0.8%と、損益率は低い傾向です。一方、療養病棟入院基本料1の損益率はCOVID-19関連補助金を除くと前々年度＋0.4%、前年度－0.6%で、補助金を含めると＋4%台の黒字となります。COVID-19関連補助金は2024年3月末で終了したため、今後、医療機関の経営はさらに悪化する可能性もあります。

　入院診療単価の低い療養病棟入院基本料の損益率が高い理由として、療養病床の稼働率の高さと運営コストの低さが挙げられます。急性期病床では近年、地域包括ケアシステムの目指す「時々入院、ほぼ在宅」を実現するために早期から在宅復帰に取り組むことが求められています。療養病床も医療必要度の低い患者を在宅や介護施設などに復帰させ、医療必要度の高い患者の診療にシフトするよう促されてはいるものの、急性期病床に比べると病床利用率への影響は小さく、医業収益を確保しやすい状況です。さらに、療養病床では高額な医薬品や医療機器などを使用する機会が少ないため、医薬品費や診療材料費・医療消耗器具備品費などの医業費用を抑えることができます。

診療所の損益率は前々年度に比べて悪化も黒字が続く

　一般診療所の損益率は、医療法人、個人、全体のいずれも前々年度から前年度にかけて低下したものの、入院診療収益の有無にかかわらず黒字でした（図4）。COVID-19流行下では都道府県から「診療・検査医療機関（発熱外来）」の指定を受けた医療機関に診療体制確保に対する補助金が交付されましたが、指定の有無で比較すると、指定を受けた診療所の方が損益率は低くなっていました。

　開設主体別に見ると個人立の診療所で損益率が特に高くなっています。ただし、個人立の損益差額には開設者の報酬や建物、設備の改善を行うための内部資金などが含まれているため、医療法人などと単純には比較できない点に留意する必要があります。

図3 入院基本料別の損益率（国公立を除く）

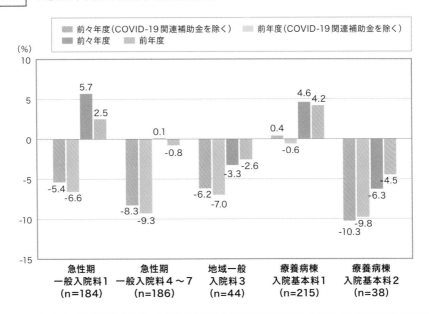

凡例：
- 前々年度（COVID-19関連補助金を除く）
- 前年度（COVID-19関連補助金を除く）
- 前々年度
- 前年度

	前々年度（補助金除く）	前年度（補助金除く）	前々年度	前年度
急性期一般入院料1（n=184）	-5.4	-6.6	5.7	2.5
急性期一般入院料4〜7（n=186）	-8.3	-9.3	0.1	-0.8
地域一般入院料3（n=44）	-6.2	-7.0	-3.3	-2.6
療養病棟入院基本料1（n=215）	0.4	-0.6	4.6	4.2
療養病棟入院基本料2（n=38）	-10.3	-9.8	-6.3	-4.5

第567回中央社会保険医療協議会総会資料「第24回医療経済実態調査（医療機関等調査）報告」（2023年11月24日）を基に編集部作成

図4 診療所の開設主体別の損益率

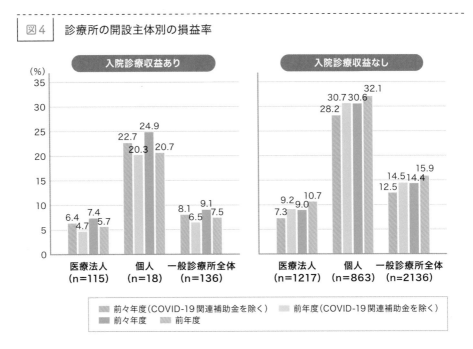

入院診療収益あり

	前々年度（補助金除く）	前年度（補助金除く）	前々年度	前年度
医療法人（n=115）	6.4	4.7	7.4	5.7
個人（n=18）	22.7	20.3	24.9	20.7
一般診療所全体（n=136）	8.1	6.5	9.1	7.5

入院診療収益なし

	前々年度（補助金除く）	前年度（補助金除く）	前々年度	前年度
医療法人（n=1217）	7.3	9.2	9.0	10.7
個人（n=863）	28.2	30.7	30.6	32.1
一般診療所全体（n=2136）	12.5	14.5	14.4	15.9

凡例：
- 前々年度（COVID-19関連補助金を除く）
- 前年度（COVID-19関連補助金を除く）
- 前々年度
- 前年度

第567回中央社会保険医療協議会総会資料「第24回医療経済実態調査（医療機関等調査）報告」（2023年11月24日）を基に編集部作成。
個人、全体には青色申告者を含む

入院患者数と需要の推移

POINT

● 人口減少のフェーズに入っても入院医療のニーズは高まる見通し

● 74歳以下と75歳以上では入院理由となる主傷病が異なる

　厚生労働省は病院、診療所を利用する患者の属性や入院・来院時の状況、傷病名などの実態を明らかにして医療行政の基礎資料を作るため、3年に1回、「患者調査」を行っています。2020年の患者調査によると、調査日当日に入院医療を受けていた推計入院患者数は121万1000人でした（図1）。推計入院患者数は2008年以降、前回調査比で減り続けていましたが、2017年から2020年にかけては7.7%減と過去にない下落幅で減少し、約40年ぶりに130万人を下回りました。調査時期は新型コロナウイルス感染症（COVID-19）の第3波直前で患者が増え始めた頃と重なるため、受診控えや緊急性の低い手術を見合わせたことなどが影響したとみられます。

　入院患者の年齢階級別の内訳を見ると、人口構成の変化に伴い高齢患者の割合が増えていることが分かります。入院患者が過去最多だった1990年は20～64歳が48.4%と全体の半数近くを占めた一方、75歳以上の割合は28.6%でした。2020年には20～64歳は22.8%まで減り、75歳以上の割合が54.8%と半数以上を占めました。

受療率に基づく推計では入院患者数のピークは2040年

　患者調査では、推計患者数を人口10万人対で表した受療率のデータも示しています。年齢階級別の入院医療の受療率を見ると、年齢が上がるにつれて受療率が上昇していくことが分かります（図2）。日本の総人口は2008年をピークに減少に転じていますが、65歳／75歳以上の割合は2050年まで増え続ける見通しのため、入院医療のニーズも高まっていくと考えられます。

　図3は、2020年時点の入院医療の受療率と地域別将来推計人口を掛け合わせ、将来の入院患者数を推計したグラフです。2035年以降は人口減少が加速することが見込まれていますが、人口構成の変化に伴い総人口が減っても入院患者数は増え続け、2040年ごろピークを迎える見通しです。

図1　年齢階級別推計入院患者数の推移

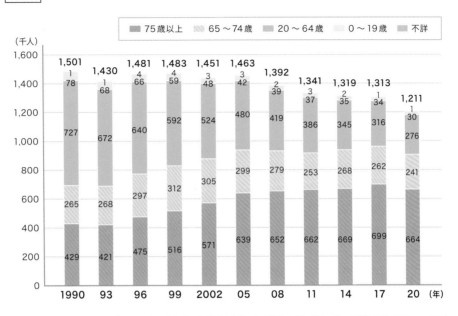

凡例：■ 75歳以上　▨ 65〜74歳　■ 20〜64歳　□ 0〜19歳　■ 不詳

厚生労働省「2020年患者調査（全国編・報告書）第2表 推計患者数の年次推移，入院-外来×性・年齢階級別（1984〜1996年、1999〜2020年）」を基に編集部作成。2011年は宮城県の石巻医療圏、気仙沼医療圏、福島県を除いた数値

図2　年齢階級別の入院医療の受療率

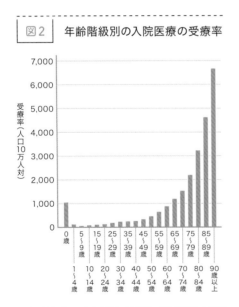

厚生労働省「2020年患者調査（全国編・報告書）第4表 受療率（人口10万対）の年次推移，入院-外来×性・年齢階級別（1999〜2020年）」を基に編集部作成

図3　入院患者数の将来推計

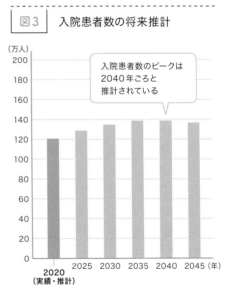

入院患者数のピークは2040年ごろと推計されている

厚生労働省「2020年患者調査（全国編・報告書）第4表 受療率（人口10万対）の年次推移，入院-外来×性・年齢階級別（1999〜2020年）」、国立社会保障・人口問題研究所「日本の地域別将来推計人口（2018年推計）」を基に編集部作成

病院の病床利用率、平均在院日数は緩やかに低下・短縮傾向

　機械的な推計では、入院医療のニーズは今後も高まり、患者数も増える見通しですが、実際には病院の一般病床、療養病床の病床利用率、平均在院日数は緩やかに低下・短縮しています（図4）。背景には、「入院医療は医療必要度の高い患者に集中的に提供し、医療の必要度が低くなった患者は早期に住み慣れた地域に帰す」という国の政策方針があるといえるでしょう。

　2000年の第4次医療法改正で病床区分が見直され、それまで急性期や慢性期の患者が混在していた「その他病床」が現在の一般病床と療養病床に区分されました。その後、これらの病床で算定する入院基本料の再編に伴い、主に急性期医療を担う一般病棟には一般病棟用の「重要度、医療・看護必要度」、慢性期医療を担う療養病棟には「医療区分」の指標が導入されました。各病床において、これらの指標で基準を満たす病態・状態の患者を一定の割合で受け入れることが要件化されたことで、真に入院医療を必要とする患者の絞り込みが進みました。一般病棟では平均在院日数や在宅復帰率などの要件が設けられたことで、早期の在宅復帰に向けた取り組みも広がりつつあります。結果的に、入院医療ニーズが高まっても病床利用率は低下し、平均在院日数も短縮しているわけです。

75歳以上の入院で多いのは「脳梗塞」「アルツハイマー病」

　入院理由となる主傷病を見ると、0〜19歳、20〜74歳、75歳以上で傾向が異なることが分かります（表1）。0〜19歳で最も多いのは「周産期に発生した病態」で、その内訳（傷病小分類）で多いのは「妊娠期間および胎児発育に関連する障害」でした。もっとも、0〜19歳はほかの年齢階級に比べて入院患者数自体が少ないです。

　20〜64歳と65〜74歳は、上位5位の傷病分類が同じでした。最も多い「精神および行動の障害」の内訳では「統合失調症、統合失調症型障害および妄想性障害」が7割近くを占め、そのほかには「気分（感情）障害（躁うつ病を含む）」「アルコール使用（飲酒）による精神および行動の障害」が多いです。2番目に多い「新生物（腫瘍）」は、20〜64歳は「気管、気管支および肺の悪性新生物」「乳房の悪性新生物」「白血病」「結腸の悪性新生物」、65〜74歳では「気管、気管支および肺の悪性新生物」「結腸の悪性新生物」「胃の悪性新生物」「非ホジキンリンパ腫」が多いです。

　75歳以上は「循環器系の疾患」が最も多く、その内訳で多いのは「脳梗塞」「心不全」「脳内出血」でした。「損傷、中毒およびその他の外因の影響」で多いのは「大腿骨の骨折」「頚部、胸部および骨盤の骨折（脊椎を含む）」でした。個別の傷病小分類では、「アルツハイマー病」「統合失調症、統合失調症型障害および妄想性障害」「血管性および詳細不明の認知症」「肺炎」なども上位に入っていました。

　入院医療のニーズは今後も高まっていく見通しですが、主に増えるのは75歳以上の入院です。必要とされる医療の内容は年齢階級によって大きく異なるため、地域の人口構成を見ながら、提供する医療機能を検討する必要があるでしょう。

図4　一般病床と療養病床の病床利用率、平均在院日数の推移

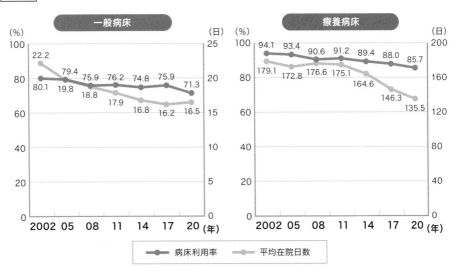

「2020年病院報告（全国編・年次推移）第7表 病床利用率, 病院-病院の種類・年次別、第8表 平均在院日数, 病床-病院の種類・年次別」を基に編集部作成。2002年は経過的旧療養型病床群・その他病床を含む数値

表1　年齢階級別の推計入院患者数の多い傷病分類（カッコ内は推計患者数[千人]）

	総数	0〜19歳	20〜64歳	65〜74歳	75歳以上
1	精神および行動の障害（236.6）	周産期に発生した病態（5.9）	精神および行動の障害（99.5）	精神および行動の障害（63.7）	循環器系の疾患（137.3）
2	循環器系の疾患（198.2）	精神および行動の障害（3.3）	新生物（腫瘍）（29.9）	新生物（腫瘍）（36.9）	損傷、中毒およびその他の外因の影響（92.3）
3	損傷、中毒およびその他の外因の影響（134.5）	先天奇形、変形および染色体異常（3.2）	循環器系の疾患（24.4）	循環器系の疾患（35.5）	神経系の疾患（77.7）
4	新生物（腫瘍）（126.7）	神経系の疾患（3.1）	神経系の疾患（24.3）	神経系の疾患（20.5）	精神および行動の障害（69.8）
5	神経系の疾患（125.8）	損傷、中毒およびその他の外因の影響（2.5）	損傷、中毒およびその他の外因の影響（19.5）	損傷、中毒およびその他の外因の影響（19.8）	新生物（腫瘍）（58.2）
6	呼吸器系の疾患（74.9）	呼吸器系の疾患（2.2）	消化器系の疾患（14.5）	筋骨格系および結合組織の疾患（16.3）	呼吸器系の疾患（58.1）
7	筋骨格系および結合組織の疾患（74.3）	新生物（腫瘍）（1.8）	妊娠、分娩および産じょく（14.3）	消化器系の疾患（11.9）	筋骨格系および結合組織の疾患（43.7）
8	消化器系の疾患（60.5）	消化器系の疾患（1.2）	筋骨格系および結合組織の疾患（13.4）	腎尿路生殖器系の疾患（9.8）	腎尿路生殖器系の疾患（33.3）

厚生労働省「2020年患者調査（全国編・報告書）第11表 推計入院患者数, 性・年齢階級（5歳）×傷病小分類別」を基に編集部作成

外来患者数と需要の推移

● COVID-19感染拡大の影響で小児科、耳鼻咽喉科は患者が大幅減
● 外来患者数のピークは2025年、既に減少に転じている地域も

　2020年の患者調査によると、調査日当日に病院、診療所（歯科診療所を含む）で外来医療（在宅医療を含む）を受けていた推計外来患者数は713万8000人でした（図1）。推計外来患者数は2011年以降、前回調査比で微減〜横ばい傾向が続いています。

　外来患者の年齢階級別の内訳を見ると、入院患者と同様、外来患者に占める高齢患者の割合も増えていることが分かります。1990年は20〜64歳が53.8％と最も多く、75歳以上の割合は12.8％でした。それが2020年には20〜64歳が37.3％に減った一方、75歳以上の割合は29.1％まで増えました。

65歳以上の外来で多いのは「高血圧症」「脊椎障害（脊椎症）」

　外来で治療や検査を受けている主傷病を見ると、0〜19歳、20〜64歳と65歳以上で傾向が異なることが分かります（表1）。0〜19歳は「呼吸器系の疾患」が最も多く、その内訳（傷病小分類）で多いのは「アレルギー性鼻炎」「喘息」「急性気管支炎」でした。「皮膚および皮下組織の疾患」で多いのは、「アトピー性皮膚炎」「ざ瘡（にきび）」でした。

　20〜64歳で最も患者が多く、ほかの年齢階級でも上位に入っている「健康状態に影響を及ぼす要因および保健サービスの利用」は、「予防接種」によるものです。2番目に多い「筋骨格系および結合組織の疾患」の内訳では「脊椎障害（脊椎症を含む）」「関節症」「椎間板障害」、3番目に多い「精神および行動の障害」の内訳では「気分（感情）障害（躁うつ病を含む）」「神経症性障害、ストレス関連障害および身体表現性障害」「統合失調症、統合失調症型障害および妄想性障害」が多いです。個別の傷病小分類では、「本態性（原発性）高血圧（症）」も上位に入っていました。

　65〜74歳と75歳以上は、順番が多少異なるものの、上位の傷病分類はほぼ同じでした。「筋骨格系および結合組織の疾患」の内訳で多いのは「脊椎障害（脊椎症を含む）」「関節症」「肩の障害（損傷）」でした。75歳以上では、「骨粗しょう症」も多いです。「循環器系の疾患」の内訳では「本態性（原発性）高血圧（症）」「脳梗塞」「不整脈および伝導障害」が多いです。個別の傷病小分類では「脂質異常症」「2型糖尿病」も上位に入っていました。

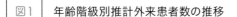

| 図1 | 年齢階級別推計外来患者数の推移 |

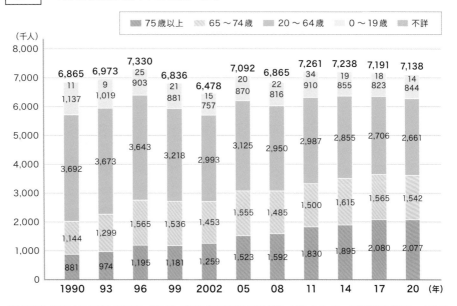

凡例: ■ 75歳以上 ▨ 65～74歳 ▨ 20～64歳 □ 0～19歳 ▨ 不詳

（千人）

年	合計	不詳	0～19歳	20～64歳	65～74歳	75歳以上
1990	6,865	11	1,137	3,692	1,144	881
93	6,973	9	1,019	3,673	1,299	974
96	7,330	25	903	3,643	1,565	1,195
99	6,836	21	881	3,218	1,536	1,181
2002	6,478	15	757	2,993	1,453	1,259
05	7,092	20	870	3,125	1,555	1,523
08	6,865	22	816	2,950	1,485	1,592
11	7,261	34	910	2,987	1,500	1,830
14	7,238	19	855	2,855	1,615	1,895
17	7,191	18	823	2,706	1,565	2,080
20	7,138	14	844	2,661	1,542	2,077

厚生労働省「2020年患者調査（全国編・報告書）第2表 推計患者数の年次推移，入院 - 外来×性・年齢階級別（1984～1996年、1999～2020年）」を基に編集部作成。2011年は宮城県の石巻医療圏、気仙沼医療圏、福島県を除いた数値

| 表1 | 年齢階級別の推計外来患者数の多い傷病分類（カッコ内は推計患者数[千人]） |

	総数	0～19歳	20～64歳	65～74歳	75歳以上
1	筋骨格系および結合組織の疾患（906.0）	呼吸器系の疾患（226.9）	健康状態に影響を及ぼす要因および保健サービスの利用（269.5）	筋骨格系および結合組織の疾患（234.4）	循環器系の疾患（413.6）
2	循環器系の疾患（822.8）	健康状態に影響を及ぼす要因および保健サービスの利用（173.6）	筋骨格系および結合組織の疾患（258.4）	循環器系の疾患（232.3）	筋骨格系および結合組織の疾患（392.0）
3	健康状態に影響を及ぼす要因および保健サービスの利用（755.1）	皮膚および皮下組織の疾患（77.5）	精神および行動の障害（173.1）	健康状態に影響を及ぼす要因および保健サービスの利用（159.9）	健康状態に影響を及ぼす要因および保健サービスの利用（149.7）
4	呼吸器系の疾患（468.1）	損傷、中毒およびその他の外因の影響（50.9）	循環器系の疾患（169.9）	内分泌、栄養および代謝疾患（134.5）	内分泌、栄養および代謝疾患（141.8）
5	内分泌、栄養および代謝疾患（433.1）	眼および付属器の疾患（32.6）	内分泌、栄養および代謝疾患（151.2）	眼および付属器の疾患（72.7）	眼および付属器の疾患（105.5）
6	皮膚および皮下組織の疾患（311.6）	感染症および寄生虫症（28.9）	呼吸器系の疾患（147.5）	腎尿路生殖器系の疾患（68.9）	腎尿路生殖器系の疾患（87.8）
7	腎尿路生殖器系の疾患（304.3）	精神および行動の障害（27.4）	皮膚および皮下組織の疾患（145.4）	新生物（腫瘍）（67.9）	新生物（腫瘍）（78.8）
8	眼および付属器の疾患（298.9）	耳および乳様突起の疾患（26.5）	腎尿路生殖器系の疾患（141.9）	消化器系の疾患（57.4）	神経系の疾患（72.8）

厚生労働省「2020年患者調査（全国編・報告書）第12表 推計外来患者数，性・年齢階級（5歳）×傷病小分類別」を基に編集部作成。歯科系の傷病小分類（う蝕、歯肉炎および歯周疾患、その他の歯および歯の支持組織の障害、歯科診療所の外因による損傷、歯の補てつ）を除外して集計した

医療機関の経営状況と患者動向

2020年度のレセプト件数は精神科、心療内科を除き減少

　2020年の患者調査での推計外来患者数は、2017年に比べて減ったものの、推計入院患者数ほどは減っていませんでした（3-3参照）。これは調査時期が2020年10月だったためで、実際には2020年春から夏にかけて多くの医療機関で新型コロナウイルス感染症（COVID-19）の感染拡大による受診控えが発生し、2020年通年では外来患者数は大幅に減少しました。厚生労働省が医療機関のレセプト（医療保険・公費負担医療分）を分析したところ、医科診療所のレセプト件数（1カ月当たりの実患者数に相当）は2019年度から2020年度にかけて精神科、心療内科を除いて減少しました（表2）。不要不急の外出を控えるよう求められた結果、症状が軽ければ受診しないなど患者の受診動向が変わったり、マスク着用や手指消毒などが浸透して、かぜやインフルエンザなどCOVID-19以外の感染症が減ったことなどが影響したとみられます。

　特に小児科、耳鼻咽喉科のレセプト件数は前年度比で20％以上減っていました。耳鼻咽喉科のレセプト件数は2021年度も2019年度比で83.9％にとどまっており、COVID-19流行前の水準まで患者が戻ってきていないことがうかがえます。

　1日当たり医療費（医療費の総額を受診延べ日数で割った値）は、2019年度から2020年度にかけて多くの診療科で増えました。これは主として受診延べ日数が減ったためで、患者の受診回数が減り、受診間隔が延びていることがうかがえます。日経ヘルスケアが日経メディカル Onlineの医師会員を対象に2020年8月に行った調査では、COVID-19の影響を踏まえて集患や増収のために何らかの取り組みを行った医師が58％に上り、「必要だが頻度の低かった血液検査、画像診断などの実施を増やした」という回答もありました。個別の医療機関での、こうした診療行為の見直しが影響した可能性もありそうです。

外来患者数のピークは2025年、その後は緩やかに減少

　患者調査での人口10万人対で表した年齢階級別の外来医療の受療率を見ると、入院医療と異なり、85歳以上では低下しています（図2）。これは、加齢に伴い通院困難な患者が増えるためと推測できます。

　2020年時点の外来医療の受療率と地域別将来推計人口を掛け合わせて将来の外来患者数を推計すると、外来患者数は2025年にはピークを迎え、その後は緩やかに減少していきます（図3）。この推計は地域差を考慮しておらず、人口が増えている都市部では今後も外来患者は増える見込みのため、地方では既に外来患者が減少に転じていたり、これから都市部の伸びを上回るペースで減っていくと考えられます。ニーズの低下や、年齢階級によって受診理由の傾向が異なることを理解した上で、今後の外来医療の戦略を考えていく必要があるでしょう。

| 表2 | 医科診療所の診療科別レセプト件数・1日当たり医療費の推移 |

	レセプト件数 (件)					伸び率 (%)				
	2017 (年度)	2018	2019	2020	2021	2017 (年度)	2018	2019	2020	2021
内科	32,148	32,325	32,166	29,268	30,986	0.9%	0.6%	-0.5%	-9.0%	5.9%
整形外科	7,682	7,814	7,890	7,526	7,991	2.6%	1.7%	1.0%	-4.6%	6.2%
眼科	8,648	8,673	8,565	7,955	8,145	0.8%	0.3%	-1.2%	-7.1%	2.4%
耳鼻咽喉科	6,149	6,294	6,152	4,853	5,162	2.5%	2.4%	-2.3%	-21.1%	6.4%
外科	2,860	2,758	2,681	2,297	2,220	-3.9%	-3.6%	-2.8%	-14.3%	-3.4%
小児科	4,190	4,148	4,098	3,007	3,608	-0.7%	-1.0%	-1.2%	-26.6%	20.0%
皮膚科	6,364	6,444	6,576	6,525	6,518	2.0%	1.3%	2.0%	-0.8%	-0.1%
精神科	1,643	1,701	1,759	1,795	1,909	2.7%	3.5%	3.4%	2.1%	6.3%
循環器科	825	811	805	764	790	0.3%	-1.7%	-0.7%	-5.2%	3.4%
胃腸科	773	765	745	697	724	-3.9%	-1.1%	-2.5%	-6.5%	3.8%
心療内科	796	865	940	997	1,097	8.5%	8.6%	8.7%	6.1%	10.0%
消化器科	640	621	620	589	645	-1.4%	-2.9%	-0.1%	-5.0%	9.4%

	1日当たり医療費 (円)					伸び率 (%)				
	2017 (年度)	2018	2019	2020	2021	2017 (年度)	2018	2019	2020	2021
内科	8,595	8,660	8,839	9,416	9,655	1.5%	0.8%	2.1%	6.5%	2.5%
整形外科	4,263	4,312	4,418	4,576	4,603	2.2%	1.1%	2.5%	3.6%	0.6%
眼科	7,537	7,735	8,010	8,346	8,564	2.4%	2.6%	3.6%	4.2%	2.6%
耳鼻咽喉科	4,423	4,489	4,573	4,871	5,243	1.9%	1.5%	1.9%	6.5%	7.6%
外科	7,129	7,203	7,416	7,746	8,015	2.1%	1.0%	3.0%	4.5%	3.5%
小児科	5,372	5,438	5,561	6,313	7,257	1.5%	1.2%	2.3%	13.5%	15.0%
皮膚科	3,906	3,905	3,931	3,935	3,996	-0.2%	0.0%	0.7%	0.1%	1.5%
精神科	6,350	6,345	6,336	6,319	6,334	1.2%	-0.1%	-0.1%	-0.3%	0.2%
循環器科	9,495	9,685	9,850	10,201	10,145	2.7%	2.0%	1.7%	3.6%	-0.6%
胃腸科	7,503	7,517	7,621	7,810	7,921	1.0%	0.2%	1.4%	2.5%	1.4%
心療内科	5,940	5,966	5,982	5,975	6,030	0.0%	0.4%	0.3%	-0.1%	0.9%
消化器科	7,950	8,005	8,170	8,560	8,724	0.0%	0.7%	2.1%	4.8%	1.9%

厚生労働省保険局調査課「2021年度医科診療所の主たる診療科別の医療費等の状況」(2023年1月) のうち、施設数の多い診療科を抜粋

| 図2 | 年齢階級別の外来医療の受療率 |

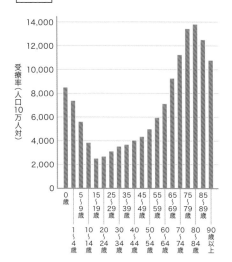

厚生労働省「2020年患者調査 (全国編・報告書) 第4表 受療率 (人口10万対) の年次推移, 入院 - 外来×性・年齢階級別 (1999～2020年)」を基に編集部作成

| 図3 | 外来患者数の将来推計 |

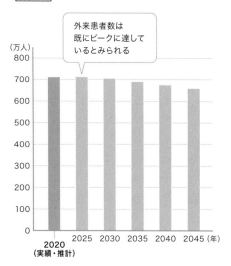

厚生労働省「2020年患者調査 (全国編・報告書) 第4表 受療率 (人口10万対) の年次推移, 入院 - 外来×性・年齢階級別 (1999～2020年)」、国立社会保障・人口問題研究所「日本の地域別将来推計人口 (2018年推計)」を基に編集部作成

在宅患者数と需要の推移

POINT

● 国民医療費に占める在宅医療・訪問看護の
医療費の割合は年々上昇

● 在宅患者はピーク時までに40万人以上増える見込み

厚生労働省の「社会医療診療行為別統計」によると、2022年6月審査分レセプトで在宅患者訪問診療料（主治医による診療）を月1回以上算定されていた患者は94万6994人に上りました（2-10参照）。このことから、日本の在宅患者は約95万人と推計できます。

在宅患者数の増加に伴い、在宅医療の医療費も伸びています。社会医療診療行為別統計と国民医療費（医科診療医療費）を基に推計した2021年の在宅医療費は1兆3270億円でした（図1）。訪問看護ステーションによる医療保険の訪問看護の費用である訪問看護医療費は3929億円で、国民医療費に占めるこれらの医療費の割合も上昇しており、徐々に在宅医療・訪問看護の利用率が高くなっていることがうかがえます。

年齢階級別の在宅患者数の内訳を見ると、74歳以下の患者は11.5%にとどまり、75歳以上が88.5%と約9割を占めました（図2）。65歳以上まで広げると95.3%となり、在宅患者のほとんどが65歳以上の高齢者であることが分かります。

在宅患者が増えている要因として、在宅医療を希望する患者が一定程度いること、加齢により通院困難な患者が増えていること、国の政策方針の下、医療の必要度が低くなった患者の退院が早期化していること——などが挙げられます。厚労省が2017年度に実施した意識調査では、末期がんと診断されて回復の見込みなくおよそ1年以内に死に至る場合、一般国民の約半数が自宅で医療・療養を受けることを希望しました。このうち約7割は自宅で最期を迎えたいと回答しました。また、外来医療の受療率は85歳を境に低下しており、在宅医療がこの受け皿になっていると推測できます（3-4参照）。

年齢階級別の在宅医療の受療率は65歳以上が2.5%、75歳以上が4.4%でした。この受療率と地域別将来推計人口を掛け合わせて将来の在宅患者数を推計すると、2025年には100万人を超え、ピークとなる2040年ごろには140万人近くになる見通しです（図3）。推計には2021年の受療率を用いましたが、実際には在宅医療の受療率は手掛ける医療機関の増加に伴い年々上昇しているため、将来の患者数はさらに上振れする可能性があります。

在宅医療は、かかりつけ医機能を構成する機能の1つとされています（TREND4参照）。外来医療のニーズが頭打ちとなる中、外来医療を中心に手掛けている医療機関にとっては、在宅医療の機能も重要になっていきそうです。

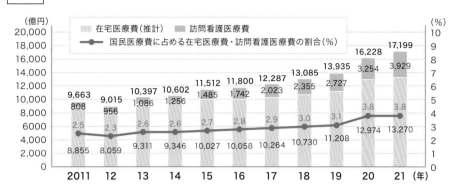

図1　在宅医療費と訪問看護医療費の年次推移

厚生労働省「社会医療診療行為別統計（2014年以前は社会医療診療行為別調査）旧報告書1 診療行為・調剤行為の状況 第1表 医科診療（総数）」「国民医療費 第7表 国民医療費・構成割合，年次・診療種類別」を基に編集部作成。診療報酬総点数に占める在宅医療点数の割合を、国民医療費の医科診療医療費（病院、一般診療所による医科診療にかかる医療費）に乗じて算出した

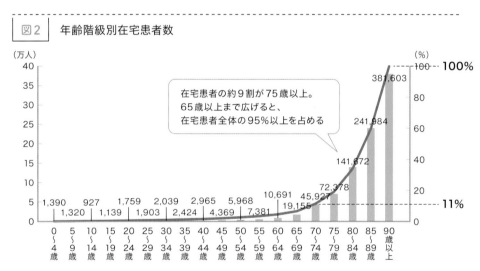

図2　年齢階級別在宅患者数

在宅患者の約9割が75歳以上。
65歳以上まで広げると、
在宅患者全体の95%以上を占める

厚生労働省「2022年社会医療診療行為別統計 診療行為の状況 第3表 医科診療（入院外）」を基に編集部作成

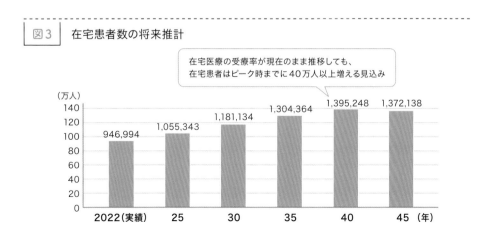

図3　在宅患者数の将来推計

在宅医療の受療率が現在のまま推移しても、
在宅患者はピーク時までに40万人以上増える見込み

厚生労働省「2022年社会医療診療行為別統計 診療行為の状況 第3表 医科診療（入院外）」、総務省統計局「各月1日現在人口（2022年3月確定値）」、国立社会保障・人口問題研究所「日本の地域別将来推計人口（2018年推計）」を基に編集部作成

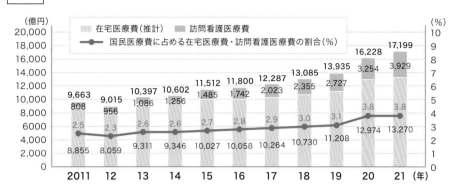

医療機関の経営状況と患者動向

131

4章

介護を取り巻く制度

介護保険制度の仕組み

● 介護保険制度は2000年4月にスタート

● 運営主体は市町村、負担は保険料50%・公費50%

　日本の介護保険制度は2000年4月1日に始まりました。それ以前、高齢者介護は福祉と医療という2つの異なる制度の下で行われ、利用者負担に差があったり、利用者にサービスを総合的かつ十分に提供できていませんでした。

　そこで、ドイツの先行事例を参考に、日本の介護保険制度では「給付」と「負担」の関係が明確な社会保険方式を採用しました。1997年12月に成立した介護保険法に基づき、従来の医療と福祉の制度を介護保険制度に再編。利用者の選択によって、種々の介護サービスを総合的に利用できるようになっています。

制度の概要と保険者、被保険者

　介護保険を運営する保険者は、全国の市町村と特別区（東京23区）です（以下、市町村）。各市町村の介護保険サービスの提供に必要な費用のうち、利用者負担（1割または一定以上の所得者では2割あるいは3割、居宅介護支援［ケアマネジメント］では負担なし）を除いた事業費用は、保険料で50%、国や自治体の公費で50%を負担します。

　介護保険の被保険者は、65歳以上の高齢者である「第1号被保険者」と40歳以上65歳未満の医療保険加入者である「第2号被保険者」に分かれています。それぞれの保険料を1号保険料、2号保険料と呼びます。両者の構成比は、1号保険料23%、2号保険料27%となっています（図1）。

　1号保険料の額は、各市町村の要介護認定者の発生率、サービス資源の種類や量など需給状況によって異なります。市町村は介護保険事業計画の中でサービス水準を推計し、3年間の1号保険料を算出しています（4-2、4-10参照）。一般的に、サービスが充実するほど1号保険料は高くなります。

　介護保険からの給付は原則として、65歳以上の高齢者は、要介護状態もしくは要支援状態と判断された場合です（4-3参照）。40歳以上65歳未満の人については、介護保険法施行令で定めた「特定疾病」を抱えている場合に対象となります。特定疾病は脳血管疾患や初老期認知症のほか、2006年4月からは「がん末期」なども加わっています（表1）。

図1 | 介護保険制度の仕組み

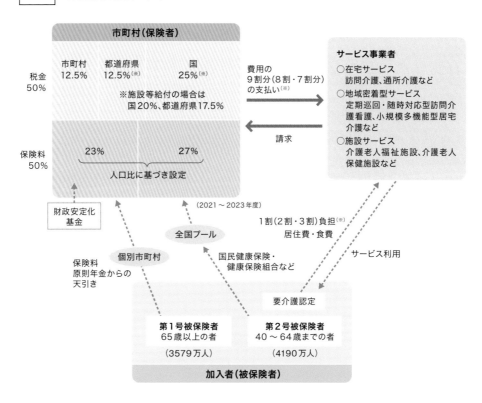

(注) 第1号被保険者の数は、「介護保険事業状況報告2021年3月月報」によるものであり、2020年度末現在の数。第2号被保険者の数は、社会保険診療報酬支払基金が介護給付費納付金額を確定するための医療保険者からの報告によるもので、2020年度内の月平均値

(※) 一定以上所得者については、費用の2割負担（2015年8月施行）または3割負担（2018年8月施行）

第92回社会保障審議会・介護保険部会（2022年3月24日）資料1を基に編集部作成

表1 | 被保険者・受給者の範囲

	範囲	サービス受給要件
第1号被保険者	65歳以上の者	要介護（要支援）状態
第2号被保険者	40歳から64歳までの医療保険加入者	要介護（要支援）状態であって、加齢に伴う疾病であって政令で定めるもの（※）

※特定疾病
がん末期／関節リウマチ／筋萎縮性側索硬化症／後縦靱帯骨化症／骨折を伴う骨粗鬆症／初老期における認知症／進行性核上性麻痺、大脳皮質基底核変性症、パーキンソン病／脊髄小脳変性症／脊柱管狭窄症／早老症／多系統萎縮症／糖尿病性神経障害、糖尿病性腎症、糖尿病性網膜症／脳血管疾患／閉塞性動脈硬化症／慢性閉塞性肺疾患／両側の膝関節または股間節に著しい変形を伴う変形性関節症

介護費用と
要介護認定者数の推移

POINT

● 介護費用は13兆8000億円に増加、介護保険料は平均約6000円に
● 要介護認定者は690万人、22年間で約3.2倍に

介護保険制度は、3年を1期として市町村や都道府県が策定する介護保険事業（支援）計画に基づいて運営されます（**4-10**参照）。2021〜2023年度は、第8期計画に基づいて運営されています。介護保険料や介護事業者に支払われる介護報酬も3年に1回見直されます。この介護報酬の見直しを「介護報酬改定」と言います。

直近の改定は2024年度介護報酬改定です。改定における報酬の上げ幅・下げ幅を「改定率」と言い、プラス改定かマイナス改定かは介護事業者の経営に大きな影響を与えます。一方、診療報酬改定は2年に1回です。2024年4月は、6年に1度の診療報酬・介護報酬の同時改定が行われる大きな節目になりました。

介護費用（介護に要した費用で保険給付や自己負担を含む）は増え続け、2023年度では13兆8000億円（予算）に上りました（図1）。2021〜2023年度の第1号被保険者の保険料（1号保険料）は、全国平均で月額6014円でした。介護保険制度が始まった2000年度の介護費用は3兆6000億円で、1号保険料は全国平均で月額2911円でした。

第1号被保険者は約3600万人、サービス利用者は509万人に

65歳以上の高齢者である第1号被保険者数は、2022年3月末時点で3589万人です（表1）。そのうち前期高齢者（65歳以上75歳未満）は1715万人、後期高齢者（75歳以上）は1873万人です。第1号被保険者がいる世帯数は2538万世帯となっています。

要介護（要支援）認定者（以下「認定者」）数は、2022年3月末時点で690万人です。うち、第1号被保険者は677万人（男性211万人、女性465万人）、40歳以上65歳未満の第2号被保険者は13万人（男性7万人、女性6万人）となっています。2000年4月末の認定者数は218万人で、2022年3月末までの22年間で約3.2倍に増えました。

サービスの利用者も、2000年4月末の149万人から2022年3月末は516万人と約3.5倍になりました。介護マーケットは急成長しましたが、介護保険料も高額になっています。給付と負担のバランスをどう見直し、制度の持続可能性を高めるかが課題です。

図1

図1 介護費用および1号保険料、介護報酬改定率の推移

期間	年度	介護費用(兆円)※1	1号保険料(全国平均)	介護報酬改定率
第1期	2000	3.6	2911円	
	2001	4.6		
	2002	5.2		
第2期	2003	5.7	3293円	▲2.3%
	2004	6.2		
	2005	6.4		
第3期	2006	6.4	4090円	▲2.4% ※2
	2007	6.7		
	2008	6.9		
第4期	2009	7.4	4160円	+3.0%
	2010	7.8		
	2011	8.2		
第5期	2012	8.8	4972円	+1.2%
	2013	9.2		
	2014	9.6		+0.63% ※3
第6期	2015	9.8	5514円	▲2.27%
	2016	10.0		
	2017	10.2		+1.14% ※4
第7期	2018	10.4	5869円	+0.54%
	2019	10.8		+2.13% ※5
	2020	12.4		
第8期	2021	12.8	6014円	+0.70% ※6
	2022	13.3		+1.13% ※7
	2023	13.8		

2000年4月の制度創設後、介護費用は4倍近く、保険料は2倍強に増加。「給付と負担」の議論の先送りはますます困難に

※1 2019年度までは実績、2020～2022年度は当初予算
※2 2005年10月改定分（介護保険施設の居住費・食費の徴収に伴う見直し）を含む
※3 消費税率の8%への引き上げに伴う改定
※4 介護職員処遇改善加算の拡充に伴う改定
※5 介護職員等特定処遇改善加算の創設、消費税率の10%への引き上げなどに伴う改定
※6 新型コロナウイルス感染症に対応するための特例的な評価0.05%（2021年9月末まで）を含む
※7 介護職員等ベースアップ等支援加算の創設に伴う改定

社会保障審議会・介護保険部会（2023年12月22日）参考資料1を基に編集部作成

表1 介護保険制度の対象者・利用者の推移

①65歳以上被保険者の増加

	2000年4月末		2022年3月末	
第1号被保険者数	2165万人	⇒	3589万人	1.7倍

②要介護（要支援）認定者の増加

	2000年4月末		2022年3月末	
認定者数	218万人	⇒	690万人	3.2倍

③サービス利用者の増加

	2000年4月		2022年3月	
在宅サービス利用者数	97万人	⇒	407万人	4.2倍
施設サービス利用者数	52万人	⇒	96万人	1.8倍
地域密着型サービス利用者数	–	⇒	88万人	
計	149万人	⇒	516万人※	3.5倍

※ 居宅介護支援、介護予防支援、小規模多機能型サービス、複合型サービスを足し合わせたもの、並びに、介護保険施設、地域密着型介護老人福祉施設、特定施設入居者生活介護（地域密着型含む）、および認知症対応型共同生活介護の合計。在宅サービス利用者数、施設サービス利用者数および地域密着型サービス利用者数を合計した、延べ利用者数は592万人

出典：第127回社会保障審議会・介護保険部会（2023年7月10日）参考資料1

要介護認定までの流れ

● 要介護認定は全国一律の基準で実施する

● 一次判定はコンピューター、二次判定は介護認定審査会で決定

　介護保険サービスを受けるには、被保険者であり、要支援状態または要介護状態、もしくは総合事業（介護予防・日常生活支援総合事業）の対象者に認定されることが前提になります。介護保険法において、要介護は「常時介護を要する状態」であり、要支援とは「日常生活に支障がある状態」と定められています。

　介護サービスを利用する流れは図1の通りです。市町村の窓口への相談後、①明らかに要介護1以上と判断できる場合、②介護予防訪問看護など、予防給付サービスの利用が必要な場合、③特定疾病に基づき要支援・要介護状態になることが介護保険サービスを利用する前提となっている第2号被保険者——は、要介護認定申請を行います。

「要支援」「要介護」「自立」を介護に要する時間から判定

　要介護認定では全国一律の基準が用いられています。一次判定はコンピューター、二次判定は介護認定審査会で判定する流れです。まず市町村職員などの認定調査員が申請者宅や施設などに出向いて現況を調査します。調査は申請者の身体状況や精神状態など基本調査74項目と特記事項で構成されます。調査結果から一次判定用のコンピューターで介護に要する標準的な時間（要介護認定等基準時間）を推計し、時間の長さから「要支援1」から「要介護5」、または「自立（非該当）」と判定します（表1）。

　その後、一次判定の結果と調査員の特記事項、かかりつけ医の主治医意見書を基に医師や保健師、看護師、社会福祉施設関係者などの専門家で構成する介護認定審査会を開き、最終的な二次判定を行います。

　判定の結果、「要支援1、2」となった場合は、予防給付の対象になり、介護予防サービスを利用します。「要介護1～5」と判定されれば、介護給付の対象になり、介護サービスを利用できます。窓口での相談時点で明らかな要介護状態と判定できない場合などは、「チェックリスト」を用いて、簡易的に状態像を判定します。その結果、総合事業のサービス事業の対象者としての判定を受ければ、介護予防・日常生活支援サービスを利用可能になります。

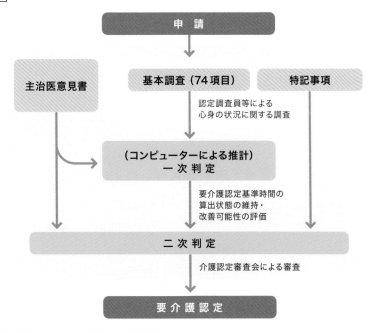

| 図1 | 要介護認定申請の流れ |

申　請

主治医意見書

基本調査（74項目）

特記事項

認定調査員等による
心身の状況に関する調査

（コンピューターによる推計）
一　次　判　定

要介護認定基準時間の
算出状態の維持・
改善可能性の評価

二　次　判　定

介護認定審査会による審査

要　介　護　認　定

出典：厚生労働省ウェブサイト「2015年の高齢者介護」

| 表1 | 要介護状態区分と要介護認定等基準時間との関係 |

区分	要介護認定等基準時間
自立（非該当）	25分未満
要支援1	25分以上32分未満
要支援2・要介護1	32分以上50分未満
要介護2	50分以上70分未満
要介護3	70分以上90分未満
要介護4	90分以上110分未満
要介護5	110分以上

出典：厚生労働省ウェブサイト「2015年の高齢者介護」

4

介護を取り巻く制度

介護サービスの種類、給付の条件と仕組み

POINT

- 訪問サービスや通所サービス、施設サービスなどに大きく分かれる
- 地域密着型サービスは市町村に住む人向けの小規模なサービス

　介護保険で利用できるサービスには、居宅介護サービス（以下、居宅サービス）、介護予防サービス、居宅介護支援（ケアプラン作成）、介護予防支援（介護予防ケアプラン作成）、地域密着型介護サービス（以下、地域密着型サービス）、地域密着型介護予防サービス、施設サービス、特定福祉用具販売、特定介護予防福祉用具販売、居宅介護住宅改修（以下、住宅改修）、介護予防住宅改修があります（図1）。

　介護保険制度には「保険給付」と「地域支援事業」という枠組みがあります（図2）。保険給付とは介護サービスの提供のことで、「介護給付」「予防給付」などに分類されます。地域支援事業は被保険者が要支援や要介護状態になることを防止するとともに、要介護状態等になっても自立した日常生活を営めるように支援する事業で、市町村が実施します。

　介護給付の対象となる居宅サービスは、訪問介護や通所介護などのほか、特定施設入居者生活介護（有料老人ホーム等）など計12種類あります。さらに、地域密着型サービスとして、小規模多機能型居宅介護、定期巡回・随時対応型訪問介護看護、地域密着型通所介護（療養通所介護を含む）など計9種類があります。

訪問、通所、短期入所、地域密着型、施設などに体系化

　本項では、各サービスの概要を訪問サービス、通所サービスなどの体系ごとに紹介します。詳細については、5章の各項を参照してください。

● 訪問サービス

　訪問サービスは、利用者の居宅を直接訪問してサービスを提供します。訪問介護、訪問入浴介護、訪問看護、訪問リハビリテーション、居宅療養管理指導があります（5-4、5-5参照）。

- 訪問介護（ホームヘルプ）：訪問介護員等が居宅を訪問し、入浴・排泄・食事等の介護、調理・洗濯・掃除等の家事等を提供します。
- 訪問入浴介護：居宅を訪問して入浴の援助を行います。

図1

図1　介護サービスの種類

| 都道府県・政令市・中核市が指定・監督を行うサービス | | 市町村が指定・監督を行うサービス |

介護給付を行うサービス

居宅介護サービス

【訪問サービス】
- ○訪問介護（ホームヘルプサービス）
- ○訪問入浴介護
- ○訪問看護
- ○訪問リハビリテーション
- ○居宅療養管理指導

- ○特定施設入居者生活介護
- ○福祉用具貸与
- ○特定福祉用具販売

【通所サービス】
- ○通所介護（デイサービス）
- ○通所リハビリテーション（デイケア）

【短期入所サービス】
- ○短期入所生活介護（ショートステイ）
- ○短期入所療養介護

施設サービス
- ○介護老人福祉施設
- ○介護老人保健施設
- ○介護療養型医療施設【～2023】
- ○介護医療院【2018～】

地域密着型介護サービス【2006～】
- ○定期巡回・随時対応型訪問介護看護【2012～】
- ○夜間対応型訪問介護
- ○地域密着型通所介護【2016～】
- ○認知症対応型通所介護
- ○小規模多機能型居宅介護
- ○認知症対応型共同生活介護（グループホーム）
- ○地域密着型特定施設入居者生活介護
- ○地域密着型介護老人福祉施設入所者生活介護
- ○看護小規模多機能型居宅介護【2012～】

◎居宅介護支援

予防給付を行うサービス

介護予防サービス【2006～】

【訪問サービス】
- ○介護予防訪問入浴介護
- ○介護予防訪問看護
- ○介護予防訪問リハビリテーション
- ○介護予防居宅療養管理指導

- ○介護予防特定施設入居者生活介護
- ○介護予防福祉用具貸与
- ○特定介護予防福祉用具販売

【通所サービス】
- ○介護予防通所リハビリテーション

【短期入所サービス】
- ○介護予防短期入所生活介護（ショートステイ）
- ○介護予防短期入所療養介護

地域密着型介護予防サービス【2006～】
- ○介護予防認知症対応型通所介護
- ○介護予防小規模多機能型居宅介護
- ○介護予防認知症対応型共同生活介護（グループホーム）

◎介護予防支援

※制度施行後の改正で導入したサービスについては、【 】内に導入年度を記載（特段記載のないものは制度施行の2000年導入）
※このほか、居宅介護（介護予防）住宅改修、介護予防・日常生活支援総合事業【2015～】がある
出典：第176回社会保障審議会・介護給付費分科会（2020年3月16日）資料1

図2　介護保険の保険給付と地域支援事業（編集部まとめ）

介護保険

保険給付

| 居宅サービス、地域密着型サービスなど（訪問介護、通所介護等） | 施設サービス（介護老人福祉施設、介護老人保健施設等） |

※上記のほか、ケアプラン等の作成等（居宅介護支援など）に対して保険給付が行われる

地域支援事業

・訪問看護：居宅において看護師等が療養上の世話または必要な診療の補助を行います。

・訪問リハビリテーション：要介護者の居宅において、理学療法、作業療法その他必要なリハビリテーションを提供します。

・居宅療養管理指導：医師、歯科医師、薬剤師、看護職員、歯科衛生士または管理栄養士が居宅を訪問して、療養上の管理や指導を行います。

● 通所サービス

通所サービスでは、利用者が老人デイサービスセンターなどの施設に通い、日帰りでサービスを受けます。通所介護（デイサービス）、通所リハビリテーション（デイケア）があります（5-6参照）。定期的にセンターに通ってもらうことで、高齢者の閉じこもりの防止や、介護に携わる家族の負担軽減（レスパイト）といった機能を担います。

・通所介護：利用者（要介護者等）に老人デイサービスセンター等に通ってもらい、入浴・排泄・食事等の介護、生活等に関する相談および助言・健康状態の確認その他日常生活上の世話、機能訓練を行います。

・通所リハビリテーション：居宅要介護者について、介護老人保健施設、病院、診療所などの施設に通ってもらい、理学療法、作業療法その他必要なリハビリテーションを提供し、心身機能の維持や回復を図ります。

● 短期入所サービス

短期入所サービスは、短期入所生活介護と短期入所療養介護の2つがあります。ともに「ショートステイ」と呼ばれます（5-7参照）。

・短期入所生活介護：利用者（要介護者等）が老人短期入所施設、特別養護老人ホームなどに短期間（最大で連続30日まで）入所し、当該施設において入浴、排泄、食事等の介護などを行うサービスです。

・短期入所療養介護：短期入所療養介護は、短期入所生活介護とほぼ同じケアを提供しますが、看護・医学的管理の下、より医療必要度の高い人にも対応する点が異なります。短期入所療養介護の指定事業所として認められるのは、介護老人保健施設、介護医療院、病院・診療所などです。

● その他の居宅サービス

・特定施設入居者生活介護：特定施設に入居している要介護者を対象として行われる、日常生活上の世話、機能訓練、療養上の世話などのサービスです（5-8参照）。特定施設入居者生活介護の対象となる施設は（1）有料老人ホーム（サービス付き高齢者向け住宅を含む）、（2）軽費老人ホーム（ケアハウス）、（3）養護老人ホーム——などです（7-1参照）。

・福祉用具貸与：介護保険の福祉用具は、要介護者等の日常生活や機能訓練のための用具の貸与について、保険給付の対象となっています（5-9参照）。

・特定福祉用具販売：福祉用具は貸与が原則ですが、貸与になじまないもの（排泄・入浴関連など再利用に心理的抵抗感が伴うものなど）については、福祉用具の購入費を保険給付の対象としています（5-9参照）。

・住宅改修：手すりなどの住宅改修の際、改修費の9割相当が支給されます。支給限度基準額は20万円で、1〜3割（2万〜6万円）が自己負担です（**5-9**参照）。

⦿ 居宅介護支援、介護予防支援

居宅の要介護者等が適切な居宅サービス等を利用できるようにケアマネジメントを実施します（**4-5**、**5-3**参照）。(1) 要介護者等の心身の状況、置かれている環境、本人や家族の希望等を勘案し、居宅サービス計画（ケアプラン、介護予防支援では介護予防サービス計画）を作成、(2) ケアプランに基づくサービス提供が確保されるよう、サービス事業者との連絡調整、(3) 介護保険施設等への紹介など——を行います。

⦿ 地域密着型サービス

地域密着型サービスは、身近な市町村で提供される類型として2006年4月に創設されました。原則、事業所の所在する市町村に居住する人だけが利用できる点が居宅サービスとの違いです。地域密着型の事業所を認可する指定権者も市町村です（**5-10**参照）。

・地域密着型通所介護：定員18人以下の小規模な通所介護事業所です。2016年度に小規模な通所介護事業所が地域密着型サービスに移行しました。地域密着型通所介護の中には、重度者向けの療養通所介護も位置付けられています。

・定期巡回・随時対応型訪問介護看護：定期的なスケジュールに基づいた巡回訪問または、随時通報を受け利用者（要介護者）の居宅を介護福祉士等が訪問し、入浴・排泄・食事等の介護、調理・洗濯・掃除等の家事等を行います。訪問看護を一体的に行う「一体型」と、他の訪問看護事業所と連携する「連携型」があります。

・夜間対応型訪問介護：夜間において定期巡回訪問、または、随時通報を受け利用者（要介護者）の居宅を訪問して介護サービスを提供します。

・認知症対応型通所介護：認知症（急性を除く）の高齢者が施設に通い、必要な日常生活上の世話および機能訓練を受ける通所サービスです。

・認知症対応型共同生活介護（認知症高齢者グループホーム）：認知症（急性を除く）の高齢者に対して、共同生活住居で、家庭的な環境と地域住民との交流の下、介護サービスを提供します。

・小規模多機能型居宅介護：利用者の選択に基づいて、「訪問」「通い」「宿泊」を提供する多機能型の介護サービスです。1事業所の登録定員は29人までで、通いが1日15人以内（一定要件を満たすと18人以内）、宿泊が1日9人以内と、定員数が決まっています。

・看護小規模多機能型居宅介護：医療ニーズへの対応が必要な利用者に対して、小規模多機能型居宅介護と同様に「訪問」「通い」「宿泊」の形式で看護・介護サービスを利用者の選択に基づいて提供します。

・地域密着型介護老人福祉施設入所者生活介護（地域密着型特別養護老人ホーム）：定員が29人以下の小規模な介護老人福祉施設は地域密着型サービスになります。

・地域密着型特定施設入居者生活介護：定員29人以下の地域密着型の特定施設です。

⦿ 介護予防サービス、地域密着型介護予防サービス

介護予防サービスの種類は、介護予防訪問入浴介護、介護予防通所リハビリテーション

など、居宅サービスと基本的に同じですが、介護予防訪問介護と介護予防通所介護は存在しません。これらは市町村が実施する地域支援事業の「介護予防・日常生活支援総合事業」（総合事業）へ段階的に移行し、2018年3月末で終了したからです。

　一方、地域密着型介護予防サービスは介護予防認知症対応型通所介護、介護予防小規模多機能型居宅介護、介護予防認知症対応型共同生活介護の3種類です。定期巡回・随時対応型訪問介護看護、看護小規模多機能型居宅介護などの対象は要介護者に限られており、介護予防サービスが制度化されていないためです。施設サービスも原則、要支援者は利用できません。

● 施設サービス

　施設サービスは、介護保険施設に入所して受ける介護サービスです。介護老人福祉施設（特別養護老人ホーム）、介護老人保健施設、介護療養型医療施設（2023年度末まで）、介護医療院の4種類があります（5-11参照）。

・介護老人福祉施設（特別養護老人ホーム）：要介護高齢者のための生活施設です。施設入所者に入浴、排泄、食事等の介護その他日常生活の世話、機能訓練、健康管理および療養上の世話を行います。介護老人福祉施設は介護保険法上の名称。特別養護老人ホームは老人福祉法上の名称です。

・介護老人保健施設：在宅復帰を目的とした施設として位置づけられています。施設サービス計画（施設ケアプラン）に基づいて、看護、医学的管理の下で介護や機能訓練、その他必要な医療、日常生活上の世話を行う施設です。

・介護療養型医療施設（介護療養病床）：療養病床等を有する病院や診療所が、療養病床等に入院する要介護者に対し、施設サービス計画に基づいて、療養上の管理、看護、医学的管理の下における介護やその他の世話、機能訓練、その他必要な医療を提供します。2023年度末に廃止されました。

・介護医療院：2018年度に介護療養型医療施設からの移行先として創設されました。医療の必要な要介護高齢者の長期療養・生活施設です。長期にわたり療養が必要である者に対し、施設サービス計画に基づいて、療養上の管理、看護、医学的管理の下における介護や機能訓練、その他必要な医療、日常生活上の世話を行います。

費用額が多いのは訪問介護、通所介護、特養、老健施設など

　主なサービスの介護費用や利用者数、事業所数などを表1に示しました（2021年度）。費用額が大きなサービスとしては、訪問介護が約1兆600億円、通所介護が居宅および地域密着型サービスの合計で約1兆7000億円、介護老人福祉施設（特別養護老人ホーム）が約2兆100億円、介護老人保健施設が約1兆3500億円などとなっています。

　これらは利用者が多く、人気が高いサービスとも言えますが、介護費用が増え、社会保障関係費が膨らんで財政を圧迫するという問題も生じます。そこで近年、国は上記の介護事業所の新規開設を抑制する施策を打ち出しています。

| 表1 | 総費用等における提供サービスの内訳および費用額など (2021年度) |

		費用額	請求事業所数
居宅	訪問介護	1兆562億1900万円	3万4372
	訪問入浴介護	573億9800万円	1658
	訪問看護	3349億8200万円	1万3843
	訪問リハビリテーション	519億6800万円	5214
	通所介護	1兆2799億4300万円	2万4445
	通所リハビリテーション	3895億5200万円	8060
	福祉用具貸与	3506億2800万円	7180
	短期入所生活介護	4216億3300万円	1万643
	短期入所療養介護	479億900万円	3385
	居宅療養管理指導	1462億300万円	4万5607
	特定施設入居者生活介護	6042億1900万円	5910
	計	4兆7406億5400万円	16万317
居宅介護支援		5146億2900万円	3万7831
地域密着型	定期巡回・随時対応型訪問介護看護	722億3400万円	1151
	夜間対応型訪問介護	36億8100万円	180
	地域密着型通所介護	4105億2400万円	1万8947
	認知症対応型通所介護	796億100万円	3098
	小規模多機能型居宅介護	2779億9100万円	5824
	看護小規模多機能型居宅介護	590億3000万円	1000
	認知症対応型共同生活介護	7340億3000万円	1万4328
	地域密着型特定施設入居者生活介護	218億6000万円	363
	地域密着型介護老人福祉施設入所者生活介護	2398億4300万円	2483
	計	1兆8987億9500万円	4万7374
施設	介護老人福祉施設	2兆79億1900万円	8340
	介護老人保健施設	1兆3489億9800万円	4230
	介護療養型医療施設	542億3700万円	340
	介護医療院	1847億2100万円	671
	計	3兆5953億2600万円	1万3581
合計		10兆7494億400万円	25万9103

(注1) 介護予防サービスを含まない。特定入所者介護サービス（補足給付）、地域支援事業に係る費用は含まない。また、市区町村が直接支払う費用（福祉用具購入費、住宅改修費など）は含まない

(注2) 介護費用額は、2021年度（2021年5月～2022年4月審査分 [2021年4月～2022年3月サービス提供分]）、請求事業所数は、2022年4月審査分

(注3) 2021年度（2021年5月～2022年4月審査分 [2021年4月～2022年3月サービス提供分]）の特定入所者介護サービス（補足給付）は約2700億円

※請求事業所数は延べ数

出典：第217回社会保障審議会・介護給付費分科会（2023年5月24日）資料1

ケアマネジメント

POINT

● 居宅サービスのケアプランは主に居宅介護支援事業所が作成
● 要支援者向け等は主に地域包括支援センターが担当

介護保険制度の根幹には、従来の高齢者向け医療・保健・福祉の各サービスの提供が縦割りだったのを見直し、利用者に総合的・効率的に提供しようという理念があります。いわゆるケアマネジメントの考え方です。

ケアマネジメントとは、「利用者が地域社会による見守りや支援を受けながら、地域での望ましい生活の維持継続を阻害する様々な複合的な生活課題（ニーズ）に対して、生活の目標を明らかにし、課題解決に至る道筋と方向を明らかにして、地域社会にある資源の活用・改善・開発を通して、総合的かつ効率的に継続して利用者のニーズに基づく課題解決を図っていくプロセスと、それを支えるシステム」（厚生労働省「相談支援の手引き」）といえます。

ケアマネジメントの核となるのが、課題分析（アセスメント）とケアプランの作成です。ケアプランには、居宅介護支援における「居宅サービス計画」（ケアプラン）、介護予防支援の「介護予防サービス計画」（介護予防ケアプラン）、総合事業の「介護予防ケアマネジメントのケアプラン」、施設サービスなどにおける「施設サービス計画」（施設ケアプラン）があります。

ケアマネジャーがアセスメントに基づきケアプランを作成

ケアマネジメント業務の担当者は、利用者の心身の状況や生活環境から判断し、提供すべきサービスの種類や内容、事業者を選んで計画書にまとめます。居宅サービスや介護予防サービスにおいては通常、様々な専門事業者が提供します。そのため、ケアマネジャーが各サービス事業者と調整しつつ、スタッフの勤務状況などを考慮して提供スケジュールを組みます。そしてサービス担当者会議などで、ケアプランの原案に対して専門業者が多職種協働で検討・調整してケアプランを決定していきます（図1）。

要介護者向けの居宅サービスの場合、主に居宅介護支援事業所の介護支援専門員（ケアマネジャー）がケアプランの作成を担当します。要支援者向けの介護予防サービスや、総合事業のサービスの場合、主に市町村の「地域包括支援センター」の保健師が担当しま

図1 ケアマネジメントの流れ

アセスメント
・利用者の置かれている状況の把握
・生活上の支障・要望などに関する情報を収集
・心身機能の低下の背景・要因を分析
・解決すべき生活課題（ニーズ）と可能性を把握

▼

予後予測

▼

ケアプラン（原案作成）
・総合的な援助方針、目標（達成時期等）を設定
・目標達成のために必要なサービス種別、回数等を設定

▼

サービス担当者会議等
・ケアプラン原案に関して各サービス提供事業者から
　専門的な視点で検討調整、認識を共有（多職種協働）し、
　利用者への説明・同意を得てプラン決定

▼

サービス提供

▼

給付管理

▼

モニタリング評価
・予後予測に基づく再アセスメント

第57回社会保障審議会・介護保険部会（2016年4月22日）参考資料3を基に編集部作成

すが、地域包括支援センターから居宅介護支援事業所に委託する場合もあります。

　施設ケアプランは、特別養護老人ホームなどの施設サービスや認知症対応型共同生活介護（グループホーム）、特定施設入居者生活介護（有料老人ホーム等）などに配置された、施設のケアマネジャー（介護支援専門員や計画作成担当者など）が作成します。

　ケアプラン作成（介護予防ケアプラン作成）の費用については、居宅サービス（介護予防サービス）を利用する際に限り給付されます。施設ケアプランの作成費は「施設介護サービス費」の中に含まれています。居宅サービス（介護予防サービス）のケアプラン作成（介護予防ケアプラン作成）をケアマネジャーや保健師に依頼した場合、費用の10割が給付されるので利用者負担はありません。ほとんどの利用者が作成を依頼しているのが現状ですが、利用者本人がケアプランを作成しても構いません（セルフプラン）。

　介護保険制度が始まってから、ケアマネジメントの利用者負担は長らくありませんでした。しかし現在、給付と負担のバランスを見直す観点から、居宅介護支援などへの自己負担導入の議論が進んでいます（5-3参照）。

区分支給限度基準額

POINT

● 保険で給付される上限は区分支給限度基準額まで

● 要介護度ごとに設定、上限を超えると全額自己負担に

　居宅サービス（介護予防サービス）・地域密着型サービスでは、複数のサービスをケアプランに盛り込む際、要支援・要介護度ごとに「区分支給限度基準額」が設定されており、これが保険給付の上限に相当します（表1）。介護サービスは医療と異なり生活に密接に関連し、利用に歯止めが利きにくい側面があります。そこで、要介護度別に区分支給限度基準額として一定の制約を設け、その範囲内でサービスを選択できるようにしています。

　区分支給限度基準額の管理期間は1カ月です。1カ月間に利用した介護サービスの費用の合計額が要介護度ごとの限度基準額以内に収まれば、利用者の負担は1～3割となります。一方でサービス回数を増やして限度基準額を上回ったり、介護保険の給付対象外になっているサービスを利用すれば、その費用は利用者が全額負担することになります（図1）。

　なお、一部のサービスの加算の中には、区分支給限度基準額の算定対象に含めないものがあります。各サービスの「介護職員処遇改善加算」や訪問看護の「特別管理加算」などが該当します。ただし、区分支給限度基準額には含みませんが、利用者負担は生じます。

グループホームや特定施設、施設サービスは基準額の設定なし

　居宅療養管理指導、特定施設入居者生活介護、認知症対応型共同生活介護などについては、区分支給限度基準額が設けられていません（表2）。介護予防サービスにおける介護予防居宅療養管理指導、介護予防特定施設入居者生活介護なども同様です。

　施設サービスの場合は、1日単位で介護報酬の基準額が設定されています。そのため居宅サービスや介護予防サービス、地域密着型サービスのように月単位の区分支給限度基準額や支給（入所）期間の制限は特に設けられていません。

　特定福祉用具（特定介護予防福祉用具）や住宅改修（介護予防住宅改修）については、実際に要した費用が支給される仕組み（償還払い）です。利用者はメーカー名（施工事業者名）や購入理由などを申請書に記載し、領収書を添付した上で請求します。特定福祉用具（特定介護予防福祉用具）の購入費を支給する場合、限度基準額は10万円（利用者負担は1万～3万円）で、管理期間は1年です。また、住宅改修費用の支給は原則として1人1回で、限度基準額は20万円（同2万～6万円）となります。

表1 | 区分支給限度基準額

要介護・要支援区分	1カ月の限度単位数	円換算（1単位10円の場合）	負担額（1割負担の場合）
要支援1	5032単位	5万320円	5032円
要支援2	1万531単位	10万5310円	1万531円
要介護1	1万6765単位	16万7650円	1万6765円
要介護2	1万9705単位	19万7050円	1万9705円
要介護3	2万7048単位	27万480円	2万7048円
要介護4	3万938単位	30万9380円	3万938円
要介護5	3万6217単位	36万2170円	3万6217円

※地域区分による上乗せのない「その他」（1単位10円）の地域の場合
※外部サービス利用型特定施設入居者生活介護費については別に定められている

第168回社会保障審議会・介護給付費分科会（2019年2月13日）資料1を基に編集部作成

図1 | 区分支給限度基準額のイメージ図

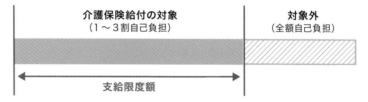

第168回社会保障審議会・介護給付費分科会（2019年2月13日）資料1を基に編集部作成

表2 | 区分支給限度基準額が適用されないサービス（編集部まとめ）

① 居宅療養管理指導

② 特定施設入居者生活介護（外部サービス利用型を除く）（短期利用を除く）

③ 認知症対応型共同生活介護（短期利用を除く）

④ 地域密着型特定施設入居者生活介護（短期利用を除く）

⑤ 地域密着型介護老人福祉施設入所者生活介護

利用者負担割合と高額介護サービス費

POINT

- 介護保険の自己負担割合は所得に応じて1～3割
- 自己負担が一定額を超えると「高額介護サービス費」で免除

　介護保険サービスの利用者の自己負担割合は、所得に応じて1～3割に設定されています。介護保険制度では、指定基準を満たした事業者のサービスを利用すれば、被保険者である高齢者に本来給付されるサービス費用の9割、8割または7割を事業者が代わって受け取ります。そのため、利用者の負担は所得に応じて1割、2割または3割で済む形になっています。こうした仕組みで提供されるサービスを「法定代理受領サービス」、あるいは「現物給付サービス」と呼びます。

　2000年4月の介護保険制度の創設以来、利用者の自己負担割合は長らく1割でした。しかし、2015年8月から「一定以上所得者」を対象に「2割負担」がスタートしました。さらに2018年8月からは「現役並み所得者」を対象に「3割負担」が導入されています。

　2割負担の対象は、65歳以上の第1号被保険者のうち「合計所得金額」が160万円以上の者、3割負担の対象は同様に220万円以上の者となっていますが、図1のように、別途設けられている一定条件を満たさなければ該当しません。また、後述する「高額介護サービス費」による負担軽減措置も受けられるため、実際に負担がアップする人は、今のところそれほど多くはありません。

　ただし、膨張を続ける社会保障関係費の伸びを抑制する観点から、給付と負担のバランスの見直しに向けた議論は現在も続いています。国は2割負担の対象を現在の所得160万円以上から広げたい考えですが、2024～2026年度の第9期介護保険事業計画の期間中では見送ることになりました。ただし、2027年度からの第10期までに再び議論される見通しです。

自己負担が多すぎる場合は高額介護サービス費の対象に

　「高額介護サービス費」は、利用者が低所得者の場合などに経済的負担を軽減するための支給制度です。医療保険の高額療養費制度（1-6参照）と同様に介護保険に設けられた制度で、1カ月当たりの利用者負担が一定額を上回った場合に、超過額を免除します。月の負担上限額は、所得などに応じて段階的に定められています（表1）。

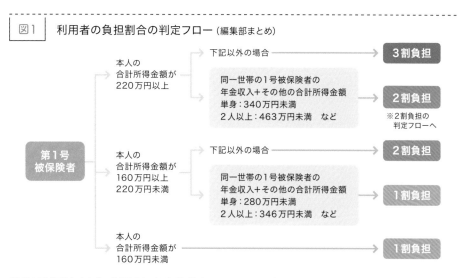

図1 利用者の負担割合の判定フロー（編集部まとめ）

第1号被保険者

本人の合計所得金額が220万円以上
→ 下記以外の場合 → **3割負担**
→ 同一世帯の1号被保険者の年金収入＋その他の合計所得金額
単身：340万円未満
2人以上：463万円未満　など → **2割負担**
※2割負担の判定フローへ

本人の合計所得金額が160万円以上220万円未満
→ 下記以外の場合 → **2割負担**
→ 同一世帯の1号被保険者の年金収入＋その他の合計所得金額
単身：280万円未満
2人以上：346万円未満　など → **1割負担**

本人の合計所得金額が160万円未満 → **1割負担**

注）第2号被保険者、市町村民税非課税者、生活保護受給者は上記にかかわらず1割負担

表1 高額介護サービス費の利用者負担上限額

区　分	負担の上限額（月額）
課税所得690万円（年収約1160万円）以上	14万100円（世帯）
課税所得380万円（年収約770万円） 〜課税所得690万円（年収約1160万円）未満	9万3000円（世帯）
市町村民税課税〜課税所得380万円（年収約770万円）未満	4万4400円（世帯）
世帯の全員が市町村民税非課税	2万4600円（世帯）
前年の公的年金等収入金額＋その他の合計所得金額の 　合計が80万円以下の方等	2万4600円（世帯） 1万5000円（個人）
生活保護を受給している方等	1万5000円（世帯）

出典：介護サービス情報公表システム「介護保険の解説（サービスにかかる利用料）」

　高額介護サービス費では、一般的な所得の場合、負担限度額は月4万4400円です。2021年8月以降のサービス利用分からは、医療保険制度の高額療養費制度に足並みをそろえる形で、一定の年収以上の高所得者世帯について負担限度額が見直されました。課税所得690万円（年収1160万円）以上の場合は、月14万100円（世帯）、課税所得380万円（年収約770万円）〜課税所得690万円（年収1160万円）未満の場合は月9万3000円（世帯）となっています。一方、世帯の全員が市町村民税非課税の場合、月2万4600円（世帯）、月1万5000円（個人）などになり、生活保護受給世帯は月1万5000円（世帯）となります。

　また、医療保険と介護保険のどちらも利用する世帯の自己負担が著しく高額になる場合、さらに「高額介護合算療養費制度」（年間の医療費・介護サービス費が負担限度額を超えた場合に払い戻しを行う制度）を利用することができます（**1-6**参照）。

地域包括ケアシステム

POINT

● 日常生活圏域で「住まい・医療・介護・予防・生活支援」を提供
● 介護保険の新サービス創設などに大きく影響

　厚生労働省は、2025年をめどに「地域包括ケアシステム」の構築を推進しています。地域包括ケアシステムとは、高齢者の尊厳の保持と自立生活の支援の目的の下で、可能な限り住み慣れた地域で自分らしい暮らしを人生の最期まで続けることができる地域の包括的な支援・サービス提供体制のことです。

　地域包括ケアシステムでは、おおむね30分以内に必要なサービスが提供される日常生活圏域（具体的には中学校区）を想定し、「住まい・医療・介護・予防・生活支援」が包括的・一体的に提供されます。高齢者は自宅や高齢者住宅に住みながら、病気や介護が必要になったら医療や介護サービスを受け、また元気に暮らすための生活支援・介護予防サービスなどを利用することができます。

近年の制度改正に大きく影響、新サービス創設の根拠に

　近年の介護保険制度改正において、地域包括ケアシステムの理念は大きな影響を与えてきました。2012年度制度改正では、新サービスとして定期巡回・随時対応型訪問介護看護と看護小規模多機能型居宅介護の2つの地域密着型サービスが創設されました（5-10参照）。両サービスとも、高齢者が中重度の要介護状態になっても住み慣れた地域で在宅生活を継続できる可能性を高めることを目的としています。

　さらに2024年度制度改正では、新しい「複合型サービス」の創設が検討されました。訪問介護と通所介護を組み合わせたサービスです。ただし、導入には慎重な意見も多く、新サービスについては実証事業や効果検証などを行った上で改めて検討することになり、2024年度制度改正での導入は見送られました。2027年度制度改正で改めて議論される見通しです。

2040年に向けて進化する地域包括ケアシステム

　地域包括ケアは、しばしば図1のような「植木鉢モデル」のイラストで説明されます。「本

図1 地域包括ケアのイラスト

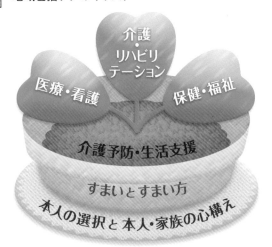

出典：
三菱UFJリサーチ＆コンサルティング「＜地域包括ケア研究会＞地域包括ケアシステムと地域マネジメント」（地域包括ケアシステム構築に向けた制度及びサービスのあり方に関する研究事業）、平成27年度厚生労働省老人保健健康増進等事業、2016年

図2 2040年の多元的な社会における「参加と協働」

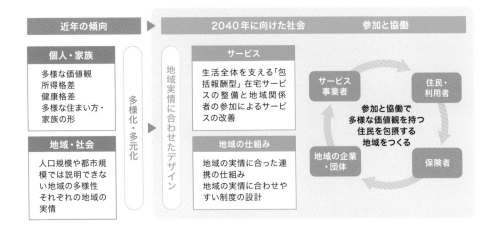

出典：三菱UFJリサーチ＆コンサルティング「＜地域包括ケア研究会＞2040年：多元的社会における地域包括ケアシステム」（地域包括ケアシステムの深化・推進に向けた制度やサービスについての調査研究）、平成30年度厚生労働省老人保健健康増進等事業、2019年

人の選択と本人・家族の心構え」という基礎の上に、「すまいとすまい方」という器があり、「介護予防・生活支援」という土壌の上に「医療・看護」「介護・リハビリテーション」「保健・福祉」の各サービスを専門職が提供していくという概念図です。

　2040年に向けては、単身高齢者の社会的孤立や貧困問題など、複雑な福祉的課題を抱えた高齢者世帯の増加が予測されています（図2）。地域包括ケアシステムも、多様化・多元化した高齢社会において地域・住民のニーズに合った形への進化が求められています。社会福祉の専門性を生かしたソーシャルワークに加えて、地域住民を含めた様々な関係者の「参加と協働」による地域デザインの取り組みが、より重要になってきます。

地域包括支援センターの役割と設置状況

POINT

● 市町村が設置主体で全国で約5400カ所を運営

● 介護サービスの相談をはじめ、制度横断的に地域住民を支援

　地域包括支援センターは、市町村が設置主体となり、地域の住民を包括的に支援することを目的とする施設です（図1）。保健師・社会福祉士・主任介護支援専門員（主任ケアマネジャー）等を配置して、住民の健康の保持および生活の安定のために必要な援助を行っています。地域包括支援センターを利用できるのは、対象地域に住んでいる65歳以上の高齢者またはその支援のための活動に関わっている人です。

　全国で5431カ所（ブランチ等を含めると7397カ所）の地域包括支援センターが運営されています（2023年4月末時点）。運営形態は、個別の担当圏域がある5336カ所のうち市町村の直営が1051カ所（20％）、委託が4285カ所（80％）です（図2）。2007年は直営1392カ所、委託2439カ所でしたが、直営は年々減少し、委託の割合が高まっています。委託の内訳は、社会福祉法人が54％などとなっています。

多面的・制度横断的に地域住民を支援

　地域包括支援センターの業務は大きく分けて、「総合相談支援業務」「介護予防ケアマネジメント（第一号介護予防支援事業）」「包括的・継続的ケアマネジメント支援業務」「権利擁護業務」の4つがあります。

　総合相談支援業務は、住民の各種相談を幅広く受け付け、介護サービスや医療サービスなにつなぐなど多面的に支援します。近年では成年後見制度や障害福祉サービスに関する相談、生活困窮者自立支援相談など、より制度横断的な支援を展開しています。

　介護予防ケアマネジメント業務は、要支援・要介護状態になる可能性のある利用者に対して、介護予防ケアプランの作成などを行います。介護予防ケアプランの業務は、居宅介護支援事業所に委託することもあります。

　包括的・継続的ケアマネジメント支援業務は、地域ケア会議の開催などを通じて、多職種協働による地域支援ネットワークの構築や自立支援に資するケアマネジメントの支援などを実施します。ケアマネジャーへの指導・相談などのほか、支援困難事例などへの指

図1	地域包括支援センターの役割

総合相談支援業務
・住民の各種相談を幅広く受け付けて、制度横断的な支援を実施

権利擁護業務
・成年後見制度の活用促進、高齢者虐待への対応など

包括的・継続的ケアマネジメント支援業務
・「地域ケア会議」等を通じた自立支援型ケアマネジメントの支援
・ケアマネジャーへの日常的個別指導・相談
・支援困難事例等への指導・助言

社会福祉士等

主任ケアマネジャー等　　保健師等

チームアプローチ

全国で5431カ所
（ブランチ等を含め7397カ所）
※2023年4月末時点。
厚生労働省老健局認知症施策・地域介護推進課調べ

多面的（制度横断的）支援の展開

行政機関、保健所、医療機関、児童相談所など必要なサービスにつなぐ

介護サービス	ボランティア
ヘルスサービス	成年後見制度
地域権利擁護	民生委員
医療サービス	虐待防止
介護相談員	障害サービス相談

生活困窮者自立支援相談
介護離職防止相談

介護予防ケアマネジメント（第一号介護予防支援事業）

要支援・要介護状態になる可能性のある方に対する介護予防ケアプランの作成など

出典：厚生労働省ウェブサイト「地域包括支援センターの概要」

図2	地域包括支援センターの設置状況（2023年4月末）

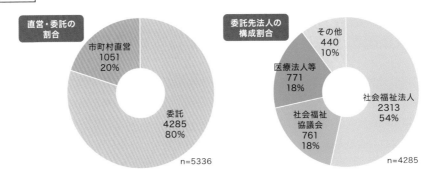

直営・委託の割合

市町村直営
1051
20%

委託
4285
80%

n=5336

委託先法人の構成割合

その他
440
10%

医療法人等
771
18%

社会福祉法人
2313
54%

社会福祉協議会
761
18%

n=4285

出典：厚生労働省ウェブサイト「地域包括支援センターの概要」

導・助言も行います。

　権利擁護業務は、金銭管理や契約に不安がある住民への成年後見制度の活用支援や、高齢者虐待への対応、悪質商法の被害防止などを手掛けます。

　地域包括支援センターの役割がますます制度横断的・多様化していく中で大きな課題になっているのが、職員の業務負担の軽減です。そこで、2024年度介護保険制度改正において、介護予防支援の指定対象を地域包括支援センターだけでなく居宅介護支援事業所に拡大することや、主任介護支援専門員（主任ケアマネジャー）など3職種の配置要件および資格要件を柔軟化することになりました。

介護保険事業（支援）計画

POINT

● 3年ごとに市町村は介護保険事業計画、都道府県は同支援計画を策定

● 各年度のサービス見込み量などを記載し、保険料の設定などに反映

　介護保険事業（支援）計画とは、保険給付を円滑に実施するため、3年間を1期として市町村や都道府県が策定する計画です。市町村は介護保険事業計画を策定し、都道府県は市町村の計画を踏まえて、介護保険事業支援計画を策定します。2024年度からは、2024～2026年度までの第9期介護保険事業（支援）計画に基づいて運営されます。

地域の介護サービス量の見込みを種類ごと・区域ごとに設定

　市町村の介護保険事業計画では、区域（日常生活圏域）の設定や、各年度における要介護認定者数、介護サービスごとの見込み量、介護予防・重度化防止等の取り組み内容や目標などが定められています（図1、表1）。

　市町村はこれらの需給状況を把握するために調査を行い、介護保険事業計画に反映させます。計画策定に当たっては、地域の医療保健福祉関係者のほか、指名や公募により選ばれた市民が委員として審議します。

　介護保険事業計画は保険料の設定などに影響するほか、市町村長は、認知症対応型共同生活介護（認知症高齢者グループホーム）などの地域密着型サービスの施設などが、必要定員総数を超える場合に、介護事業者が開設を申請しても指定しないことができます。

　都道府県では区域（老人福祉圏域）の設定や、市町村の計画を踏まえた都道府県の介護サービスの見込み量、各年度における介護保険施設などの必要定員総数、市町村への支援内容や目標などを区域ごとに設定します。都道府県も介護保険施設等が必要定員総数を超える場合に、指定等をしないことができます。

　介護事業者にとって、介護保険事業（支援）計画はその自治体に事業所を開設する際の判断材料になりますので、非常に重要です。

図1 介護保険事業（支援）計画の概要

○保険給付の円滑な実施のため、3年間を1期とする介護保険事業（支援）計画を策定している。

国の基本指針（法第116条、8期指針：2021年1月厚生労働省告示第29号）

○介護保険法第116条第1項に基づき、地域における医療および介護の総合的な確保の促進に関する法律に規定する総合確保方針に即して、国が介護保険事業に係る保険給付の円滑な実施を確保するための基本指針を定める
※市町村等が介護サービス量を見込むに当たり参酌する標準を示す

市町村介護保険事業計画（法第117条）

○区域（日常生活圏域）の設定
○各年度における種類ごとの介護サービス量の見込み（区域ごと）
○各年度における必要定員総数（区域ごと）
　※認知症対応型共同生活介護、地域密着型特定施設入居者生活介護、地域密着型介護老人福祉施設入所者生活介護
○各年度における地域支援事業の量の見込み
○介護予防・重度化防止等の取り組み内容および目標
○その他の事項

保険料の設定等

○保険料の設定
○市町村長は、地域密着型の施設等について、必要定員総数を超える場合に、指定をしないことができる

都道府県介護保険事業支援計画（法第118条）

○区域（老人福祉圏域）の設定
○市町村の計画を踏まえて、介護サービス量の見込み（区域ごと）
○各年度における必要定員総数（区域ごと）
　※介護保険施設、介護専用型特定施設入居者生活介護、地域密着型特定施設入居者生活介護、地域密着型介護老人福祉施設入所者生活介護
　※混合型特定施設に係る必要定員総数を設定することもできる（任意）
○市町村が行う介護予防・重度化防止等の支援内容および目標
○その他の事項

基盤整備

○都道府県知事は、介護保険施設等について、必要定員総数を超える場合に、指定等をしないことができる

出典：第9期介護保険事業計画作成に向けた各種調査等に関する説明会（2022年8月3日）資料1

表1 市町村の介護保険事業計画の例（サービス利用者数見込み、札幌市）

単位：人・各年度の1カ月当たりの平均、カッコ内はサービス利用率

	2024年度 （令和6年度）	2025年度 （令和7年度）	2026年度 （令和8年度）	2040年度 （令和22年度）
要介護等認定者数	121,971	124,701	128,337	173,503
介護サービス利用者数	78,992 （64.8%）	81,233 （65.1%）	84,021 （65.5%）	114,940 （66.2%）
居宅サービス・ 介護予防サービス	59,625	61,408	63,738	88,872
施設・居住系サービス	19,367	19,825	20,283	26,068

※ サービス利用者数は、介護予防支援・居宅介護支援、小規模多機能型居宅介護、看護小規模多機能型居宅介護の受給者数の合計を概数として使用
※ 居宅サービス・介護予防サービスには、地域密着型サービスを含み、施設・居住系サービスに該当するものを除く
※ 介護老人福祉施設（地域密着型を含む）、介護老人保健施設、介護医療院、介護療養型医療施設、特定施設入居者生活介護（地域密着型と介護予防を含む）、認知症対応型共同生活介護（介護予防を含む）

出典：札幌市高齢者支援計画（案）2024

5章

介護保険サービスと
関連サービス

介護保険サービスを提供する事業者

POINT

● 介護保険サービスを行うには都道府県から指定を受ける必要がある

● サービスごとに人員・設備・運営基準が定められている。保険者である自治体は基準の順守を指導・監査で確認する

　介護保険の給付対象となるサービス（**4-4**参照）のうち、居宅サービス、施設サービス、介護予防サービスに該当するサービスを提供するには、サービスごとに定められた指定基準を満たした上で、都道府県、政令指定都市、中核市から指定を受ける必要があります。

　介護予防支援（介護予防ケアプラン作成）、地域密着型サービス、地域密着型介護予防サービスに該当するサービスを提供するには、同様に指定基準を満たした上で、市町村から指定を受けることが必要です。なお、住宅改修の実施には指定は不要です。

　図1は介護保険サービスの指定を受けるまでの流れです。訪問介護など一部の居宅サービスに関しては第2種社会福祉事業であり、介護保険の指定申請に加え、老人福祉法や社会福祉法に基づく届け出も行わなければなりません。例えば、老人福祉法の届け出も必要なサービスは、訪問介護、通所介護（地域密着型を含む）、短期入所生活介護、介護予防短期入所生活介護、小規模多機能型居宅介護、介護予防小規模多機能型居宅介護、認知症対応型共同生活介護、介護予防認知症対応型共同生活介護、夜間対応型訪問介護、認知症対応型通所介護、介護予防認知症対応型通所介護、定期巡回・随時対応型訪問介護看護、看護小規模多機能型居宅介護、第1号訪問事業、第1号通所事業――です。

　また、訪問リハビリテーション、介護予防訪問リハビリテーション、居宅療養管理指導、介護予防居宅療養管理指導など、病院・診療所や薬局に提供主体が限られる居宅サービスおよび介護予防サービスについては、医療法や医薬品医療機器法（薬機法）[※1]に基づく開設許可を受けていることが指定の前提となります。

指定の要件と対象となる法人格

　介護保険サービスの指定の要件は原則として、法人格を有すること、指定基準（人員・

[※1]　「医薬品、医療機器等の品質、有効性及び安全性の確保等に関する法律」

図1 | 介護保険サービスの指定を受けるまでの流れ

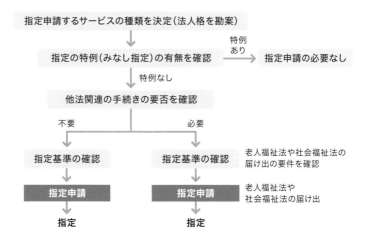

指定申請するサービスの種類を決定（法人格を勘案）

↓

指定の特例（みなし指定）の有無を確認 → 特例あり → 指定申請の必要なし

↓ 特例なし

他法関連の手続きの要否を確認

不要 ← → 必要

指定基準の確認　　　指定基準の確認　老人福祉法や社会福祉法の届け出の要件を確認

↓　　　　　　　↓

指定申請　　　**指定申請**　老人福祉法や社会福祉法の届け出

↓　　　　　　　↓

指定　　　　　　指定

表1 | 介護保険サービスの指定基準

人員基準	・配置するスタッフの最低人数（利用者数に対する） ・スタッフの資格 ・スタッフの勤務形態（常勤、非常勤など）　など
設備基準	・設備、備品 ・建物の構造（面積、廊下幅など） ・専用区画（利用者1人当たり）　など
運営基準	・運営に当たって順守すべき内容 ・ケアプランやサービス提供計画などの作成 ・勤務体制 ・利用者への説明の体制と内容　など

設備・運営の3種類の基準、表1）を満たすことです。

　法人格について、福祉系サービスでは原則として、医療法人や社会福祉法人のほか、株式会社などの営利法人、NPO法人、地方公共団体などに広く門戸が開放されています。

　一方、医療系サービスなどでは、個人立でも指定が認められる一方で、営利法人は実施できないなど、法人格が限定されるものがあります。

　なお、医療系サービスであっても、訪問看護および介護予防訪問看護だけは営利法人も指定対象となります。両サービスの担い手は訪問看護ステーションと病院・診療所ですが、訪問看護ステーションについては2000年4月、指定根拠が老人保健法から介護保険法に移行したのに伴い、営利・非営利を問わず経営が認められるようになりました。

サービスごとに人員・設備・運営基準が定められる

　介護保険の指定基準は人員・設備・運営の3種類に分かれます。以下、それぞれについて概要を説明します。

❶ 人員基準

　人員基準は、介護保険サービスを実施する際に必要な職種やその人数、勤務体制を定めた基準です。介護保険の居宅・施設サービスのほとんどが、従来の医療・福祉制度から移行したサービスであるため、人員基準はこれらの制度における基準を基に作成されています。

❷ 設備基準

　設備基準は、サービスを提供する際に必要となる備品や、建物の構造設備などを定めた基準です。人員基準と同様に、介護保険法施行前の医療・福祉制度における基準を基に作成されています。

　居宅サービスのほとんどで、利用の申し込みや相談、各種書類の整理などを行う事務室を設けるという要件があります。その半面、サービスの違いによる固有の基準も多く、例えば、通所介護や通所リハビリテーションの場合、事業を行うためのスペースを利用者1人当たり $3m^2$ 以上確保することなどが求められています。

❸ 運営基準

　運営基準はサービスの質を担保するために設けられた要件で、サービスの提供に当たって、順守すべき項目が定められています。提供するサービスの内容を規定するほか、利用者への説明と同意取得、利用者から苦情があったり事故が発生した場合の内容や対応を記録として残すことが求められています。

　各サービスの指定基準は、厚生労働省が「指定居宅サービス等の事業の人員、設備及び運営に関する基準」「指定地域密着型サービスの事業の人員、設備及び運営に関する基準」「介護医療院の人員、施設及び設備並びに運営に関する基準」といった省令で示しています。2012年4月以降、都道府県など自治体は条例によって指定基準を独自に定めることになりました。各自治体は厚労省令をベースに基準を作っていますが、サービスを行う地域の自治体について、独自基準の有無などを確認しておく必要があります。

育成・支援のための集団・運営指導、違反を調査する監査

　介護保険サービスを担う事業者が守るべき法令・通知、通達類は数多く、都道府県や市町村（および特別区）などの行政機関は、介護事業所が適切に運営されているか否かを確認する「指導」「監査」を定期的に実施しています（図2）。指導と監査は同じものと捉え

図2 介護保険制度における介護保険施設・事業者に対する指導監督

介護保険制度の健全かつ適切な運営の確保、法令に基づく適正な事業実施

介護給付等対象サービスの質の確保 ＋ 保険給付の適正化

介護保険施設等指導指針

指 導
介護保険施設・事業者

集団指導　　**運営指導**

支 援

周知の徹底

介護給付等対象サービスの取り扱い	介護報酬の請求

〈行政指導〉

介護保険法第23条、第24条

すれば監査へ以降
不正等の疑いが発覚

介護保険施設等監査指針

監 査
介護保険施設・事業者

的確な把握

著しい運営基準違反・不正請求・虐待等に関する事実関係

※事実上の行為および事実上の行為をするに当たり、その範囲、時期等を明らかにするための法令上の手続き

介護保険法第76条他

公正・適切な措置
介護保険施設・事業者

勧 告
〈行政指導〉

命 令
（勧告に従わない場合）

指定取消等
〈行政処分（不利益処分）〉

介護保険法
第76条の2、第77条他

出典：厚生労働省「介護保険施設等運営指導マニュアル」

られがちですが、行政においては明確に異なるものとして区分されます。

　「指導」は介護サービス事業者の育成・支援を目的として行われ、「集団指導」と「運営指導」に大きく分かれます。これらは良質なケアを提供する事業者を育てるという視点から実施されます。適切に制度を運営するという目的に基づいているため、過度に不安視する必要はないといえます。

　一方の「監査」は、指定基準違反や介護報酬の不正請求に対して機動的に実施されるものです。運営指導や利用者・家族からのクレーム、内部告発などによって、指定基準違反や不正請求が認められる場合、または疑いがある場合に行われます。厳しい調査が実施され、改善点が見つかれば期日までに修正・報告するように行政指導などが下されます。悪質な違反とみなされれば、「指定の効力の全部または一部の停止」や、「指定取り消し」といった行政処分に至ることもあります。

今後の見通し

要介護者の安全や権利を守るため、指定基準にはたびたび追加・変更が加えられます。また、人材不足を背景に、業務効率化の観点から人員基準の見直しも進む可能性があります。

5

介護保険サービスと関連サービス

介護サービスで働く主な職種

POINT

● 介護職員の資格は介護福祉士、介護福祉士実務者研修、介護職員初任者研修など

● 人手不足の中、介護職員から周辺業務をタスクシフトする「介護助手」の活用が重要に

　介護専門職の代表的な資格は、介護福祉士、介護職員初任者研修修了者、介護福祉士実務者研修修了者、介護支援専門員（ケアマネジャー）、社会福祉士などです（図1）。介護の専門職以外にも、看護職やリハビリ職、栄養管理・口腔ケアのスタッフや事務職員など様々な職種が働いています（図2）。サービス形態ごとに、各職種が連携して介護サービスを提供します。以下、それぞれの資格・職種の概要を紹介していきます。

介護のプロフェッショナル、介護福祉士

　介護福祉士は、身体上または精神上の障害によって日常生活に支障がある人に対して、心身の状況に応じた介護を行い、介護に関する指導を担う名称独占の国家資格です。「社会福祉士及び介護福祉士法」に規定されています。入浴や排泄、食事介助などの身体介護[※1]に加え、掃除や洗濯といった生活援助、家族や本人への相談支援などを担います。また就業先が都道府県に事業者登録を行っているなどの条件を満たせば、医師の指示の下、医療行為であるたんの吸引と経管栄養を行うことが認められています。

　介護福祉士は介護のプロフェッショナルで、介護職の中でも中核的な役割を担い、専門的な観点から本人や家族等の支援を行います。職種としては施設や事業所の介護職員や管理者、訪問介護事業所の訪問介護員、サービス提供責任者[※2]などとして従事します。厚生労働省によると、2023年12月末時点で194万958人が資格登録しています。

※1　身体介護とは、排泄・食事介助、清拭・入浴、体位変換、移動・移乗介助、服薬介助、自立生活支援のための見守りなど、利用者の身体に直接接触して行われるサービス等のこと。また生活援助とは、身体介護以外で、利用者が日常生活を営むことを支援するサービスを指す。掃除や洗濯、ベッドメーク、調理や配膳・下膳、買い物などを含む（厚生省老人保健福祉局老人福祉計画課長通知 老計第10号「訪問介護におけるサービス行為ごとの区分等について」［2000年3月17日］）

※2　訪問介護事業所で訪問介護計画の作成や、連絡調整業務、訪問介護員に対する指示や業務管理などを担う職種

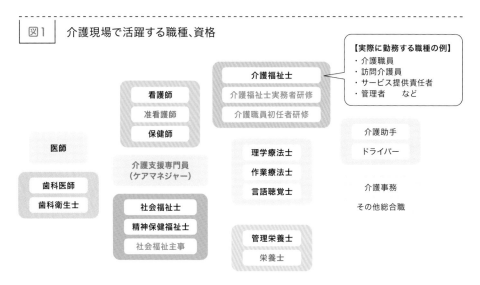

図1 介護現場で活躍する職種、資格

【実際に勤務する職種の例】
・介護職員
・訪問介護員
・サービス提供責任者
・管理者　　など

看護師
准看護師
保健師

介護福祉士
介護福祉士実務者研修
介護職員初任者研修

医師

介護支援専門員
（ケアマネジャー）

理学療法士
作業療法士
言語聴覚士

介護助手
ドライバー

介護事務
その他総合職

歯科医師
歯科衛生士

社会福祉士
精神保健福祉士
社会福祉主事

管理栄養士
栄養士

※黒の太字は国家資格、紫の太字は都道府県が認定する資格、オレンジの太字は国家資格ではないが、公的に認定されるもの

　介護福祉士になるには国家試験に合格する必要があります。合格率は7割ほどです。受験資格を得るには、（1）福祉系高校で単位を取得する、（2）介護福祉士養成施設で必要な教育を受ける[3]、（3）3年以上の実務経験を積み、450時間（無資格の場合）の介護福祉士実務者研修を受講する——の3つのルートがあります。このうち3つ目の、実務経験を積んで受験するケースが大半となっています（図3）。このほか、インドネシア、フィリピン、ベトナムと結んでいるEPA（経済連携協定）による介護福祉士候補者が3年以上の実務経験を経た後に、国家試験に合格するルートもあります。

　無資格者から介護職員として働き出す場合、現場での実践を積みつつ、基礎的な知識や技術を習得する介護職員初任者研修を修了してから、幅広い利用者に対する基本的な介護提供能力の習得を目指す介護福祉士実務者研修を受け、介護福祉士の試験を受ける——というキャリアパスが一般的になっています（図4）。実務者研修は以前の「訪問介護員養成研修1級」、初任者研修は「訪問介護員養成研修2級」という資格に相当しますが、それらの資格は廃止され、2013年度以降現在の形になりました。

　さらに公益社団法人日本介護福祉士会内の認定介護福祉士認証・認定機構が管理する、認定介護福祉士という民間資格もあります。介護福祉士の中でも5年以上実務経験があるなどの条件を満たし、養成研修を受講した場合に認定されます。

ケアプラン作成や連絡調整を担う介護支援専門員

　介護支援専門員（ケアマネジャー）は、要介護者や要支援者が自立した日常生活を営む上で必要な援助に関わる専門的知識・技術を有する、都道府県知事の登録を受けた専門

※3　介護福祉士養成施設の卒業者は、以前は国家試験を受験せずに介護福祉士資格を取得したが、法改正により2017年4月から受験が義務付けられた。経過措置があり、2026年度卒業者まで、卒業後5年間は試験に合格しなくても介護福祉士になれる

職です。要介護・要支援者の相談に応じ、各種介護サービスを受けられるよう、ケアプラン（介護サービス等の提供についての計画）の作成や市町村、事業者、施設等との連絡調整などのケアマネジメントをします[4]（**4-5**参照）。代表的な勤務先としては要介護者のケアプラン作成を担う居宅介護支援事業所、要支援者のケアプランを作成する地域包括支援センター、介護保険施設等があります。医療や介護に関わる国家資格等を有していることが条件で、介護福祉士のキャリアアップ先の資格の1つでもあります。

　居宅介護支援事業所等に勤務するケアマネジャーは、自宅等で居宅サービスを受ける利用者に対して、相談を受けた上で居宅サービス計画を作成します（図5）。また事業者や主治医などとの連絡調整や、介護保険施設等への紹介なども行います。施設等に勤務する場合は現場の介護職員と連携しつつ、入所者に対して施設サービス計画等を作成します。

　ケアマネジャーになるには医師、看護師、社会福祉士、介護福祉士等で、保健医療福祉に関わる実務経験が5年以上などの要件を満たす人が、試験に合格する必要があります。その後研修を修了し、都道府県知事によって資格が交付されます。厚労省によるとこれまでの合格者の総計は、2023年開催の試験までで75万1059人です。

社会福祉士は相談支援のエキスパート

　社会福祉士は、名称独占の国家資格で、身体上または精神上の障害や、環境上の理由によって日常生活を営むのに支障がある人の福祉に関する相談に応じて、助言、指導を実施し、医師や関係者との連絡・調整業務を担います。「社会福祉士及び介護福祉士法」に規定されています。社会福祉士になるには国家試験に合格する必要があり、福祉系大学や養成施設等を卒業することで受験資格を得られます。試験の合格率は3割ほどで、厚労省によると、2023年12月末現在で28万7179人が資格登録しています。

　社会福祉士は高齢者、児童や障害者など福祉に関わる相談支援のエキスパートとして活躍します。介護現場で働く場合、利用者や関係者の調整を担う生活相談員（介護老人保健施設の場合は支援相談員）や、特養の施設長など役職者になることがあります。他のケースワーカー関連の資格として、精神保健福祉分野の相談業務を担う精神保健福祉士（国家資格）や、特養施設長の要件の1つである社会福祉主事（任用資格）もあります。

医療と介護をつなぐ看護職、機能訓練を担うリハビリ職

　介護現場における看護師は、利用者の日常的な健康のチェックや必要な医療的ケアの提供、看取りのサポート、医療機関との連携などの役割が期待されています（**2-3**参照）。代表的な勤務先として訪問看護ステーションが挙げられますが、通所介護事業所などの居宅サービスや、特別養護老人ホームなど施設サービス全般に勤務します。

　理学療法士、作業療法士、言語聴覚士などのリハビリ関係職種は、リハビリテーションや機能訓練を担います（**2-3**参照）。介護保険におけるリハビリは、急性期を脱した後の早

---

[4]　厚生労働省「介護支援専門員」概要

図2 介護現場における職種別の給与状況等

生活相談員・支援相談員

- 平均年齢：45.6歳
- 平均勤続年数：10.5年
- 実労働時間：163.9時間
- 平均月給与額：34万2810円
- うち手当：7万2330円
- うち賞与等一時金：5万6060円
- 平均年収イメージ：411万3720円

介護職員

- 平均年齢：44.7歳
- 平均勤続年数：8.7年
- 実労働時間：164.5時間
- 平均月給与額：31万8230円
- うち手当：8万860円
- うち賞与等一時金：5万530円
- 平均年収イメージ：381万8760円

資格別平均給与は……

- ・介護福祉士：33万1690円
- ・実務者研修：30万2500円
- ・介護職員初任者研修：30万2910円
- ・社会福祉士：35万2560円

※月給・常勤、介護職員等ベースアップ等支援加算を取得している事業所

看護職員

- 平均年齢：51.5歳
- 平均勤続年数：9.7年
- 実労働時間：161.6時間
- 平均月給与額：37万2970円
- うち手当：7万6820円
- うち賞与等一時金：6万2160円
- 平均年収イメージ：447万5640円

理学療法士、作業療法士、言語聴覚士、機能訓練指導員

- 平均年齢：40.4歳
- 平均勤続年数：8.1年
- 実労働時間：159.0時間
- 平均月給与額：35万5060円
- うち手当：6万6750円
- うち賞与等一時金：5万9420円
- 平均年収イメージ：426万720円

介護支援専門員

- 平均年齢：50.1歳
- 平均勤続年数：12.3年
- 実労働時間：164.9時間
- 平均月給与額：36万2700円
- うち手当：8万3170円
- うち賞与等一時金：5万8990円
- 平均年収イメージ：435万2400円

調理員

- 平均年齢：47.4歳
- 平均勤続年数：9.2年
- 実労働時間：164.1時間
- 平均月給与額：26万2540円
- うち手当：3万4540円
- うち賞与等一時金：4万7210円
- 平均年収イメージ：315万480円

管理栄養士・栄養士

- 平均年齢：40.8歳
- 平均勤続年数：9.9年
- 実労働時間：161.4時間
- 平均月給与額：31万6820円
- うち手当：4万8660円
- うち賞与等一時金：5万9800円
- 平均年収イメージ：380万1840円

事務職員

- 平均年齢：47.8歳
- 平均勤続年数：10.9年
- 実労働時間：162.7時間
- 平均月給与額：30万8430円
- うち手当：4万8470円
- うち賞与等一時金：5万5580円
- 平均年収イメージ：370万1160円

※いずれも常勤職員
厚生労働省「2022年度介護従事者処遇状況等調査」を基に編集部作成

図3 介護福祉士国家試験の受験資格別割合

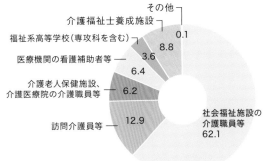

その他 0.1
介護福祉士養成施設 8.8
福祉系高等学校（専攻科を含む）3.6
医療機関の看護補助者等 6.4
介護老人保健施設、介護医療院の介護職員等 6.2
訪問介護員等 12.9
社会福祉施設の介護職員等 62.1

（％）

n=7万9151人
厚生労働省「第35回介護福祉士国家試験合格発表」（2023年3月24日発表）を基に編集部作成

期離床や機能改善を主目的とする医療保険のリハビリとは異なり、身体機能の維持・改善、QOLの向上を、また施設におけるリハビリでは在宅復帰を目指します。介護老人保健施設や通所リハビリテーション、訪問リハビリテーション、訪問看護などでは医師の指示に基づいてリハビリを提供します。それ以外の通所介護などでは機能訓練指導員[※5]という職種として、医師の指示は必要とせず、機能訓練を実施します。

医師（2-3参照）の介護に関わる役割の1つは、介護保険サービスの利用申請をする患者について、主治医意見書を発行することです。また介護保険サービスにおける役割としては、施設サービスでは特別養護老人ホーム（1人、非常勤でも可）、介護老人保健施設（常勤1人）、介護医療院（常勤3人）で医師の配置が必須となっています。配置医師は、入所者の健康管理や定期的な診察、必要な処置や処方、リハビリや看護の指示などを行うことが求められます。特養の場合はほとんどが非常勤の嘱託医で、常勤の医師がいる施設はわずかです[※6]。

居宅サービスでも、通所・訪問リハビリの事業所では常勤医師の配置が必要で、リハビリを提供する上でも医師の指示が必須です。訪問看護における看護の提供でも、主治医の指示が必要となります。また居宅療養管理指導として、ケアプラン作成に当たっての居宅介護支援事業者への情報提供、本人や家族への指導・助言などを実施します。

報酬請求業務や人事、地域交流などを行う事務職種

そのほかの専門職種として、栄養士・管理栄養士があります（2-3参照）。特に施設や通いの場では食事を提供する必要があるため、調理や食事提供、栄養管理、栄養指導などを担います。栄養士・管理栄養士については、施設や事業所内で就業するだけでなく、外部の栄養ケア・ステーション[※7]と連携するという例もあります。

事務職員は、介護報酬の請求事務（介護給付費明細書の作成など）に加え、人事、労務管理、施設管理、広報、地域交流などを担い、事業所の運営を支えます。介護事務に関して、特に必須となる資格や公的な資格はありませんが、複数の民間資格があります。

加えて近年では、介護職員からタスクシフティングを実施して介護の周辺業務を担う、いわゆる介護助手の存在も欠かせなくなっています。排泄、食事等の介助や清拭などの専門性の高い直接的な介護業務は介護職員が行い、介護助手はその他の清掃・洗濯、配膳、必要品の買い出し、ベッドメーキング、送迎などの間接的な業務を担います。介護助手という呼称自体はまだ定まったものではなく、「ケアアシスタント」など様々な呼び方が検討されています。介護助手に関しては、無資格者が介護現場で働き始める際の最初のキャリアや、シニアスタッフの登用などが想定されています。

※5　日常生活を営むのに必要な機能の減退を防止するための訓練を行う能力を有する者。理学療法士、作業療法士、言語聴覚士、看護師、准看護師、柔道整復師、あん摩マッサージ指圧師のいずれかの有資格者を任命できる

※6　厚生労働省「2015年度介護報酬改定の効果検証及び調査研究に係る調査（2016年度調査）介護老人福祉施設における医療的ケアの現状についての調査研究事業」

※7　公益社団法人日本栄養士会が設置を進める、地域において栄養支援を行う拠点

| 図4 | 介護福祉士のキャリアパス |

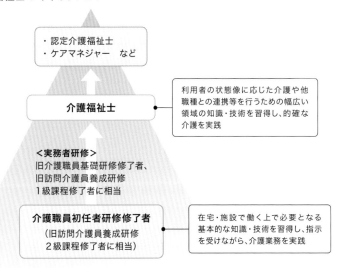

・認定介護福祉士
・ケアマネジャー　など

介護福祉士 ● 利用者の状態像に応じた介護や他職種との連携等を行うための幅広い領域の知識・技術を習得し、的確な介護を実践

<実務者研修>
旧介護職員基礎研修修了者、
旧訪問介護員養成研修
1級課程修了者に相当

介護職員初任者研修修了者
（旧訪問介護員養成研修
2級課程修了者に相当）
● 在宅・施設で働く上で必要となる基本的な知識・技術を習得し、指示を受けながら、介護業務を実践

厚生労働省「今後の介護人材養成の在り方に関する検討会報告書」（2011年1月20日）を基に編集部作成

| 図5 | 居宅介護支援事業所におけるケアマネジャーの業務内容のイメージ |

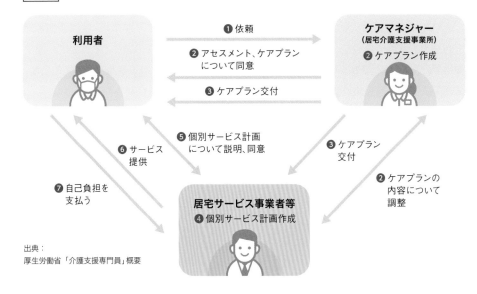

利用者

❶ 依頼
❷ アセスメント、ケアプランについて同意
❸ ケアプラン交付

ケアマネジャー
（居宅介護支援事業所）
❷ ケアプラン作成

❺ 個別サービス計画について説明、同意

❸ ケアプラン交付

❻ サービス提供

❼ 自己負担を支払う

❷ ケアプランの内容について調整

居宅サービス事業者等
❹ 個別サービス計画作成

出典：
厚生労働省「介護支援専門員」概要

今後の見通し

国は、介護職員の処遇改善や多様な人材の確保、生産性の向上、外国人材の受け入れなどの対策に取り組んでいます。運営事業者にとってはできるだけ離職率を下げ、定着を促す取り組みが必須となります。

居宅介護支援

POINT

● 各種サービス提供計画と給付管理を担う介護保険の要のサービス
● 提供実績は増え続けるが、小規模事業所は統廃合へ

　居宅介護支援は、要介護認定で要介護と判定された高齢者が各種の介護保険サービスを利用する際のコーディネートであるケアマネジメントを行うサービスです。介護支援専門員（ケアマネジャー）が利用者一人ひとりの状況に合わせて、区分支給限度基準額を考慮しながら居宅サービス計画（ケアプラン）を作成します。サービスを依頼する介護事業所の選択の援助や、適切にケアが提供されているかのチェックも行います（図1）。居宅介護支援にかかる費用は全額（10割）が介護保険から給付され、利用者負担はありません。

　居宅介護支援は法人格を有する事業者ならば指定を受けることができ、民間企業など営利法人も実施できます。指定基準のうち、主な人員基準は表1の通りです。居宅介護支援は要介護者が介護サービスを利用する際に最初の「接点」となる事業です。このため、ケアプランの作成を請け負えば自社の居宅サービスの利用につながりやすく、2000年の介護保険スタート以来、大半の事業者が居宅介護支援を手掛けてきました。

　一方、要支援者を対象とした介護予防支援（介護予防ケアマネジメント）は、市町村の「地域包括支援センター」が主に担当してきました。同センターは居宅介護支援事業所に、介護予防サービス計画（介護予防ケアプラン）の作成などの業務を委託できますが、報酬が低いこともあり、外部委託はあまり進んでいないのが実情でした。そこで2024年度介護保険制度改正では、居宅介護支援事業所も市町村から指定を受けて介護予防支援を行えるようになりました。

介護と医療の連携を促進する役割も求められる

　居宅介護支援の基本報酬は、軽度（要介護1・2）および中重度（要介護3〜5）の区分別に月当たりの報酬単価が設定されています（表2）。原則として、ケアマネジャー1人（常勤換算）当たりのケアプラン件数が45件以上となった分については、段階的に報酬が減少する「逓減制」のルールが適用されます。さらにケアプランデータ連携システムを活用し、かつ事務職員を配置している場合は、逓減制の対象は50件以上になります。2024年度介護報酬改定で、逓減制の対象が改定前の40件から45件、システム活用や事務職員

図1 ケアマネジメントの流れ

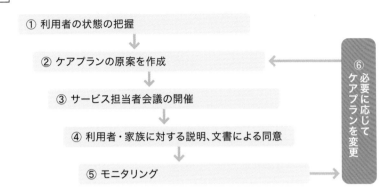

① 利用者の状態の把握

② ケアプランの原案を作成

③ サービス担当者会議の開催

④ 利用者・家族に対する説明、文書による同意

⑤ モニタリング

⑥ 必要に応じてケアプランを変更

表1 居宅介護支援および介護予防支援の主な人員基準

居宅介護支援		
人員基準	従業者	（1）最低1人の常勤の介護支援専門員を配置
		（2）利用者35人に1人を標準とし、端数を増すごとに1人加配するのが望ましい
	管理者	専らその職務に従事する常勤の主任介護支援専門員を管理者として配置。ただし、2021年3月末時点で主任介護支援専門員でない場合、2027年3月末まで猶予（2021年4月以降の新管理者には適用しない）

介護予防支援		
人員基準	従業者	保健師、介護支援専門員、社会福祉士、経験のある看護師、高齢者保健福祉の相談業務などに3年以上従事した社会福祉主事のいずれかであって、介護予防支援に関する知識を持つ職員を1人以上配置
	管理者	専ら業務に従事する常勤の管理者を配置。ただし、管理上支障がなければ、地域包括支援センターの他の職務との兼務は可

図2 居宅介護支援の運営主体別の内訳（2022年10月時点）

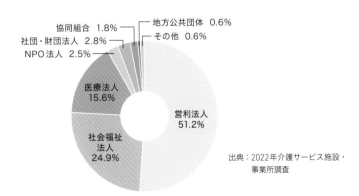

協同組合 1.8%
社団・財団法人 2.8%
NPO法人 2.5%
地方公共団体 0.6%
その他 0.6%
医療法人 15.6%
営利法人 51.2%
社会福祉法人 24.9%

出典：2022年介護サービス施設・事業所調査

配置などで効率化している場合は45件から50件へと5件ずつ引き上げられ、より多くのケアプランを担当できるようになりました。

居宅介護支援には、介護保険法の第1条に規定された「（要介護者の）有する能力に応じ自立した日常生活を営むこと」の実現に向け、介護保険サービスにとどまらず、地域の資源を生かした支援が求められます。病院が「治療・療養の場」から「治療の場」に特化していく中、重度の在宅患者が増えていることから、介護と医療の連携を促進する役割も期待されています。

こうした流れは2018年度介護報酬改定から一段と強まり、一定の質を確保した居宅介護支援事業所を評価する特定事業所加算では、他法人と共同の事例検討会の実施や、地域包括支援センター等が行う事例検討会への参加が要件となっています。

医療機関との積極的な連携を評価する加算も設けられています。要介護者が入院する際の居宅介護支援事業所から病院への情報提供を評価する「入院時情報連携加算」（加算(I)：250単位／月、加算(II)：200単位／月）、退院時の連携を評価する「退院・退所加算」（450～900単位／回）のほか、末期癌患者の終末期におけるケアマネジャーの積極的な関与を評価する「ターミナルケアマネジメント加算」（400単位／月）などがあります。

入院時情報連携加算については2024年度介護報酬改定で、入院時の迅速な情報提供を促進する観点から、入院当日中または入院後3日以内に情報提供した場合に評価する形に見直しました（改定前は入院後3日以内または入院後7日以内）。

さらに2024年度改定で、居宅介護支援にも「同一建物減算」が導入されました。事業所と同一または隣接敷地内の建物の居住者にケアマネジメントを行った場合や同一建物の居住者20人以上に行う場合は5％が減算されます。

自己負担の導入で議論が続く

居宅介護支援の介護費は、2000年の介護保険制度のスタート時から増加していましたが、2006年4月の介護報酬改定を機にいったん減少しました。介護予防サービスが創設され、軽度者が単価の低い予防給付へ移行した結果です。

ただし、2006年度の2946億円（介護予防を含む）からはおおむね増加傾向にあり、2021年度は5576億円に達しています。一方、請求事業所数は2017年度末（2018年4月審査分）の4万65カ所をピークに漸減しており、2022年度末では3万7197カ所になっています（介護給付費等実態統計）。運営主体別の内訳（2022年10月時点）は営利法人が約半数を占めています（図2）。ただ、その比率は年々低下し、社会福祉法人と医療法人の割合が上昇しています。

居宅介護支援はサービスの性格上、「公正中立なケアマネジメント」を行うことが運営基準などで定められています（4-5参照）。違反すれば指定取消などの重い処分を受けることがあります。

居宅介護支援などケアマネジメントの介護報酬に対する自己負担の導入も、制度全体に影響する論点として議論が続いています。居宅介護支援（介護予防を含む）にかかる介護費は2018年度に5000億円を突破しており、自己負担を導入すれば、1割としても500

表2 居宅介護支援と介護予防支援の基本報酬（2024年度介護報酬改定後）

居宅介護支援

居宅介護支援費（I）（i）	
〈1人当たりケアプラン件数が45件未満の場合、または45件以上の場合における45件未満の部分に適用〉	
要介護1・2	1086単位／月
要介護3・4・5	1411単位／月

居宅介護支援費（I）（ii）	
〈1人当たりケアプラン件数が45件以上の場合、45件以上60件未満の部分に適用〉	
要介護1・2	544単位／月
要介護3・4・5	704単位／月

居宅介護支援費（I）（iii）	
〈1人当たりケアプラン件数が45件以上の場合、60件以上の部分に適用〉	
要介護1・2	326単位／月
要介護3・4・5	422単位／月

居宅介護支援費（II）（i）	
〈1人当たりケアプラン件数が50件未満の場合、または50件以上の場合における50件未満の部分に適用〉	
要介護1・2	1086単位／月
要介護3・4・5	1411単位／月

居宅介護支援費（II）（ii）	
〈1人当たりケアプラン件数が50件以上の場合、50件以上60件未満の部分に適用〉	
要介護1・2	527単位／月
要介護3・4・5	683単位／月

居宅介護支援費（II）（iii）	
〈1人当たりケアプラン件数が50件以上の場合、60件以上の部分に適用〉	
要介護1・2	316単位／月
要介護3・4・5	410単位／月

【居宅介護支援費（II）の主な算定要件】
・一定の情報通信機器（人工知能関連技術を活用したものを含む）の活用かつ事務職員の配置を行っている事業所

介護予防支援（地域包括支援センターが算定）

地域包括支援センター	442単位／月
居宅介護支援事業者	472単位／月

億円以上の費用抑制につながるからです。

　3年ごとの介護保険制度改正の議論では毎回テーマに上がり、社会保障審議会・介護保険部会の委員の間で、制度の持続可能性の確保の観点から見直しに積極的な意見と、利用者負担の増大などに反対する意見が対立しています。2024年度制度改正でも自己負担の導入は見送られ、議論は持ち越しとなっています。

今後の見通し

居宅介護支援事業所は他のサービスと併設することが多いため、公正中立なケアマネジメントは介護保険創設以来の課題です。今後も制度改正のたびに、新たなルールが検討されるとみられます。他の介護サービス事業所との書類のやり取りが多く、事務作業のデジタル化への対応も求められることから、事業所の統合はいっそう進んでいきそうです。

介護保険サービスと関連サービス

訪問サービス

POINT

● 訪問介護は在宅の要介護者を支える居宅サービスの中核

● 訪問看護と訪問リハビリテーションは医療保険による提供も

介護保険における居宅サービスは、自宅で暮らす要介護者および要支援者が自立した生活を送るための介助や支援を行うサービスです。このうち、訪問サービスは自宅に訪問して提供するサービスで、訪問介護、訪問入浴介護および介護予防訪問入浴介護、訪問看護および介護予防訪問看護、訪問リハビリテーションおよび介護予防訪問リハビリテーションが該当します。

直接介助や見守りで自立生活を支援する訪問介護

訪問介護は要介護者の自宅を訪問して身体介護や生活援助などを実施するサービスで、在宅介護の中核を成すサービスの1つです（表1）。ホームヘルプサービスと呼ばれることもあります。身体介護は入浴、排泄、食事、起床・就寝の介助など、利用者の身体に直接接触して介助するサービスです。生活援助は調理、洗濯、掃除など日常生活の援助を行います。自立生活支援や重度化防止のための見守りも身体介護に含まれます[※1]。

人員基準と設備基準は表2の通りで、事業所は訪問介護員等を2.5人（常勤換算）以上確保する必要があります。訪問介護員等は「訪問介護計画」に従って、身体介護や生活援助などのサービスを提供します。訪問介護員は「ホームヘルパー」「ヘルパー」とも呼ばれます。事業所の正規職員や常勤のパート職員のほか、多いのが働きたい日や時間を登録して勤務する非常勤の「登録ヘルパー」です。

訪問介護員等になり得るのは、介護福祉士、実務者研修修了者、介護職員初任者研修修了者などです（各資格については5-2参照）。これに従来の旧介護職員基礎研修修了者と旧訪問介護員養成研修1級および2級課程修了者が加わります。さらに看護師および准看護師も、都道府県の判断によって訪問介護員として認められます。

訪問介護の基本報酬は「身体介護中心型」（身体介護）と「生活援助中心型」（生活援

※1 2018年に「訪問介護におけるサービス行為ごとの区分等について」（2000年3月17日厚生省老人保健福祉局老人福祉計画課長通知、いわゆる「老計10号」）が改正。身体介護には「自立生活支援・重度化防止のための見守り的援助」も含まれると明記した。新たに身体介護として扱う事例として、「利用者と一緒に手助けや声かけおよび見守りしながら行う調理、配膳、後片付け」「利用者と一緒に手助けや声かけおよび見守りしながら行う掃除、整理整頓」などが加えられた

表1　訪問介護のサービス類型

① 身体介護：利用者の身体に直接接触して行われるサービスなど
（例：入浴介助、排泄介助、食事介助）

② 生活援助：身体介護以外で、利用者が日常生活を営むことを支援するサービス
（例：調理、洗濯、掃除）

③ 通院等乗降介助：通院等のための乗車・降車の介助
（乗車前・降車後の移動介助等の一連のサービス行為を含む）

表2　訪問介護の人員基準と設備基準

人員基準	
訪問介護員等	常勤換算で2.5以上
サービス提供責任者※ ※ 共生型訪問介護事業所は特例がある	介護福祉士、実務者研修修了者、旧介護職員基礎研修修了者、旧1級課程修了者 ・訪問介護員等のうち、利用者40人に対して1人以上 （原則として常勤専従の者であるが、一部非常勤職員でも可） ・以下の要件を全て満たす場合には、利用者50人につき1人 　○ 常勤のサービス提供責任者を3人以上配置 　○ サービス提供責任者の業務に主として従事する者を1人以上配置 　○ サービス提供責任者が行う業務が効率的に行われている場合
※サービス提供責任者の業務 ①訪問介護計画の作成、②利用申し込みの調整、③利用者の状態変化やサービスへの意向の定期的な把握、④居宅介護支援事業者等に対する利用者情報の提供（服薬状況や口腔機能等）、⑤居宅介護支援事業者との連携（サービス担当者会議出席等）、⑥訪問介護員に対しての具体的援助方法の指示および情報伝達、⑦訪問介護員の業務の実施状況の把握、⑧訪問介護員の業務管理、⑨訪問介護員に対する研修や技術指導　など	
管理者	常勤で専ら管理業務に従事するもの

設備基準
・事業の運営に必要な広さを有する専用の区画（利用申込の受付、相談等に対応できるもの） ・訪問介護の提供に必要な設備および備品

表3　訪問介護の基本報酬（2024年度介護報酬改定後）

身体介護中心型	20分未満	163単位
	20分以上30分未満	244単位
	30分以上1時間未満	387単位
	1時間以上1時間30分未満	567単位
	以降30分を増すごとに	82単位
	引き続いての生活援助※	65単位
生活援助中心型	20分以上45分未満	179単位
	45分以上	220単位
通院等乗降介助		97単位

※引き続き生活援助を行った場合、20分から起算して25分ごとに加算する、70分以上を限度

助) の2つの類型に加えて、「身体介護に引き続き生活援助を行う場合」の報酬が設けられています。報酬はいずれも1回当たりの出来高制です (表3)。なお、介護保険で生活援助が利用できるのは、利用者が単身、あるいは同居家族などが「障害・疾病その他やむを得ない理由」によって家事を行えない状態にあると認められる場合のみです。

要支援者を対象とした訪問介護は、市町村が実施する介護予防・日常生活支援総合事業の介護予防・生活支援サービス事業の中で訪問型サービスに位置づけられています。訪問型サービスの内容や指定基準、単価については、市町村が地域の実情に応じて定めています。厚生労働省は参考として5種類の類型を提示しています (表4)。

介護保険制度の創設以来、訪問介護の市場は成長を続け、2021年度の介護費 (介護給付費と利用者の自己負担分の合計) は1兆562億円です (介護給付費等実態統計)。居宅サービスでは通所介護に次ぐ市場規模になっています。

ただし事業所数は横ばいが続いており、2021年度末の請求事業所数は3万4372カ所で、2020年度末の3万3750カ所から微増にとどまっています (介護給付費等実態統計)。背景には、介護人材不足や事業規模拡大のために複数の訪問介護事業所を統廃合するといった動きが進んでいることがあるとみられます。

2022年10月時点における訪問介護の指定事業所の運営主体別の内訳を見ると、営利法人が70.7%で最も多く、その割合は年々増えています (図1)。介護保険創設当初は、市町村の社会福祉協議会や福祉公社などの「公的セクター」が市場の大半を占めていましたが、その後の自治体の財政難などで補助金がカットされて撤退が続き、現在は民間事業者がサービスの主役を担っています。

重度の要介護者を3人で入浴させる訪問入浴介護

訪問入浴介護は、浴槽を搭載した入浴車両で要介護者の自宅を訪れ、入浴の援助を行うサービスです。居宅内に浴槽を搬入し、入浴車両の設備からホースで給湯して実施します。主な利用対象は1人では入浴が難しい重度の要介護者で、看護師1人と介護職員2人の計3人体制でサービスを実施します。利用者はもともと中重度者を想定しているため、介護予防訪問入浴介護の利用者は少数にとどまっています。

訪問入浴介護の基本報酬は1回1266単位で、2000年の介護保険創設以来、ほとんど変化はありません。2021年度の介護費は574億円で、2012年度の602億円をピークに市場は伸びていません (介護給付費等実態統計)。

請求事業所数は2004年度末の2698カ所をピークに減少しており、2021年度末は1658カ所になっています (介護給付費等実態統計)。事業所の統合が進んでいることがうかがえます。事業所の運営主体の内訳を見ると、営利法人が74.4%を占めています (図2)。

人件費や燃料費の上昇などで事業コストは高まる傾向にあり、同じ入浴ケアを手がける通所介護との競争も激しくなっています。訪問入浴介護は対象者が限られるため、利用者を増やすのは容易ではありません。気管切開や胃ろう、ストーマなどの医療的処置を受けている在宅高齢者への対応が、事業展開の鍵になるでしょう。

表4 介護予防・日常生活支援総合事業における訪問型サービスの類型

基準	従前の 介護予防訪問介護相当	多様なサービス			
サービス 種別	（1）訪問介護	（2）訪問型 サービスA （緩和した基準に よるサービス）	（3）訪問型 サービスB （住民主体による 支援）	（4）訪問型 サービスC （短期集中予防 サービス）	（5）訪問型 サービスD （移動支援）
サービス 内容	訪問介護員による身体介 護、生活援助	生活援助など	住民主体の自主 活動として行う 生活援助など	保健師などによ る居宅での相談 指導など	移送前後の 生活支援
対象者と サービス 提供の 考え方	・既にサービスを利用して おり、サービスの利用 の継続が必要なケース ・以下のような訪問介護 員によるサービスが必要 なケース （例）認知機能の低下により 日常生活に支障がある症状・ 行動を伴う者、退院直後で 状態が変化しやすく、専門的 サービスが特に必要な者な ど	・状態などを踏まえながら、住民主 体による支援など「多様なサービ ス」の利用を促進		・体力の改善に 向けた支援が 必要なケース ・ADL・IADLの 改善に向けた 支援が必要な ケース ※3～6カ月の短 期間で行う	訪問型サービス Bに準じる
実施方法	事業者指定	事業者指定 / 委託	補助（助成）	直接実施 / 委託	
基準	予防給付の基準を基本	人員などを緩和 した基準	個人情報の保護 などの最低限の 基準	内容に応じた独 自の基準	
サービス 提供者 （例）	訪問介護員 （訪問介護事業者）	主に雇用労働者	ボランティア 主体	保健・医療の専 門職（区市町村）	

厚生労働省のガイドラインを基に編集部作成

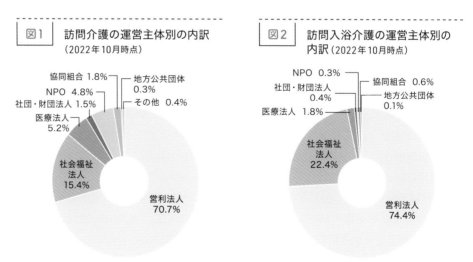

図1 訪問介護の運営主体別の内訳（2022年10月時点）

協同組合 1.8%
地方公共団体 0.3%
NPO 4.8%
その他 0.4%
社団・財団法人 1.5%
医療法人 5.2%
社会福祉法人 15.4%
営利法人 70.7%

図2 訪問入浴介護の運営主体別の内訳（2022年10月時点）

NPO 0.3%
協同組合 0.6%
社団・財団法人 0.4%
地方公共団体 0.1%
医療法人 1.8%
社会福祉法人 22.4%
営利法人 74.4%

出典：2022年介護サービス施設・事業所調査

訪問看護の事業所はステーションと病院・診療所の2種

　訪問看護は、在宅生活を送る要介護者に、看護職員（看護師、准看護師、保健師）が療養上の世話や診療上の補助を行うサービスです。具体的には、主治医から出された訪問看護指示書に基づき、病状の観察・管理や褥瘡の処置、カテーテル管理、清拭、リハビリテーションなどを行います。

　要支援者が対象の場合は介護予防訪問看護が提供されますが、主に中重度者に提供するサービスとして位置づけられていることもあり、その利用は少なくなっています。

　医療保険と介護保険の両方の給付対象となることも訪問看護の特徴です（図3）。要介護認定を受けて要支援・要介護となった高齢者が訪問看護を利用する場合は、原則として介護保険の給付対象となります。

　訪問看護を医療保険で利用できるのは、「厚生労働大臣が定める疾病等」（末期の悪性腫瘍、多発性硬化症、重症筋無力症、スモンなど）の患者（週4日以上の給付が可能）です。また、病状が急激に悪化して一時的に週4日以上の頻回の訪問看護が必要と認められ、医師が「特別訪問看護指示書」を出した場合も、指示書が交付された日から14日間に限り医療保険の給付が認められます。

　訪問看護事業所には、訪問看護ステーションと病院・診療所の2種類があります。営利法人などは訪問看護ステーションを開設すれば訪問看護サービスを提供できます。都道府県または政令指定都市、中核市から介護保険法に基づく指定を受けなければならないのは、他の介護保険サービスと同様です。なお、介護保険法の指定を受ければ、同法に基づく訪問看護だけでなく、健康保険法や老人保健法に基づく医療保険の訪問看護も提供できるようになります。主な人員・設備基準は表5の通りです。

　一方、病院・診療所の訪問看護事業所は介護保険制度下において「みなし指定」の特例が設けられています。健康保険法に基づく保険医療機関であれば、別途指定申請をしなくても、指定を受けたものとみなされて、介護保険の訪問看護を実施できます。この際、病院・診療所には法人格の有無は問われません。

　報酬の設定は介護保険と医療保険で異なります。介護保険では滞在時間に応じた報酬で、「20分未満」の基本報酬に加え、「30分未満」「30分以上1時間未満」というように、30分ごとに単価が上がっていきます（表6）。一方、医療保険では訪問回数や滞在時間に関係なく1日単位で基本報酬が定められていて、原則として週3日が限度です。

　介護保険制度スタート当初、訪問看護の市場規模の伸びは小さかったのですが、2012年度以降は新規参入の増加とともに大幅に拡大しています。2021年度の介護費は3724億円（介護予防含む）で、2011年度の約2倍に達しています。事業所も増え続けており、2021年度末で訪問看護の請求事業所数は1万3843カ所に及びます。そのほとんどを訪問看護ステーションが占めています（介護給付費等実態統計）。

　一方、保険医療機関の病院や診療所は前述の通り、2000年4月の介護保険法の施行に伴い、事業所指定の申請をしなくても訪問看護の指定を受けたものとみなされました。そのため、指定事業所の内訳としては「みなし指定」の病院・診療所が最も多いですが、実際に訪問看護を提供している医療機関はそれほど多くありません。

| 図3 | 訪問看護の概要 |

小児等40歳未満の者及び、
要介護者・要支援者以外
訪問看護利用者　48.4万人[※1]

要介護・要支援者
訪問看護利用者　74.4万人[※2]

利用者

訪問看護医療費
医療保険より給付

訪問看護

訪問看護

訪問看護費
介護保険より給付

病院・診療所

訪問看護ステーション

サービス
提供者

指示

指示書

医師

※1　訪問看護療養費実態調査（2023年6月審査分）より推計
※2　介護給付費実態統計（2023年6月審査分）
出典：第230回社会保障審議会・介護給付費分科会（2023年11月6日）資料2

| 表5 | 訪問看護の人員基準と設備基準 |

基準項目		訪問看護ステーション	病院または診療所である訪問看護事業所[※]
人員に関する基準	看護師等の員数	・保健師、看護師または准看護師（看護職員）　常勤換算で2.5以上となる員数、うち1人は常勤 ・理学療法士、作業療法士または言語聴覚士　訪問看護ステーションの実情に応じた適当数	訪問看護の提供に当たる看護職員を適当数
	管理者	・専従かつ常勤の保健師または看護師であって、適切な訪問看護を行うために必要な知識および技能を有する者	――

基準項目	訪問看護ステーション	病院または診療所である訪問看護事業所[※]
設備に関する基準	・事業の運営を行うために必要な広さを有する専用の事務室 ・訪問看護の提供に必要な設備および備品	・事業の運営を行うために必要な広さを有する専ら事業の用に供する区画 ・訪問看護の提供に必要な設備および備品

※ 介護保険のみ

在宅の維持期リハビリを担う訪問リハビリテーション

　訪問リハビリテーションは、理学療法士（PT）や作業療法士（OT）、言語聴覚士（ST）といったリハビリ専門職が要介護者の自宅を訪問し、機能訓練や日常生活動作訓練などのリハビリを提供し、利用者の自立支援を促すサービスです。介護保険では要支援者向けにも同様のサービスとして、介護予防訪問リハビリテーションが提供されています。

　利用対象者は、脳卒中後遺症などで身体に障害が残った高齢者や、神経難病（パーキンソン病、脊椎小脳変性症ほか）などを患っている在宅療養患者など。外出が困難で通所リハビリテーションを受けられない要介護者・要支援者なども含まれます。

　サービスに当たっては、医師の診療に基づき、利用者の病状、心身の状況、希望、置かれている環境を踏まえて、目標、目標を達成するための具体的なサービスの内容などを記載した訪問リハビリテーション計画を作成します。具体的な内容は、ベッドからの起き上がりや立ち上がり、歩行、食事・嚥下、発話など基本的動作能力のほか、運搬、トイレ、掃除、コミュニケーションといった、基本的動作を組み合わせた応用的動作能力を向上させるための訓練などです。

　訪問リハビリの指定事業所として認められるのは、病院・診療所および介護老人保健施設だけです。病院・診療所はみなし指定（**5-1**参照）でサービスを提供できます。営利法人の参入は認められていませんが、訪問看護ステーションではPT等のリハビリ専門職による訪問リハビリテーションが認められています。民間事業者がこの形態で在宅の要介護者にリハビリサービスを提供しているケースは少なくありません。

　訪問リハビリテーションは、介護保険と医療保険の両方から給付されるサービスです。基本的に維持期のリハビリは介護保険が担うこととされ、要介護者の大半は介護保険が適用されます。医療保険が適用されるケースは、急性増悪などで一時的にADL（日常生活動作）が低下した場合や、64歳以下の介護保険対象外の利用者などです。なお、医療保険が適用できるのは病院・診療所が提供するサービスとなります。

　訪問リハビリの報酬は、介護保険では1回当たり308単位。1回につき20分以上のリハビリを提供し、週6回までの算定が可能です。2024年度改定で介護予防リハビリの基本報酬は298単位となり、要介護者向けの報酬と差がつけられました。医療保険では在宅患者訪問リハビリテーション指導管理料が給付されます。

　訪問リハビリテーションの主な人員・設備基準は**表7**の通りです。

　訪問リハビリの市場は2006年4月の制度改正・介護報酬改定以降、急拡大しています。背景には、2006年に厚生労働省が、「急性期・回復期のリハビリは医療保険、維持期のリハビリは介護保険」という方針を打ち出したことがあります。2015年度介護報酬改定では生活リハビリの推進が打ち出されて、通所リハビリでの訓練が自宅で効果をもたらしているかを訪問リハビリで確かめるといった、訪問リハビリと通所リハビリを組み合わせて提供するケースも増えています。

　2006年度の介護費は91億円（介護予防を含む）でしたが、2021年度は615億円（同）に拡大しています。実際にサービスを提供する請求事業所数を見ると、2005年度末の1999カ所から2021年度末では5214カ所に増えています（介護給付費等実態統計）。

表6 訪問看護の基本報酬（2024年度介護報酬改定後）

		訪問看護	介護予防訪問看護
訪問看護ステーション	20分未満	314単位	303単位
	30分未満	471単位	451単位
	30分以上1時間未満	823単位	794単位
	1時間以上1時間30分未満	1128単位	1090単位
	理学療法士等の訪問	294単位	284単位
病院・診療所	20分未満	266単位	256単位
	30分未満	399単位	382単位
	30分以上1時間未満	574単位	553単位
	1時間以上1時間30分未満	844単位	814単位

表7 訪問リハビリテーションの人員基準と設備基準

人員基準	
医師	専任の常勤医師1以上 （病院、診療所と併設されている事業所、介護老人保健施設、介護医療院では、当該病院等の常勤医師との兼務で差し支えない）
理学療法士 作業療法士 言語聴覚士	適当数を置かなければならない

設備基準	
設備および備品	病院、診療所、介護老人保健施設または介護医療院であること
	訪問リハビリテーションに必要な設備および備品等

今後の見通し

訪問サービスの市場は拡大が続いていますが、制度改正のたびに自立支援・重度化防止への対応がより強く求められています。事業者によっては運営形態の変更を迫られるとともに、人材不足などを背景として事業所の統合が進みそうです。

居宅療養管理指導

POINT

- 通院が難しい高齢者宅に医療従事者が訪問して医学的管理を実施
- 訪問する職種によって、提供するサービス、報酬は異なる

居宅療養管理指導は、難病や障害などで通院が難しい高齢者の自宅を医師や歯科医師などの医療従事者が訪問し、療養上の指導や医学的な管理などを行うサービスです。薬剤師が訪問して行う服薬指導、管理栄養士による栄養指導も居宅療養管理指導として位置付けられています（表1）。居宅療養管理指導を実施できるのは、「みなし指定」の病院・診療所と薬局に限られます。診療所の医師の場合は、医療保険の対象となる訪問診療などを行い、利用者の心身の状況を把握しながら居宅療養管理指導を実施します。人員基準と設備基準は表2の通りです。居宅療養管理指導を行った場合は毎回、ケアマネジャーへの情報提供が必要です。

介護報酬は実施する職種ごとに設定されています。さらに、各報酬は単一建物の居住者への同一月における訪問が「1人」「2〜9人」「10人以上」で細分化されます（表3）。一軒家などの場合は「1人」を算定し、集合住宅などに居住する入居者には「2〜9人」や「10人以上」の報酬を算定します。

居宅療養管理指導（介護予防を含む）の介護費は、2000年度の164億円から2010年度には436億円に増え、2021年度には1553億円になっています（介護給付費等実態統計）。他のサービスと比べると緩やかですが、増加が続いています。

表1　各職種が行う指導の概要

医師または歯科医師	・計画的かつ継続的な医学的管理または歯科医学的管理に基づいて実施 ・居宅介護支援事業者への、居宅サービス計画の策定等に必要な情報提供 ・居宅要介護者や家族等に対する、居宅サービスを利用する上での留意点や介護方法等についての指導および助言 ・訪問診療または往診を行った日に限る
薬剤師	・医師または歯科医師の指示に基づいて実施される薬学的な管理および指導 ・居宅介護支援事業者への、居宅サービス計画策定等に必要な情報提供
管理栄養士	・計画的な医学的管理を行っている医師の指示に基づき、栄養管理に係る情報提供および指導または助言を30分以上行う
歯科衛生士等	・訪問歯科診療を行った歯科医師の指示およびその歯科医師の策定した訪問指導計画に基づいて実施される口腔内や有床義歯の清掃または摂食・嚥下機能に関する実地指導

表2 居宅療養管理指導の人員基準と設備基準

人員基準	区分	職種・資格等	員数
	従業者	医師または歯科医師	1人以上
		薬剤師、歯科衛生士、管理栄養士	内容に応じた適当数
設備基準	（1）事業の運営に必要な広さ （2）居宅療養管理指導の提供に必要な設備および備品等（設備および備品等については、当該病院、診療所、薬局の設備および備品等を共用できる）		

表3 居宅療養管理指導の基本報酬(2024年度介護報酬改定後、介護予防居宅療養管理指導も同じ)

職種など		対象者	単位数 （1回につき）	算定上限
医師	居宅療養 管理指導費（I）	単一建物居住者が1人	515単位	月に2回
		単一建物居住者が2〜9人	487単位	
		単一建物居住者が10人以上	446単位	
	居宅療養 管理指導費（II） （在宅時医学総合管理料など を算定する利用者が対象）	単一建物居住者が1人	299単位	
		単一建物居住者が2〜9人	287単位	
		単一建物居住者が10人以上	260単位	
歯科医師		単一建物居住者が1人	517単位	月に2回
		単一建物居住者が2〜9人	487単位	
		単一建物居住者が10人以上	441単位	
薬剤師	医療機関の薬剤師	単一建物居住者が1人	566単位	月に2回
		単一建物居住者が2〜9人	417単位	
		単一建物居住者が10人以上	380単位	
	薬局の薬剤師	単一建物居住者が1人	518単位	月に4回※
		単一建物居住者が2〜9人	379単位	
		単一建物居住者が10人以上	342単位	
		情報通信機器を用いた場合	46単位	
管理 栄養士	当該事業所の 管理栄養士	単一建物居住者が1人	545単位	月に2回
		単一建物居住者が2〜9人	487単位	
		単一建物居住者が10人以上	444単位	
	当該事業所以外の 管理栄養士	単一建物居住者が1人	525単位	月に2回
		単一建物居住者が2〜9人	467単位	
		単一建物居住者が10人以上	424単位	
歯科衛生士		単一建物居住者が1人	362単位	月に4回
		単一建物居住者が2〜9人	326単位	
		単一建物居住者が10人以上	295単位	

※ 末期癌や中心静脈栄養を受けている者については週2回、月8回を上限とする

5

介護保険サービスと関連サービス

通所サービス

POINT

- 利用者に施設に通ってもらい、入浴・食事介助や機能訓練などを提供
- 通所介護の事業所数は制度改正の影響で横ばいから微減に
- 通所リハビリは医師の関与を重視、短時間サービスの推進も

　通所サービスは、自宅で暮らす要介護者および要支援者に施設に通ってもらい、日中の預かりや機能訓練・リハビリなどを提供している介護保険サービスの総称です。高齢者の自宅への送迎を行っている事業所が多く、自力での移動が難しくても利用できます。

　要介護者向けの通所サービスとしては、通所介護と通所リハビリテーションがあります。地域密着型サービスでは、利用定員18人以下と小規模な地域密着型通所介護（療養通所介護を含む）や認知症対応型通所介護があります（5-10参照）。

　要支援者向けの通所サービスとしては、介護予防通所介護がかつては介護予防サービスの中で位置づけられていましたが、現在は保険給付から地域支援事業※1の「介護予防・日常生活支援総合事業（総合事業）」に移行し、「通所型サービス」として提供されています。

通所介護は利用者・家族の様々な預かりニーズに対応

　通所介護はデイサービスとも呼ばれます。在宅生活を送る高齢者の生活機能の維持または向上を目指し、デイサービスセンター（通所介護事業所）で日中預かり、入浴や食事の介助、機能訓練などを提供するサービスです。

　2000年4月の介護保険制度施行後、通所介護には株式会社を中心に多くの事業者が参入しました。家族の負担軽減（レスパイト）を目的に要介護者を朝から夕方まで預かり、食事や入浴介助、レクリエーションなどを提供する長時間のサービスもあれば、機能訓練に特化した3～4時間程度の短時間サービスもあり、利用者・家族の様々なニーズに応えています。

　通所介護事業所には、生活相談員や看護職員、介護職員、機能訓練指導員を配置することが人員基準で定められています（表1）。基本報酬はサービス提供時間と要介護度で分かれています（表2）。さらに月の延べ利用者数で、(1)通常規模型事業所（750人以下）、

※1　介護保険制度の円滑な実施の観点から、被保険者が要介護状態等となることを予防するとともに、要介護状態等となった場合でも可能な限り地域で自立した日常生活を営むことができるよう、市町村が実施主体となって支援する事業

表1

表1 通所介護の人員基準と設備基準

人員基準	
生活相談員	事業所ごとにサービス提供時間に応じて専従で1人以上（常勤換算） （生活相談員の勤務時間数としてサービス担当者会議、地域ケア会議等も含めることが可能）
看護職員(*)	単位ごとに専従で1人以上 （通所介護の提供時間帯を通じて専従する必要はなく、訪問看護ステーション等との連携も可能）
介護職員(*)	① 単位ごとにサービス提供時間に応じて専従で次の数以上（常勤換算） 　ア 利用者の数が15人まで1以上 　イ 利用者の数が15人を超える場合、アの数に利用者の数が1増すごとに0.2を加えた数以上 ② 単位ごとに常時1人配置されること ③ ①の数および②の条件を満たす場合は、当該事業所の他の単位における介護職員として従事することができる
機能訓練指導員	1人以上
生活相談員または介護職員のうち1人以上は常勤	

※ 定員10人以下の地域密着型通所介護事業所の場合は看護職員または介護職員のいずれか1人の配置で可（常勤換算）

設備基準	
食堂	それぞれ必要な面積を有するものとし、その合計した面積が利用定員×3.0m² 以上
機能訓練室	
相談室	相談の内容が漏えいしないよう配慮されている

※ 通所介護事業所と居宅サービス事業所等が併設している場合に、利用者へのサービス提供に支障がない場合は、基準上両方のサービスに規定があるものおよび規定はないが設置されるものは共用可

表2 通所介護の基本報酬（2024年度介護報酬改定後）

	3時間以上4時間未満					7時間以上8時間未満			
	地域密着型（利用定員18人以下）	通常規模型（750人以下）	大規模型(I)（750人超900人以下）	大規模型(II)（900人超）		地域密着型（利用定員18人以下）	通常規模型（750人以下）	大規模型(I)（750人超900人以下）	大規模型(II)（900人超）
要介護1	416単位	370単位	358単位	345単位	**要介護1**	753単位	658単位	629単位	607単位
要介護2	478単位	423単位	409単位	395単位	**要介護2**	890単位	777単位	744単位	716単位
要介護3	540単位	479単位	462単位	446単位	**要介護3**	1032単位	900単位	861単位	830単位
要介護4	600単位	533単位	513単位	495単位	**要介護4**	1172単位	1023単位	980単位	946単位
要介護5	663単位	588単位	568単位	549単位	**要介護5**	1312単位	1148単位	1097単位	1059単位

通所介護の基本報酬のサービス提供時間は、3時間以上4時間未満から8時間以上9時間未満まで、1時間刻みの6段階で設定されている。利用者数が多い「3時間以上4時間未満」と「7時間以上8時間未満」の2つの区分を掲載した

（2）大規模型事業所（I）（750人超900人以下）、（3）大規模型事業所（II）（900人超）——に分けられます。

市場拡大のスピードは鈍化、制度改正で事業所数は横ばいに

2021年度の通所介護（地域密着型を含む）の介護費は1兆6905億円。新型コロナウイルス感染症（COVID-19）の影響で、2019年度の1兆6952億円から減りましたが、居宅サービスで最も額が大きく、2位の訪問介護（1兆562億円）の1.6倍です（介護給付費等実態統計）。

通所介護事業所は法人格を持つ事業者であれば指定申請が可能で、民間企業（営利法人）やNPO法人なども開設できます。運営主体別の内訳（2022年10月時点）は、営利法人が54.0％、社会福祉法人が34.9％で、合計すると9割弱を占めています（図1）。定員が少ない地域密着型通所介護では、営利法人の割合は76.4％に上ります（図2）。

介護保険制度創設後は営利法人の参入が相次ぎ、通所介護の市場拡大をけん引してきました。ただし、右肩上がりだった介護費は2016年度がピーク。請求事業所数（地域密着型との合計）も2016年以降は横ばいに転じ、2021年度末（2024年4月審査分）は通所介護と地域密着型通所介護で計4万3392カ所となっています。

背景には制度改正によるマーケットの変化があります。近年の通所介護の事業所数の急増は、かつて存在した「小規模型」（前年度の月延べ利用者数が300人以下）や、介護予防通所介護事業所の増加によるものでした。しかし、2016年度に小規模型を含む定員18人以下の通所介護は地域密着型サービスに移行。名称も「地域密着型通所介護」に改められました。

一方、要支援者向けの介護予防サービスの中で利用者数が最も多かった介護予防通所介護は、2015年度の制度改正で「介護予防・日常生活支援総合事業」（総合事業）に移行され、2018年3月末で完全に廃止されました。総合事業では、通所型サービス（第1号通所事業）の「従前の介護予防通所介護相当のサービス」（通所型従前相当サービス）に位置付けられ、「それ以外の多様なサービス」（通所型サービスA・B・C）とともに構成されています（表3）。

こうした制度改正で通所介護への参入増加に大きなブレーキがかかったのです。

アウトカム評価やLIFE対応、口腔・栄養関連が注目点

近年の介護報酬改定において、通所介護では利用者の状態改善の成果（アウトカム）を評価する方向にあります。2018年度改定では、利用者のADL（日常生活動作）の維持・改善度を評価する「ADL維持等加算」が新設されました。2021年度改定では算定要件が厳しくなった半面、報酬単価は10倍にアップ。2024年度改定でも維持・改善の度合いを示す「ADL利得」の要件が「2以上」から「3以上」と厳しくなり、アウトカムが求められるようになりました。

図1 通所介護の運営主体別の内訳
（2022年10月時点）

- NPO 1.5%
- 協同組合 1.2%
- 社団・財団法人 0.5%
- 地方公共団体 0.3%
- 医療法人 7.5%
- その他 0.1%
- 社会福祉法人 34.9%
- 営利法人 54.0%

図2 地域密着型通所介護の運営主体別の内訳（2022年10月時点）

- NPO 5.5%
- 協同組合 0.9%
- 社団・財団法人 1.0%
- 地方公共団体 0.3%
- 医療法人 3.6%
- その他 0.4%
- 社会福祉法人 11.9%
- 営利法人 76.4%

出典：2022年介護サービス施設・事業所調査

表3 総合事業の「通所型サービス」の類型

基準	従前の介護予防通所介護相当	多様なサービス		
サービス種別	（1）通所介護	（2）通所型サービスA（緩和した基準によるサービス）	（2）通所型サービスB（住民主体による支援）	（2）通所型サービスC（短期集中予防サービス）
サービス内容	介護予防通所介護と同様のサービス	ミニデイサービス	体操、運動の活動など、自主的な通いの場	生活機能を改善するための運動器の機能向上や栄養改善などのプログラム
	生活機能の向上のための機能訓練	運動・レクリエーションなど		
対象者とサービス提供の考え方	・既にサービスを利用しており、サービスの利用の継続が必要なケース ・「多様なサービス」の利用が難しいケース ・集中的に生活機能の向上のトレーニングを行うことで改善・維持が見込まれるケース ※状態などを踏まえながら、多様なサービスの利用を促進していくことが重要	・状態などを踏まえながら、住民主体による支援など「多様なサービス」の利用を促進		・ADL（日常生活動作）やIADL（手段的日常生活動作）の改善に向けた支援が必要なケースなど ※3〜6カ月の短期間で実施
実施方法	事業者指定	事業者指定/委託	補助（助成）	直接実施/委託
基準	予防給付の基準を基本	人員などを緩和した基準	個人情報の保護などの最低限の基準	内容に応じた独自の基準
サービス提供者（例）	通所介護事業者の従事者	主に雇用労働者＋ボランティア	ボランティア主体	保健・医療の専門職（市区町村）

科学的介護情報システム（LIFE）への対応も求められています（**TREND7**参照）。2021年度改定では、通所サービスに科学的介護推進体制加算が新設。さらに通所介護における機能訓練を評価する個別機能訓練加算において、LIFEへのデータ提出とフィードバックの活用を評価する加算（II）が新設されました。

口腔・栄養関連の評価の拡充も注目点の1つです。2021年度改定では栄養改善サービスの提供を要件とする栄養改善加算の評価が引き上げられ、低栄養リスクや課題の把握を評価する栄養アセスメント加算が新設されました。栄養関連の加算では管理栄養士の

配置（外部との連携を含む）が求められ、算定のハードルは高いものの、今後、通所介護事業所での取り組みも増えていきそうです。

通所リハビリテーションは医師の管理下でリハビリ職が提供

通所リハビリテーションはデイケアとも呼ばれます。病院や診療所、介護老人保健施設などに設けた専用の施設で要介護者を預かってリハビリやトレーニングを実施するサービスです。心身機能の維持や回復を図ることによって、利用者が自立した在宅生活を送れるようにします。要支援者向けの介護予防通所リハビリテーションもあります。

リハビリやトレーニングは通所リハビリテーション計画に基づいて実施され、必要に応じて食事や入浴などの介助も提供します。通所介護と形態は似ていますが、通所リハビリは医師の管理の下で、理学療法士（PT）や作業療法士（OT）、言語聴覚士（ST）といったリハビリ専門職を配置して行う点が異なります（表4）。実施主体は主に医療法人で、営利法人が実施することはできません。

通所リハビリテーションの基本報酬は通所介護と同様、サービス提供時間と要介護度、1カ月の延べ利用者数で決まります（表5）。サービス提供時間には、医療保険からの移行を想定して「1時間以上2時間未満」という短時間の区分も設定されています。

2024年度介護報酬改定で通所リハビリの規模区分は「通常規模型（月平均延べ利用者数が750人以下）」と「大規模型（同750人以上）」の2つに再編されました。さらに近年、通所リハビリは「医師の指示」を重視し、「リハビリテーションマネジメント」の取り組みを評価する傾向にあります。2024年度改定では大規模型の事業所で「リハビリテーションマネジメント加算を算定している利用者が80％以上」「リハビリテーション専門職の配置が10対1以上」などの条件を満たすと、通常規模型と同じ、より高い基本報酬を算定できるようになりました。特に通所リハビリでは、大規模な事業所を優遇する傾向がみられます。

請求事業所数は2002年4月時点で5600カ所でしたが、以降増加が続き、2021年度末は8060事業所になっています（介護給付費等実態統計）。運営主体別の内訳（2022年10月時点）は、医療法人が78.4％で大半を占めます（図3）。指定事業所数は2009年度制度改正で医療機関の外来リハビリが「みなし指定」を受けたことにより急増しましたが、実際にはサービスを提供していない医療機関も相当数あるとみられます。通所リハビリテーション（介護予防を含む）の2021年度の介護費は4686億円で、通所介護の3割弱の規模です。

| 今後の見通し |

通所サービスはCOVID-19の影響で2020～22年の利用は減少しましたが、2023年以降は以前の状況が戻ってきました。一方で、小規模の事業所の運営は年々厳しくなっています。特に通所介護では機能訓練の充実やレスパイト特化など、各事業所が特色を打ち出していくことが求められそうです。

表4 通所リハビリテーションの人員基準と設備基準

人員基準	
医師	専任の常勤医師1人以上 (病院、診療所と併設されている事業所、介護老人保健施設、介護医療院では、当該病院等の常勤医師との兼務で差し支えない)
従事者 (理学療法士、作業療法士、言語聴覚士、看護師、准看護師、介護職員)	単位ごとに利用者10人に1以上
理学療法士、作業療法士、言語聴覚士	上の内数として、単位ごとに利用者100人に1人以上 (所要1〜2時間の場合、適切な研修を受けた看護師、准看護師、柔道整復師、あん摩マッサージ師で可)

設備基準	
リハビリテーションを行う専用の部屋	指定通所リハビリテーションを行うために必要な専用の部屋(3m²に利用定員を乗じた面積以上)、設備

表5 通所リハビリテーションの基本報酬(2024年度介護報酬改定後)

3時間以上4時間未満	通常規模型 (750人以下)	大規模型 (750人超)	6時間以上7時間未満	通常規模型 (750人以下)	大規模型 (750人超)
要介護1	486単位	470単位	要介護1	715単位	675単位
要介護2	565単位	547単位	要介護2	850単位	802単位
要介護3	643単位	623単位	要介護3	981単位	926単位
要介護4	743単位	719単位	要介護4	1137単位	1077単位
要介護5	842単位	816単位	要介護5	1290単位	1224単位

通所リハビリテーションの基本報酬のサービス提供時間は、1時間以上2時間未満から7時間以上8時間未満まで1時間刻みの7段階で設定されている。利用者数が多い2つの区分を掲載した。2024年度介護報酬改定で、大規模型事業所でも「リハビリテーションマネジメント加算を算定している利用者が80%以上」「リハビリテーション専門職の配置が10対1以上」などの条件を満たすと、通常規模型と同じ基本報酬を算定できる

図3 通所リハビリテーションの運営主体別の内訳(2022年10月時点)

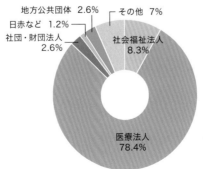

地方公共団体 2.6%　その他 7%
日赤など 1.2%
社団・財団法人 2.6%
社会福祉法人 8.3%
医療法人 78.4%

出典:2022年介護サービス施設・事業所調査

短期入所サービス

POINT

● 短期入所生活介護は特養併設が中心、単独型も増えている
● 短期入所療養介護のほとんどは介護老人保健施設が担う

短期入所サービスは、普段は自宅で介護を受けている要介護者が介護保険施設などへ短期的に入所し、生活支援や身体介護、リハビリなどを受けられるサービスです。日常的な生活支援や身体介護を中心とする短期入所生活介護（および介護予防短期入所生活介護）と、より医療的管理・処置に対応できる短期入所療養介護（および介護予防短期入所療養介護）があります。どちらもショートステイと呼ばれています。

短期間の宿泊で家族の負担も軽減する短期入所生活介護

短期入所生活介護は、特別養護老人ホームなどへ短期間（最大で連続30日まで）入所してもらい、入浴や排泄の介助、日常生活上の世話、機能訓練などを実施するサービスです。利用対象は、（1）本人の心身の調子が思わしくない、（2）家族が冠婚葬祭、出張、病気などで介護に当たることができない、（3）家族の身体的および精神的な負担の軽減が必要──といった理由で、一時的に在宅生活を送ることが困難な要介護者です。要介護者の心身のケアのほか、家族の介護負担の軽減（レスパイトケア）も担います。なお、介護予防短期入所生活介護は要支援者を対象とする同様のサービスです。

短期入所生活介護は、専用の施設でサービスを実施する「単独型」、特養などと一緒に設置される「併設型」、特養などの空きベッドを活用する「空床利用型」の3つに分かれます。事業所の類型別割合を見ると、併設型および併設型ユニット型（ユニット型個室に宿泊）が8割以上を占めます（図1）。ただし、単独型および単独型ユニット型の割合は年々増えており、2021年は2003年の4倍を超えています。

短期入所生活介護（介護予防を含む）の介護費は介護保険制度創設以降、増加を続けてきましたが、2019年度の4324億円をピークに、以降は新型コロナウイルス感染症の影響もあって減少し、2021年度は4255億円になっています（介護給付費等実態統計）。2021年度末の請求事業所数は1万643に上り、運営主体別の内訳を見ると、社会福祉法人が85.0%を占め、次いで営利法人が10.1%になっています（2022年介護サービス施設・事業所調査）。

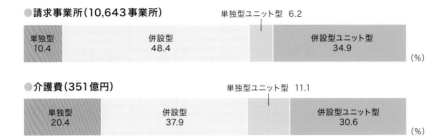

図1　短期入所生活介護の類型別事業所数

●請求事業所（10,643事業所）　　　　　　　単独型ユニット型 6.2

| 単独型
10.4 | 併設型
48.4 | | 併設型ユニット型
34.9 |
(%)

●介護費（351億円）　　　　　　　　　　　単独型ユニット型 11.1

| 単独型
20.4 | 併設型
37.9 | | 併設型ユニット型
30.6 |
(%)

介護給付費等実態統計（2022年4月審査分）より編集部作成

表1　短期入所生活介護の人員基準と設備基準

人員基準

医師	1人以上
生活相談員	利用者100人につき1人以上（常勤換算） ※うち1人は常勤（利用定員が20人未満の併設事業所を除く）
介護職員または看護師 もしくは准看護師	利用者3人につき1人以上（常勤換算） ※うち1人は常勤（利用定員が20人未満の併設事業所を除く）
栄養士	1人以上 ※利用定員が40人以下の事業所は、隣接施設などの栄養士が栄養管理を行えば、配置しなくても可
機能訓練指導員	1人以上
調理員その他の従業者	実情に応じた適当数

設備基準

利用定員等	20人以上とし、専用の居室を設ける ※併設事業所の場合は20人未満とすることができる
居室	定員4人以下、床面積（1人当たり）10.65m²以上
食堂および機能訓練室	合計面積3m²×利用定員以上
浴室、便所、洗面設備	要介護者の使用に適したもの

その他、医務室、静養室、面談室、介護職員室、看護職員室、調理室、洗濯室または洗濯場、汚物処理室、介護材料室が必要

　短期入所生活介護の市場が拡大してきた要因の1つに、行政施策の在宅介護へのシフトにより、特養が積極的にサービスを手がけてきたことがあります。近年は特養と有料老人ホームなど高齢者住宅の入所者・入居者確保の競争が激しくなっている地域もあり、在宅要介護者とショートステイで早期に接点を持って特養の入所につなげようという目的もあるようです。

　このほか、グループホームや特定施設の開設規制により、その代替として営利法人が単独型事業所を開設し、参入が活発化していることも市場拡大の要因になっています。

短期入所生活介護の主な人員基準と設備基準は表1の通り。介護報酬は事業所の設置形態および居室の形態に応じて、要介護度別に設定されています（表2）。

老健施設などで医学的管理も行う短期入所療養介護

短期入所療養介護は、ケアの内容は短期入所生活介護とほぼ同様で、看護・医学的管理の下、医療必要度が高い人に対応します。「療養ショートステイ」や「医療ショートステイ」と呼ばれることもあります。介護予防短期入所療養介護は、要支援者を対象とする同様のサービスです。

短期入所療養介護は基本的に「空床利用型」で、サービスを手がけられるのは、介護老人保健施設や介護医療院などに限られます（表3）。

短期入所療養介護（介護予防を含む）の2021年度の介護費は483億円で、2019年度の583億円から大きく減少しています（介護給付費等実態統計）。新型コロナウイルス感染症によって、利用希望の減少とともに老健施設の受け入れ体制も整わなかったためと推測されます。請求事業所数も2019年度末の3781から2021年度末は3385に減少しています（同）。施設の内訳を見ると、老健施設が95％を占めています。

短期入所療養介護の基本報酬も短期入所生活介護と同様、施設の形態ごとに「ユニット型個室」「ユニット型個室的多床室」「従来型個室」「多床室」の4つの類型があります。基本報酬はさらに母体施設の種類によって分かれます。老健施設の場合、母体は「超強化型」「在宅強化型」「加算型」「基本型」「その他」の5つに分類され（5-11参照）、短期入所療養介護の基本報酬もその類型に応じた設定になっています（表4）。

短期入所療養介護には「短期入所生活介護と利用目的や提供サービスが類似している状況がある」という指摘が厚生労働省の審議会などでされており、基本報酬の引き下げやサービスの見直しが今後検討される可能性があります。

今後の見通し

短期入所サービスには、特別養護老人ホームや介護老人保健施設が入所者を確保する手段という意味合いも強くなっています。自費利用を挟んでショートステイを長期利用するという問題に対する規制という課題もあり、今後の介護報酬改定でも議論に上るとみられます。

表2 短期入所生活介護（介護予防短期入所生活介護）の基本報酬（2024年度改定後）

	単独型 ユニット型 短期入所生活 介護費 （ユニット型）	単独型 短期入所生活 介護費 （従来型個室・ 多床室）	併設型 ユニット型 短期入所生活 介護費 （ユニット型）	併設型 短期入所生活 介護費 （従来型個室・ 多床室）
要支援1※	561単位／日	w479単位／日	529単位／日	451単位／日
要支援2※	681単位／日	596単位／日	656単位／日	561単位／日
要介護1	746単位／日	645単位／日	704単位／日	603単位／日
要介護2	815単位／日	715単位／日	772単位／日	672単位／日
要介護3	891単位／日	787単位／日	847単位／日	745単位／日
要介護4	959単位／日	856単位／日	918単位／日	815単位／日
要介護5	1028単位／日	926単位／日	987単位／日	884単位／日

※介護予防短期入所生活介護の報酬

表3 短期入所療養介護を行える施設

- 介護老人保健施設
- 療養病床を有する病院または診療所
- 診療所（療養病床を有するものを除く）
- 介護医療院

※診療所（療養病床を有するものを除く）においては、以下の要件を満たすこと
・床面積は利用者1人につき6.4m²とする
・浴室を有する
・機能訓練を行うための場所を有する

表4 短期入所療養介護（介護老人保健施設）の基本報酬（2024年度改定後）

多床室の場合（1日につき）

	超強化型 （※1）	在宅強化型	加算型 （※2）	基本型	その他
要支援1	718単位	672単位	647単位	613単位	601単位
要支援2	880単位	834単位	808単位	774単位	758単位
要介護1	948単位	902単位	864単位	830単位	813単位
要介護2	1025単位	979単位	914単位	880単位	863単位
要介護3	1090単位	1044単位	978単位	944単位	925単位
要介護4	1148単位	1102単位	1031単位	997単位	977単位
要介護5	1207単位	1161単位	1086単位	1052単位	1031単位

ユニット型個室の場合（1日につき）

	超強化型 （※1）	在宅強化型	加算型 （※2）	基本型	その他
要支援1	726単位	680単位	658単位	624単位	611単位
要支援2	892単位	846単位	823単位	789単位	770単位
要介護1	952単位	906単位	870単位	836単位	818単位
要介護2	1029単位	983単位	917単位	883単位	866単位
要介護3	1094単位	1048単位	982単位	948単位	929単位
要介護4	1152単位	1106単位	1037単位	1003単位	983単位
要介護5	1211単位	1165単位	1090単位	1056単位	1035単位

「超強化型」「在宅強化型」「加算型」「基本型」「その他」を区別する「在宅復帰・在宅療養支援等指標」は5-11参照
※1 在宅強化型が在宅復帰・在宅療養支援機能加算（II）（46単位／日）を算定できれば「超強化型」になる
※2 基本型が在宅復帰・在宅療養支援機能加算（I）（34単位／日）を算定できれば「加算型」になる

特定施設入居者生活介護

- 特定施設（有料老人ホームなど）の入居者向けの介護保険サービス
- 特定施設に配置された職員が介護サービスを提供する一般型が主流

特定施設入居者生活介護は、高齢者居住施設のスタッフが要介護の入居者に提供するサービス（食事や入浴の介助、日常生活上の世話、機能訓練など）を介護保険の給付対象とするものです。同様に要支援の入居者に提供するサービスは介護予防特定施設入居者生活介護、定員30人未満の居住施設で要介護者に提供するサービスは地域密着型特定施設入居者生活介護となります。

特定施設の指定を受けられるのは、有料老人ホーム、軽費老人ホーム（主にケアハウス）および養護老人ホームです。特定施設の指定を受けた有老ホームは、介護付き有料老人ホーム（介護付きホーム）と呼ばれます（7-1、7-2参照）。

特定施設入居者生活介護のサービス形態は、特定施設の事業者が自ら介護を行う「一般型」が主流です。ほかに、特定施設の事業者はケアプラン作成などのマネジメント業務を行い、介護サービスを外部事業者に委託する「外部サービス利用型」があります（図1）。一般型の人員配置は一般型が要介護者3人につき看護・介護職員が1人以上（3対1以上）が基本です。特定施設の介護報酬は、要介護度別に1日当たりの包括報酬として設定されています（表1）。

特定施設入居者生活介護（地域密着型、介護予防を含む）の2021年度の介護費は6599億円で、2000年度の197億円から30倍を超えました。請求事業所も2001年度末の約400カ所から、2021年度末は6018カ所（地域密着型を含む）に増えています（介護給付費等実態統計）。

特定施設入居者生活介護の運営主体は営利法人が69.1％で大半を占め、社会福祉法人が21.8％、医療法人が6.7％となっています（2022年介護サービス施設・事業所調査）。大手事業者には、（株）SOMPOケア（東京都品川区）や（株）ニチイ学館（東京都千代田区）、（株）ベネッセスタイルケア（東京都新宿区）、（株）ツクイ（横浜市港南区）などがあります。

2024年度介護報酬改定において特定施設では医療対応の強化が図られました。「夜間看護体制加算」は夜勤または宿直の看護職員の配置を評価する区分を新設。医療的ケアを要する入居者が一定以上いる場合を評価する「入居継続支援加算」の対象者に、尿道カテーテル留置、在宅酸素療法、インスリン注射を実施している状態の者が追加されました。

さらに2024年度改定では、見守り機器など複数のテクノロジーを活用し、職員の負担軽減とサービスの質が確保されているなど生産性向上の成果が認められる場合、人員基準が3対1以上から3対0.9に緩和できるという特例的な措置が導入されました。

図1　特定施設入居者生活介護における介護サービスの提供形態

	一般型	外部サービス利用型
報酬の概要	包括報酬 ※要介護度別に1日当たりの報酬算定	定額報酬（生活相談・安否確認・計画作成） ＋ 出来高報酬（各種居宅サービス）
サービス提供の方法	3対1で特定施設に配置された介護・看護職員によるサービス提供	特定施設が委託する介護サービス事業者によるサービス提供
特徴	生活相談等の日常生活の支援の比重が大きいため、要介護者が多い場合、効率的なサービス提供が可能	1対1のスポット的なサービスの比重が大きいため、要介護者が少ない場合、効率的なサービス提供が可能
イメージ	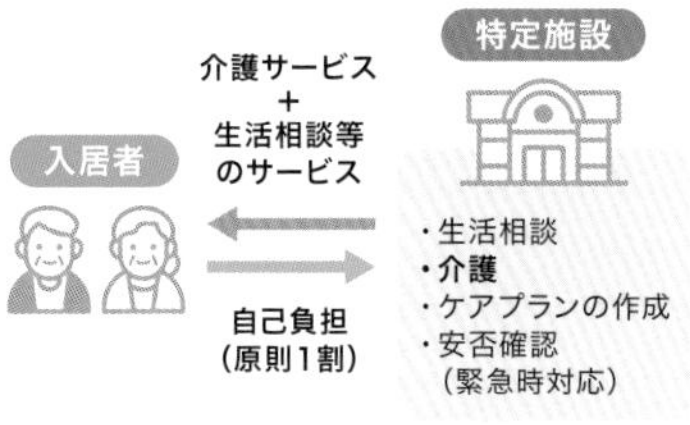	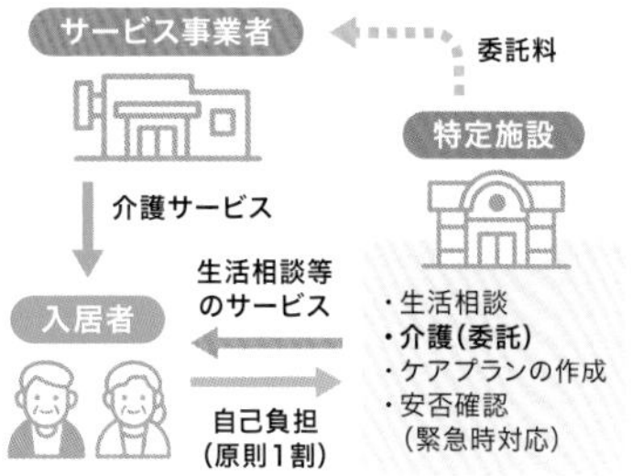

第179回社会保障審議会・介護給付費分科会（2020年7月8日）資料を一部改変

表1　特定施設入居者生活介護の基本報酬（2024年度介護報酬改定後）

特定施設入居者生活介護費※	
要介護1	542単位／日
要介護2	609単位／日
要介護3	679単位／日
要介護4	744単位／日
要介護5	813単位／日

介護予防特定施設入居者生活介護費	
要支援1	183単位／日
要支援2	313単位／日

※ 短期利用特定施設入居者生活介護費も同様

今後の見通し

介護付きホームとして知られる特定施設入居者生活介護の近年のテーマは「医療対応」と「生産性向上」の2つです。2024年度改定では、見守り機器などの活用により生産性向上が認められた特定施設では、人員基準を3対1から3対0.9に緩和できるという特例的な緩和措置が導入されます。今回は特定施設が対象ですが、将来的に介護保険施設など他のサービスに広がっていくかが注目されます。

福祉用具貸与・販売、住宅改修

● 介護保険で給付する福祉用具は原則としてレンタル。
入浴・排泄に関わる用具は購入費が支給される

● 住宅改修は1人20万円までが給付対象

要介護者および要支援者が在宅で自立した日常生活を営むことができるよう、介護保険では福祉用具のレンタルや販売を利用できるほか、住宅改修費用の支給を受けることができます。

車いすや介護ベッドなど13品目の福祉用具がレンタル対象

介護保険による福祉用具の給付は原則として貸与（レンタル）で行い、対象となる福祉用具の種目も決まっています。レンタルの対象となる福祉用具は、車いすや介護用ベッド（特殊寝台）など13品目。レンタルになじまない入浴・排泄関連の6品目の用具（特定福祉用具）には、特定福祉用具販売として購入費用が支給されます（図1）。

福祉用具貸与および介護予防福祉用具貸与の介護報酬（レンタル料）は、居宅サービスの区分支給限度基準額の中で給付管理されますが、金額自体は事業者（指定事業所）が自由に設定できます。利用者負担はほかの介護保険サービスと同様、レンタル料の1割（所得に応じて2割または3割）相当額です。

一方、特定福祉用具については、購入費が支給されます。利用者は書類を市町村に提出して審査を受けた上で、販売店（特定福祉用具販売あるいは特定介護予防福祉用具販売の指定事業所）で購入。後で費用の9割（所得に応じて8割または7割）相当額が給付されます（償還払い）。支給基準額は1年間に10万円（保険給付額は7万～9万円）です。

レンタルと販売のいずれも、福祉用具専門相談員[※1]がケアマネジャーと相談して、福祉用具サービス計画を作成した上で用具を選ぶことになります（図2）。

※1　福祉用具の利用者やその家族、担当のケアマネジャーなどへの福祉用具に関するアドバイスや相談を担う専門職。資格取得には、都道府県知事の指定を受けた研修事業者が実施する「福祉用具専門相談員指定講習」を受講し、50時間のカリキュラムを修了する必要がある。介護保険の指定を受けた福祉用具貸与・販売事業所に2人以上の配置が義務付けられている

図1 | 介護保険における福祉用具の給付

対象種目

【福祉用具貸与】<原則>
- 車いす(付属品含む)　・特殊寝台(付属品含む)
- 床ずれ防止用具　　　・体位変換器
- **手すり**　　　　　　　**・スロープ**
- **歩行器**　　　　　　　**・歩行補助つえ**
- 認知症老人徘徊感知機器
- 移動用リフト(つり具の部分を除く)
- 自動排泄処理装置

赤字の種目は、要支援1・2および
要介護1では原則対象外

【福祉用具販売】<例外>
- 腰掛便座　・自動排泄処理装置の交換可能部
- 入浴補助用具
　(入浴いす、浴槽用手すり、浴槽内いす、入浴台、
　浴室内すのこ、浴槽内すのこ、入浴用介助ベルト)
- 簡易浴槽
- 移動用リフトのつり具の部分
- 排泄予測支援機器

【給付制度の概要】

① 貸与の原則
　利用者の身体状況や要介護度の変化、福祉用具の機能の向上に応じて、適時・適切な福祉用具を利用者に
　提供できるよう、貸与を原則としている。

② 販売種目(原則年間10万円を限度)
　貸与になじまない性質のもの(他人が使用したものを再利用することに心理的抵抗感が伴うもの、使用によっ
　てもとの形態・品質が変化し、再利用できないもの)は、福祉用具の購入費を保険給付の対象としている。

③ 現に要した費用
　福祉用具の貸与及び購入は、市場の価格競争を通じて適切な価格による給付が行われるよう、保険給付に
　おける公定価格を定めず、現に要した費用の額により保険給付する仕組みとしている。

第220回社会保障審議会・介護給付費分科会(2023年7月24日)資料7を一部改変

図2 | 福祉用具貸与・販売の流れ

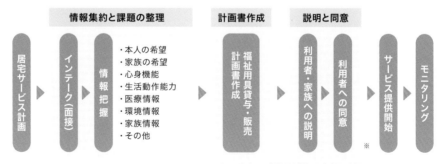

なお、一部の種目のレンタルは要支援1・2や要介護1の軽度者では保険対象外です(図1の赤字の種目)。ただし、要介護認定の基本調査やサービス担当者会議、医師の判断などで必要と認められた場合は福祉用具貸与の利用が可能です。

(介護予防)福祉用具貸与、特定(介護予防)福祉用具販売の人員・設備基準は福祉用具専門相談員の2人以上の配置、用具の保管・消毒に必要な設備・器材(貸与の場合)などです。2022年10月時点の福祉用具貸与指定事業所の数は7927、営利法人が94.6%と

大多数を占めています（2022年介護サービス施設・事業所調査）。

2024年度改定で一部は貸与と販売の選択制に

　福祉用具貸与では2018年10月から、全国平均貸与価格の公表、貸与価格の上限設定が行われています。福祉用具貸与は自由価格が認められていますが、商品ごとに上限を「全国平均貸与価格＋1標準偏差（1SD）」としています。標準偏差とは平均値からのばらつきの大きさを示す指標で、正規分布ならば上位約16％が保険給付の対象外になります（図3）。貸与価格の公表と上限設定は2021年度以降、3年に1度の頻度で見直されることとなっています（新商品は3カ月に1回程度）。

　2022年4月には、特定福祉用具販売の種目に「排泄予測支援機器」が加わっています。福祉用具貸与・販売の種目の追加は10年ぶりのことでした。この機器は膀胱内の尿量をセンサーで検知して通知・記録するもので、先進技術を活用した福祉用具の活用にも期待がかかります。

　2024年度介護報酬改定では、一部の福祉用具について貸与と販売の選択制が導入されました。要介護度にかかわらず給付が可能な福祉用具のうち、比較的廉価で購入した方が利用者負担が抑えられる場合が相対的に多い、固定用スロープ、歩行器（歩行車を除く）、単点杖（松葉づえを除く）及び多点杖が対象です。

住宅改修の対象は1人20万円まで

　介護保険制度では、要介護・要支援者が自宅に手すりを取り付ける場合などの住宅改修費も支給を受けられます。対象額の上限は1人当たり20万円（原則）で、その9割（所得に応じて8割または7割）相当額が償還払いで支給されます（表1）。

　住宅改修を行う事業者の指定はありませんが、利用に当たっては複数の事業者から見積もりを取ることなど、ケアマネジャー等による利用者への説明が義務付けられています。

　住宅改修の2020年度の給付費は414億円、利用者の約8割を要介護2以下の軽度者が占めています（介護保険事業状況報告）。

今後の見通し

　2024年4月から、固定用スロープや歩行器（歩行車を除く）、単点杖（松葉づえを除く）及び多点杖などについて、貸与と販売の選択制が導入されました。選択制の用具の提供の際は、福祉用具専門相談員や介護支援専門員が、貸与と販売のメリットやデメリットを説明・提案する必要があります。また対象用具について利用開始後6カ月以内に1回、モニタリングを行い、貸与継続の必要性について検討します。

| 図3 | 福祉用具貸与の上限設定のイメージ |

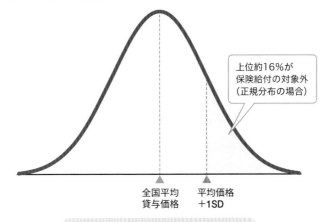

上位約16%が
保険給付の対象外
（正規分布の場合）

全国平均　　平均価格
貸与価格　　＋1SD

全国平均貸与価格＋1標準偏差（1SD）

※上位約16%に相当（正規分布の場合）
※離島などの住民が利用する際などは、交通費に相当する額を別途加算
※上限を超えた価格で貸与しようとする場合は、貸与価格の全額が保険給付の
　対象外の取り扱いになる

| 表1 | 介護保険制度における住宅改修 |

1 住宅改修の概要	要介護者等が、自宅に手すりを取り付ける等の住宅改修を行おうとするとき（＊）は、必要な書類（住宅改修が必要な理由書等）を添えて、申請書を提出し、工事完成後、領収書等の費用発生の事実がわかる書類等を提出することにより、実際の住宅改修費の9割相当額が償還払いで支給される。なお、支給額は支給限度基準額（20万円）の原則9割（18万円）が上限となる （＊）やむを得ない事情がある場合には、工事完成後に申請することができる
2 住宅改修の種類	（1）手すりの取り付け （2）段差の解消 （3）滑りの防止および移動の円滑化等のための床または通路面の材料の変更 （4）引き戸等への扉の取り替え （5）洋式便器等への便器の取り替え （6）その他前各号の住宅改修に付帯して必要となる住宅改修
3 支給限度基準額	20万円 ・要支援、要介護区分にかかわらず定額 ・ひとり生涯20万円までの支給限度基準額だが、要介護状態区分が重くなったとき（3段階上昇時）、また、転居した場合は再度20万円までの支給限度基準額が設定される

出典：第220回社会保障審議会・介護給付費分科会（2023年7月24日）資料7を一部改変

地域密着型サービス

- **市町村が所管し、地域の介護ニーズに柔軟に対応**
- **地域包括ケアシステムを担うサービスとして期待も収益性が課題に**

　地域密着型サービスは、認知症高齢者や中重度の要介護高齢者が住み慣れた地域での生活をできるだけ継続してもらうことを目的に、市町村が指定する事業者が地域住民に提供するサービスです。2006年度介護保険制度改正で創設されました。

　地域密着型サービスの利用者は原則、事業所が所在する市町村の居住者です。利用者のニーズへのきめ細かな対応が可能で、地域包括ケアシステム（4-8参照）を支えるサービスとして期待されています。一方で小規模ゆえに採算性の低さが課題で、いかに収益を確保できる事業モデルを確立するかが重要になっています。

定期巡回・随時対応型訪問介護看護で在宅中重度者に対応

　定期巡回・随時対応型訪問介護看護（定期巡回・随時対応サービス）は、地域包括ケアシステムを担う中核サービスとして、2012年度に創設されました。急増する中重度者や医療必要度の高い要介護者を対象に、短時間の巡回ケアを中心に、24時間体制で訪問介護と訪問看護の両方を提供するサービスです。

　定期巡回・随時対応サービスは、身体介護を中心に短時間のケアを1日複数回行う「定期巡回」サービスと、利用者からの通報を受けて必要に応じて駆け付ける「随時対応」サービスから構成されます。また、訪問看護の提供形態によって、2つの類型が設けられています。事業所が介護と看護を一体的に提供する「一体型」と、自前で訪問介護を提供しつつ、看護サービスを連携先の訪問看護事業所が提供する「連携型」です（図1）。両者とも、「オペレーター」と呼ばれるスタッフが要介護者からの相談や緊急通報を受け、状態を把握して随時訪問の必要性を判断し、訪問スタッフに「出動」を指示します。

　定期巡回・随時対応サービスの介護報酬は月額固定の包括払いです。訪問看護の提供形態により、「定期巡回・随時対応型訪問介護看護費（I）」（一体型）と、「同（II）」（連携型）が設けられています（表1）。

　一体型では、利用者が訪問介護と訪問看護の両方を利用する「介護・看護利用者」と、訪問介護のみの「介護利用者」（看護職員による月1回以上のアセスメントを含む）で、報

図1

介護・看護一体型	介護・看護連携型
要介護者に対して、定期的な巡回訪問により、または随時通報を受け、介護職員により入浴、排泄、食事などの介護、その他日常生活上の世話を行うとともに、看護職員により療養上の世話または必要な診療の補助を居宅で行う	要介護者に対して、定期的な巡回訪問により、または随時通報を受け、訪問看護事業所と連携しつつ、介護職員により入浴、排泄、食事などの介護、その他日常生活上の世話を居宅で行う

※1　訪問看護は必要な人のみに提供（看護職員による定期的なアセスメントは全員）
※2　看護職員が行う療養上の世話や必要な診療の補助は、主治医の指示に基づく

表1　定期巡回・随時対応型訪問介護看護の基本報酬（2024年度介護報酬改定後）

● 基本報酬

	定期巡回・随時対応型訪問介護看護費(I)（一体型）		同(II)（連携型）
	介護・看護利用者	介護利用者	
要介護1	7946単位／月	5446単位／月	5446単位／月
要介護2	12413単位／月	9720単位／月	9720単位／月
要介護3	18948単位／月	16140単位／月	16140単位／月
要介護4	23358単位／月	20417単位／月	20417単位／月
要介護5	28298単位／月	24692単位／月	24692単位／月

● 連携型において、連携先の訪問看護事業所が算定する報酬

要介護1	2961単位／月
要介護2	2961単位／月
要介護3	2961単位／月
要介護4	2961単位／月
要介護5	3761単位／月

酬がさらに2通りに分かれます。連携型も同様で、訪問介護のみを利用する場合は、(I)の介護利用者の報酬と同額の(II)（連携型）を算定。訪問看護を使う場合は、連携先の訪問看護事業所が訪問看護のサービス提供分を算定します（表1右）。

　なお、定期巡回・随時対応サービスの基本報酬を算定する場合、類似のサービスである訪問介護（通院などの乗降介助を除く）、訪問看護（連携型での提供を除く）、夜間対応型訪問介護を併せて算定することは認められていません。また、通所サービスや短期入所サービスを利用した場合は、基本サービス費を日割りで減算します。

厚生労働省は訪問介護事業所に対して、定期巡回・随時対応サービス事業所への転換を推進していく意向です。介護保険サービスの1つである訪問介護では、状態の変化が大きい中重度者などに柔軟に対応できないという弱点があります。そこで、短時間で頻回の訪問介護に加え、訪問看護を適宜提供することで、中重度者が自宅で生活できる期間を延ばすという狙いがあります。利用者の要介護度の内訳を見ると、訪問介護や訪問看護よりも要介護3〜5の割合は高くなっています（6-2参照）。

2012年度の創設以降、定期巡回・随時対応サービスの市場規模は少しずつ拡大し、2021年度の介護費は722億円に達しています。地域包括ケアシステムの中核サービスとして整備を推し進める厚労省の方針を受けて、事業所数もじわじわと増えており、2021年度末の事業所数は1151カ所に上ります（介護給付費等実態統計）。事業所の内訳を見ると、営利法人が最多で50.5％を占めています（2022年介護サービス施設・事業所調査）。

定期巡回・随時対応サービス事業所では、利用者をそれほど確保できていない開設時から一定数の人員配置が必要になるなど、運営コストがかかる点が黒字化のハードルになりやすいようです。また、介護報酬は月額の包括報酬であることから、サービスを「利用し放題」というイメージを持たれやすい点も課題で、利用者側のニーズに全て対応すると採算割れになるケースもあります。一方、高齢者住宅に併設する事業所では収支差率が高くなっているようです。

定期巡回・随時対応型訪問介護看護は、長らく事業所数を増やす観点から、高めの介護報酬が設定されてきました。しかし2024年度介護報酬改定で基本報酬は4.4％引き下げられました。一体型事業所（訪問看護なし）の場合、要介護1で5697単位／月から5446単位／月に、要介護5で2万5829単位／月から2万4692単位／月にダウン。背景には2023年度介護事業経営実態調査で収支差率が11.0％と非常に高かったことが適正化の要因と推測されます。

夜間に随時対応と定期巡回を行う夜間対応型訪問介護

夜間対応型訪問介護は、夜間を中心に訪問介護員が定期的に利用者の自宅を巡回したり、利用者からの通報を受けて随時訪問し、身体介護などのケアを提供するサービスです。地域密着型サービスとして2006年4月に創設されました。利用者は自宅に設置された専用のケアコール端末を通じて、事業所のオペレーターを呼び出します。オペレーターは、あらかじめ把握している利用者の心身状態などの情報を基に、必要に応じて訪問介護員を派遣します。

サービス提供時間帯は、午後6時から午前8時の間で各事業者が設定します。サービス形態は従来型の訪問介護（5-4参照）に似ていますが、夜間帯の急な体調変化や転倒といった突発的な事態にも対応する点に違いがあります。介護報酬は月額固定の包括払いで、「夜間対応型訪問介護費（I）」と「同（II）」の2つに大きく分かれます（表2）。

夜間対応型訪問介護の請求事業所数は、2021年度末で180カ所にとどまっています（介護給付費等実態統計）。市場が拡大しない理由として、夜間帯に限られたサービスで利用ニーズがはっきりせず、事業者が参入を敬遠しているという事情があります。

厚労省の社会保障審議会・介護保険部会が2022年12月に公表した「介護保険制度の

表2　夜間対応型訪問介護の基本報酬（2024年度介護報酬改定後）

夜間対応型訪問介護費		
(I)	（1）基本夜間対応型訪問介護費（オペレーションセンターサービス）	989単位／月
	（2）定期巡回サービス費	372単位／回
	（3）随時訪問サービス費 (I)（ヘルパー1人で対応） 随時訪問サービス費 (II)（ヘルパー2人で対応）	567単位／回 764単位／回
(II)	小規模でオペレーションセンターがない場合	2702単位／月

見直しに関する意見」では、「定期巡回・随時対応型訪問介護看護と夜間対応型訪問介護など、機能が類似・重複しているサービスについては、将来的な統合・整理に向けて検討する必要がある」とあり、今後の制度改正でサービスの意義が検討される方向です。

地域密着型通所介護は定員18人以下のデイサービス

　日中にデイサービスセンターで要介護者を預かり、入浴や食事の介助、機能訓練などを提供する通所介護のうち、利用定員18人以下の小規模事業所は地域密着型サービスの「地域密着型通所介護」に位置付けられます。

　小規模なのでスケールメリットを得られない分、介護報酬は介護保険の通所介護よりも高く設定されています。また、運営主体を見ると営利法人が76.4％を占め、利用定員が多い通所介護よりも営利法人が占める割合が高くなっています（5-6参照）。

　難病や癌末期など医療ニーズの高い在宅の中重度者を日中預かり、入浴、食事などの世話をする療養通所介護も、地域密着型通所介護の1類型です。2006年のサービス創設当初、利用定員の上限は5人でしたが、その後、徐々に引き上げられ、2018年からは18人となっています。

　療養通所介護では、通常のケア以外に医療的な処置が必要になるため、看護師の配置が不可欠です。そのため、訪問看護ステーションを展開する法人が手がけたり、通所介護事業者が他法人のステーションと連携して運営する形態が中心になっています。

　ただし、療養通所介護の事業所数はほとんど伸びておらず、2021年度末の請求事業所数は全国で83カ所にとどまっています（介護給付費等実態統計）。医療ニーズを必要とする在宅の要介護者向けのサービスでは、2012年度に創設された看護小規模多機能型居宅介護（後述）が伸びており、療養通所介護の利用ニーズはそちらに移行する可能性が高いといえます。

グループホームのリビングでも行える認知症対応型通所介護

　認知症対応型通所介護および介護予防認知症対応型通所介護は、少人数の認知症高

齢者を対象に家庭的な雰囲気の中で通所介護を提供するサービスです。単独型、併設型、共用型の3種類があります。併設型は介護老人福祉施設（特別養護老人ホーム）、病院・診療所、介護老人保健施設、介護医療院、特定施設入居者生活介護（介護付き有料老人ホーム）などに併設するタイプ、共用型は認知症高齢者グループホームや地域密着型特定施設、地域密着型介護老人福祉施設のリビング・食堂などの共用スペースを活用するタイプです。

　利用定員は単独型と併設型では1単位につき12人以下、共用型では1ユニットにつき3人以下です。管理者は認知症対応型サービス事業管理者研修を修了している必要があります。小規模である上、専門的な認知症ケアが必要になることから、通所介護よりも高い基本報酬が設定されています（表3）。

　認知症対応型通所介護（介護予防を含む）の2021年度の介護費は801億円で、2019年度の852億円から減少しています。近年は横ばい傾向が続いていましたが、新型コロナウイルス感染症（COVID-19）の影響で利用が減少したもようです。COVID-19以前から請求事業所数は減少傾向にあり、認知症高齢者の増加に伴ってニーズが高まってきても、規模が小さく、大きな収入を見込むのは難しいことから伸び悩んでいます。

　認知症対応型通所介護の実施主体は社会福祉法人が最も多く41.2％ですが、営利法人も38.8％で、両者の差は減る傾向にあります（2022年介護サービス施設・事業所調査）。2021年度末の請求事業所数3098のうち、単独型は1702、併設型は854で、共用型は542です（介護給付費等実態統計）。単独型と併設型は減少が続く一方、共用型はCOVID-19の流行下でも横ばいで、営利法人の認知症高齢者グループホームなどにおける共用型デイサービスという運営形態は比較的安定しているためとみられます。

9人以下のユニットでケアする認知症対応型共同生活介護

　認知症対応型共同生活介護は認知症の高齢者に対して、小規模な共同生活住居（ユニット）で、家庭的な環境と地域住民との交流の下、入浴・排泄・食事など日常生活上の世話と機能訓練を行い、能力に応じて自立した日常生活を営めるようにするサービスです。この指定を受けた事業所は、認知症高齢者グループホームと呼ばれます（7-4参照）。

　少人数での家庭的なケアが認知症に伴う問題行動の改善に有効であることから、5〜9人までを「1ユニット」として扱います。ただし、介護従業者（介護職員）は、日中時間帯に常勤換算で入居者3人に対して1人以上を配置する必要があります。そのため、1ユニット9人で運営するのが一般的です。1つの事業所で運営できるユニット数は「原則2以下」とされてきましたが、2021年度介護報酬改定で「原則3以下」に緩和されました。ただし、多くの施設は2ユニット（18人）で運営しています。

　認知症対応型共同生活介護の介護報酬は、ユニット数に応じて異なります（表4）。1ユニット型の方が若干高く設定されています。2021年度改定では、各ユニットに1人の配置が原則である夜勤職員の要件が緩和されました。3ユニットが同じ階に隣接し、安全対策を取っている場合などであれば、夜勤職員は3人から2人にできます。ただし、介護報酬は2ユニット以上の単位数から50単位が差し引かれます。

| 表3 | 認知症対応型通所介護の基本報酬（2024年度介護報酬改定後） |

3時間以上4時間未満

	単独型	併設型	共用型
要介護1	543単位	491単位	267単位
要介護2	597単位	541単位	277単位
要介護3	653単位	589単位	286単位
要介護4	708単位	639単位	295単位
要介護5	762単位	688単位	305単位

7時間以上8時間未満

	単独型	併設型	共用型
要介護1	994単位	894単位	523単位
要介護2	1102単位	989単位	542単位
要介護3	1210単位	1086単位	560単位
要介護4	1319単位	1183単位	578単位
要介護5	1427単位	1278単位	598単位

基本報酬のサービス提供時間は、3時間以上4時間未満から8時間以上9時間未満まで、1時間刻みの6段階で設定されている。このうち、2つの区分を掲載した

| 表4 | 認知症対応型共同生活介護の基本報酬（2024年度介護報酬改定後） |

	認知症対応型共同生活介護費（I）（1ユニット）	認知症対応型共同生活介護費（II）（2ユニット以上）	3ユニット、かつ夜勤職員を2人（以上3人未満）に緩和する場合[2]
要支援2[1]	761単位／日	749単位／日	要介護度にかかわらず、左記の「2ユニット以上」の単位数から－50単位
要介護1	765単位／日	753単位／日	
要介護2	801単位／日	788単位／日	
要介護3	824単位／日	812単位／日	
要介護4	841単位／日	828単位／日	
要介護5	859単位／日	845単位／日	

※1　介護予防認知症対応型共同生活介護費
※2　3ユニットの場合は夜勤職員3人の配置が原則。ただし、各ユニットが同一階に隣接しており、職員が利用者の円滑な状況把握や速やかな対応が可能な構造で、安全対策（マニュアルの策定、訓練の実施）を取っていることを要件に、夜勤2人以上の配置に緩和できる

　2021年度改定におけるユニット数や夜勤職員の要件緩和は、小規模で収益性が低く、人員確保も大変なグループホームに配慮したという側面があります。同様の観点から、2021年度改定ではサテライト施設の基準も緩和されました。サテライト施設は、通常の交通手段で本体施設からおおむね20分以内に移動できる場所での設置が求められ、人員・設備基準が緩和されている点が魅力です。「本体3ユニット＋サテライト1ユニット」など、以前より規模の大きなグループホームを運営できます。

　2024年度介護報酬改定では、医療連携を推進する観点から、「医療連携体制加算」の算定要件が緩和されました。改定前は看護体制と受け入れ実績などを共に満たす必要がありましたが、両者の要件を分けて、加算を算定しやすくする狙いがあります。

　グループホームは2006年度から地域密着型サービスに位置づけられ、事業所の指定権限は市町村に移されました。各市町村は地域の実情に応じて整備計画を立て、公募に

よって事業者を決定しています。近年では請求事業所数の伸びは緩やかです。2021年度末の請求事業所数は1万4079カ所です（介護給付費等実態統計）。運営主体は営利法人が54.4%と半数以上を占めています（2022年介護サービス施設・事業所調査）。

小規模多機能型居宅介護は通い・泊まり・訪問でケア

　小規模多機能型居宅介護は通い・泊まり・訪問のケアを柔軟に組み合わせ、24時間365日体制で在宅生活を支援するサービスです（図2）。地域密着型サービスの中核サービスの1つとして、2006年度介護保険制度改正で創設されました。略称で「小多機（しょうたき）」とも呼ばれます。利用対象者は、集団ケアになじまない要介護者や認知症の高齢者などで、1事業所当たりの登録定員は29人以内です。

　職員は通い、訪問、泊まりの各サービスの兼務が認められ、常に同じ職員がケアに携わることで、認知症高齢者など環境の変化に敏感な利用者の不安を緩和できるといったメリットがあります。市町村は中学校区に1カ所を目安に整備することとなっています。

　小規模多機能型居宅介護は、通所介護や短期入所生活介護、訪問介護を単に組み合わせるわけではなく、利用者一人ひとりの生活リズムを重視したケアを実施できます。通いサービスでは、通所介護のように決まった利用時間や共通のプログラムはなく、利用者の希望や状態に応じて、朝から夜まで滞在してもよいですし、数時間だけ利用するといった使い方も可能です。

　介護報酬は、利用したケアの種類や利用回数に関係なく、月額固定の包括払いです（表5）。主に中重度者の利用を想定して、要介護1と要介護5の報酬には2.5倍以上の差がついています。要支援者を対象とする介護予防小規模多機能型居宅介護では、サービスが必要な軽度者は限られることから、基本報酬はさらに低く設定されています。

　介護報酬以外に、食費や宿泊費（ホテルコスト）、おむつ代などを利用者の自己負担として徴収できます。なお、小規模多機能型居宅介護を利用すると、通所介護や訪問介護、短期入所生活介護などのサービスは利用できません。

　小規模多機能型居宅介護は、軽度者の介護報酬の低さや登録者の確保の難しさから、長らく「不採算事業」と言われてきました。そのため厚労省は、登録者数の上限の引き上げや多くの加算の新設、施設整備の交付金の拡大などの施策を打ち、経営環境は好転しています。2021年度末における請求事業所数は5575カ所で、2021年度の介護費（介護予防を含む）は2885億円に達しています（介護給付費等実態統計）。運営主体の内訳を見ると、営利法人が最多で47.4%、次いで社会福祉法人が32.8%となっています（2022年介護サービス施設・事業所調査）。

小規模多機能＋訪問看護＝看護小規模多機能型居宅介護

　看護小規模多機能型居宅介護は、小規模多機能型居宅介護の機能に加え、必要に応じて訪問看護の提供も可能とするサービスです。2012年度介護保険制度改正で、小規模多

図2　小規模多機能型居宅介護の仕組み

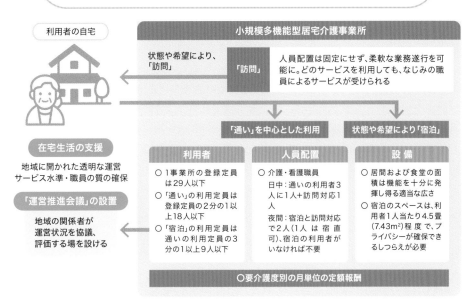

基本的な考え方：「通い」を中心として、要介護者の状態や希望に応じて、随時「訪問」や「宿泊」を組み合わせてサービスを提供し、中重度となっても在宅での生活が継続できるよう支援する

利用者の自宅

小規模多機能型居宅介護事業所

状態や希望により、「訪問」　　「訪問」　人員配置は固定にせず、柔軟な業務遂行を可能に。どのサービスを利用しても、なじみの職員によるサービスが受けられる

「通い」を中心とした利用　　　状態や希望により「宿泊」

在宅生活の支援
地域に開かれた透明な運営サービス水準・職員の質の確保

利用者
- 1事業所の登録定員は29人以下
- 「通い」の利用定員は登録定員の2分の1以上18人以下
- 「宿泊」の利用定員は通いの利用定員の3分の1以上9人以下

人員配置
- 介護・看護職員
  日中：通いの利用者3人に1人＋訪問対応1人
  夜間：宿泊と訪問対応で2人（1人は宿直可）、宿泊の利用者がいなければ不要

設備
- 居間および食堂の面積は機能を十分に発揮し得る適当な広さ
- 宿泊のスペースは、利用者1人当たり4.5畳（7.43m²）程度で、プライバシーが確保できるしつらえが必要

「運営推進会議」の設置
地域の関係者が運営状況を協議、評価する場を設ける

○要介護度別の月単位の定額報酬

併設または同一敷地内の事業所で「居住」

「居住」
- グループホーム
- 小規模な介護専用型の特定施設
- 小規模介護老人福祉施設（サテライト特養など）
- 有床診療所による介護療養型医療施設
- 介護老人福祉施設、介護老人保健施設など

→
- 小規模多機能型居宅介護と連続的、一体的なサービス提供
- 職員の兼務が可能に

機能型居宅介護と訪問看護の「複合型サービス」として創設され、2015年度改正で現在の名称になりました。略称で「看多機（かんたき）」とも呼ばれます。

　人員配置は小規模多機能をベースに、訪問看護の「看護職員2.5人以上」を追加したものとなります。看護小規模多機能の事業所が訪問看護サービスを提供できるのは、同サービスの登録利用者のみですが、併せて訪問看護事業所の指定を受けることが可能で、その場合には他の要介護者にも訪問看護を提供できます。介護報酬の基本報酬についても、小規模多機能に訪問看護の報酬を上乗せした形となっています（表6）。

　看護小規模多機能型居宅介護の2021年度の介護費は590億円で、制度が創設された2012年度から右肩上がりで増加しています。新規参入の事業所数も同様に伸びており、請求事業所数は2021年度末で1000カ所です（介護給付費等実態統計）。

　運営主体の内訳を見ると、営利法人が47.8％と最多で、以下、医療法人21.8％、社会福祉法人19.6％と続きます（2022年介護サービス施設・事業所調査）。事業所数の伸びは緩やかですが、介護大手を含めて、参入する民間企業は徐々に増えています。急性期病院からの退院を国が促進し、医療ニーズの高い要介護者の受け入れ先が必要になる中、訪問

介護保険サービスと関連サービス

看護がセットになった看護小規模多機能型居宅介護は「民間企業が手掛けられる数少ない受け皿になり得る」という認識があるようです。なお、厚労省の介護事業経営実態調査を見ると、実利用者数が25人を超えると、経営がかなり安定する傾向がうかがえます。

小規模ホームで行う地域密着型特定施設入居者生活介護

地域密着型特定施設入居者生活介護は、施設内のスタッフが有料老人ホームなどの入居者に食事や入浴の介助、日常生活上の世話、機能訓練などを提供するサービスです。特定施設入居者生活介護（5-8参照）との違いは定員30人未満で、要介護者だけを対象にした特定施設で行うサービスであるという点です。

指定を受けられるのは、（1）有料老人ホーム、（2）軽費老人ホーム（主たる対象はケアハウス）、（3）養護老人ホーム、（4）サービス付き高齢者向け住宅──の4つに限られます。

2022年10月時点の事業所数は363で、経営主体は営利法人が47.5％、社会福祉法人が33.3％を占めています（2022年介護サービス施設・事業所調査）。

特養のサテライトとして開設可能な地域密着型特養

地域密着型介護老人福祉施設入所者生活介護は、定員30人未満の地域密着型特別養護老人ホームで行われるサービスで、基本報酬や加算は既存の特養と同様です（5-11参照）。かつては "人里離れた" 場所に建設される傾向が強かった特養ですが、小規模な特養を整備することで市街地や住宅地での開設を増やす狙いがあります。

小規模特養は単独施設としての開設も可能ですが、従来型特養の「サテライト型居住施設」として開設されるケースが主流になっています。2022年10月時点の施設数は2502で緩やかに増加。開設主体はほぼ全ての99.2％が社会福祉法人で、地方公共団体が0.8％です（2022年介護サービス施設・事業所調査）。

今後の見通し

2024年度介護報酬改定では、定期巡回・随時対応型訪問介護看護や小規模多機能型居宅介護、看護小規模多機能型居宅介護の「総合マネジメント体制強化加算」が見直されました。地域包括ケアの推進と地域共生社会の実現に資する取り組みを評価する加算の区分を新設。「地域住民等の相談に対応する体制を確保」「障害福祉サービス事業所、児童福祉施設等と共同し、地域の世代間交流の拠点となっている」などが要件で、地域密着型サービスに国が求めている役割がうかがえます。

表5

表5　小規模多機能型居宅介護の基本報酬（2024年度介護報酬改定後）

（1）小規模多機能型居宅介護費

同一建物居住者以外に提供する場合	
要支援1※	3450単位／月
要支援2※	6972単位／月
要介護1	10458単位／月
要介護2	15370単位／月
要介護3	22359単位／月
要介護4	24677単位／月
要介護5	27209単位／月

同一建物居住者に提供する場合	
要支援1※	3109単位／月
要支援2※	6281単位／月
要介護1	9423単位／月
要介護2	13849単位／月
要介護3	20144単位／月
要介護4	22233単位／月
要介護5	24516単位／月

（2）短期利用居宅介護費

要支援1※	424単位／日
要支援2※	531単位／日
要介護1	572単位／日
要介護2	640単位／日
要介護3	709単位／日
要介護4	777単位／日
要介護5	843単位／日

※ 介護予防小規模多機能型居宅介護費の介護報酬

算定上の留意点
- 利用登録者は、ほかの小規模多機能型居宅介護事業所および看護小規模多機能型居宅介護事業所を利用できない
- 利用登録者には、訪問介護、通所サービス、短期入所サービス、特定施設入居者生活介護、居宅介護支援などの介護報酬は算定できない
- 医療系の居宅サービス（訪問看護、訪問リハビリテーション、居宅療養管理指導）および福祉用具貸与は、小規模多機能型居宅介護の包括報酬に含まれず、併せて利用できる。この場合、居宅サービスの区分支給限度基準額と包括報酬の差額の範囲内で給付管理を行うことになる
- 事業所内に配置されたケアマネジャーが利用登録者全員のケアプランを作成する

表6　看護小規模多機能型居宅介護の基本報酬（2024年度介護報酬改定後）

（1）看護小規模多機能型居宅介護費

同一建物居住者以外に提供する場合	
要介護1	12447単位／月
要介護2	17415単位／月
要介護3	24481単位／月
要介護4	27766単位／月
要介護5	31408単位／月

同一建物居住者に提供する場合	
要介護1	11214単位／月
要介護2	15691単位／月
要介護3	22057単位／月
要介護4	25017単位／月
要介護5	28298単位／月

（2）短期利用居宅介護費

要介護1	571単位／日
要介護2	638単位／日
要介護3	706単位／日
要介護4	773単位／日
要介護5	839単位／日

算定上の留意点
- 基本的に小規模多機能型居宅介護と同じ
- 看護小規模多機能型居宅介護事業所は、併せて訪問看護の指定を受けることが可能。この場合は、看護小規模多機能型居宅介護の事業所の登録者以外の利用者に対して訪問看護サービスを提供できる

介護保険サービスと関連サービス

施設サービス

POINT

● 介護老人福祉施設（特別養護老人ホーム）は中重度の
要介護高齢者の生活の場として、介護や機能訓練を実施

● 介護老人保健施設は在宅復帰を目指して医学的管理と生活支援

● 介護医療院は長期療養を要する要介護者の日常生活もケア

　介護保険施設は要介護者が入所して介護保険でサービスを受けられる施設です。介護老人福祉施設、介護老人保健施設、介護医療院、介護療養型医療施設の4種類があり、2024年度以降は介護療養型医療施設が廃止されて3種類となります（表1）。

　介護老人福祉施設の主な設置主体は社会福祉法人、介護老人保健施設と介護医療院では医療法人です。いずれの施設も営利法人が開設・運営することはできません。

介護老人福祉施設は中重度の要介護者の生活の場

　介護老人福祉施設（特別養護老人ホーム）は、施設サービス計画（施設ケアプラン）に基づいて、入所者の入浴や排泄、食事など日常生活上の介護、機能訓練、療養上の世話を行う施設です。介護保険施設の中では、生活上の介護を最も重視している施設といえます。主な入所対象者は、入院治療の必要はないものの、各種の在宅サービスを受けても自宅で生活を継続するのが難しい、常時介護の必要な高齢者（中重度者）です。2015年度からは、新規入所は原則として要介護3以上の人に限られています。

　老人福祉法と介護保険法に基づく高齢者施設で、「特別養護老人ホーム」は老人福祉法に基づく名称です。一般的には「特養」と略されることが多いですが、介護保険法においては「介護老人福祉施設」という名称で規定されています。

　かつての特養は相部屋（多床室）で構成された特養（従来型特養）が多かったのに対して、2003年にユニット型個室を柱とした新型特養が制度化されました。ユニット型個室は居室面積が10.65m²以上で、おおむね10室以下の居室とリビング（共同生活室）で1つのユニットを構成しています。

　介護老人福祉施設の介護報酬には、「従来型個室」「従来型多床室」と「ユニット型個室」「ユニット型個室的多床室」の4つの類型があります（表2）。さらに人員体制や介護の質

表1 | 介護保険施設の概要

			介護老人福祉施設	介護老人保健施設	介護医療院	介護療養型医療施設（2023年度末まで）
基本的性格			要介護高齢者のための生活施設	要介護高齢者にリハビリ等を提供し、在宅復帰、在宅療養支援を行う施設	要介護者の長期療養・生活施設	医療の必要な要介護高齢者のための長期療養施設
定義			特別養護老人ホームに入所する要介護者に対し、入浴、排泄、食事等の介護その他の日常生活上の世話、機能訓練、健康管理および療養上の世話を行う	主としてその心身の機能の維持回復を図り、居宅における生活を営むことができるようにするための支援が必要である要介護者に対し、看護、医学的管理の下における介護および機能訓練その他必要な医療並びに日常生活上の世話を行う	主として長期にわたり療養が必要である要介護者に対し、施設サービス計画に基づいて、療養上の管理、看護、医学的管理の下における介護および機能訓練その他必要な医療並びに日常生活上の世話を行う	療養病床等に入院する要介護者に対し、施設サービス計画に基づいて、療養上の管理、看護、医学的管理の下における介護その他の世話および機能訓練その他必要な医療を行う
主な設置主体[1]			社会福祉法人（約95%）	医療法人（約76%）	医療法人（約89%）	医療法人（約80%）
施設数（2020年10月）[2]			10,896件	4,221件	734件	277件
入所者数（2020年10月）[2]			638,600人	351,900人	42,900人	7,4000人
居室面積定員数	従来型	面積／人	10.65m² 以上	8.0m² 以上	8.0m² 以上	6.4m² 以上
		定員数	原則個室	4人以下	4人以下	4人以下
	ユニット型	面積／人	10.65m² 以上			
		定員数	原則個室			
「多床室」の割合[3]			20.7%	54.1%	74.1%	78.0%
平均在所（院）日数[4]			1,177日	310日	189日	472日
平均要介護度			4.0	3.2	4.2	4.3
低所得者の割合[4]			68.6%	52.5%	50.1%	50.0%
医師の配置基準			必要数（非常勤可）	1以上／100対1以上	I型：3以上／48対1以上 II型：1以上／100対1以上	3以上／48対1以上
医療法上の位置づけ			居宅等	医療提供施設	医療提供施設	病床

※1 介護サービス施設・事業所調査（2021年）より
※2 介護給付費等実態統計（2022年10月審査分）より。介護老人福祉施設の数値については地域密着型を含む
※3 介護サービス施設・事業所調査（2021年）より（数値はすべての居室のうち2人以上の居室の占める割合）。介護老人福祉施設の数値については地域密着型を含む
※4 介護サービス施設・事業所調査（2019年）より

出典：社会保障審議会「令和6年度の同時報酬改定に向けた意見交換会（第1回）」資料

介護保険サービスと関連サービス

などを評価する各種の加算が設けられています。

　介護老人福祉施設は生活の場という位置付けなので、ホテルコスト（居住費および食費）は基本的に入所者が負担することになっています。なお、低所得者についてはこの負担を軽減する特定入所者介護サービス費（補足給付）という仕組みがあり、低所得者のホテルコストに負担限度額を定め、それを超過する分を介護保険で給付しています。

　2021年度の介護費（地域密着型を含む）は2兆2478億円で、2000年度の1.9倍に達しています（介護給付費等実態統計）。市場規模自体は介護サービスの中で最大ですが、「施設から在宅への移行」を目指す厚労省の方針の下で、介護報酬がたびたび引き下げられてきたため、伸びのペースはさほど大きくはありません。

　施設数の増加も緩やかで、2021年度末に特養は8340カ所、地域密着型特養は2483カ所で、合計1万823カ所になっています（介護給付費等実態統計）。2022年10月時点における開設主体の内訳を見ると、ほとんどが社会福祉法人で95.4%を占め、以下、市区町村（2.5%）、広域連合・一部事務組合（1.1%）などの順となっています（2022年介護サービス施設・事業所調査）。

　特養や老健施設は近年、経営状況が非常に厳しく、2023年度介護事業経営実態調査では同調査初の収支差が赤字となりました。そのため、2024年度介護報酬改定では基本報酬は他サービスに比べて引き上げられています。また、医療機関との連携促進の観点から「協力医療機関連携推進加算」なども新設されました。

介護老人保健施設は在宅復帰のためにリハビリ提供

　介護老人保健施設（老健施設）は、病状が安定している高齢者の在宅復帰を目指して、看護・介護サービスを中心に医学的管理、リハビリテーション、生活支援などを提供する施設です。在宅復帰、在宅療養支援のための地域拠点となり、リハビリテーションを提供して機能維持・改善の役割を担います。在宅と医療機関の間を結ぶ中間施設とも位置づけられ、入所者の約半数は医療機関から退院後に直接入所しています。

　介護報酬も入所者の在宅復帰を加算などで評価する体系になっています。2018年度介護報酬改定では在宅復帰・在宅療養支援等指標[※1]を導入して、基本となる報酬を大きく5種類に区分し、在宅復帰に力を入れる老健施設ほど報酬が高くなるという方向性が明確に打ち出されています（表3）。

　この指標の合計点で、すべての老健施設が「超強化型」（70点以上）、「在宅強化型」（60点以上）、「加算型」（40点以上）、「基本型」（20点以上）、「その他」（20点未満）のいずれかに分類されます。在宅復帰・在宅療養支援機能を有さない施設は「その他」扱いとなり、基本報酬が一番低く設定されるほか、多くの加算を算定できません。

　福祉医療機構の調査によると、超強化型は2018年度の15.6%から2021年度で26.3%に増加。基本型は38.9%から27.5%に減少しています。より高い報酬を確保するための

※1　10項目計90点で構成。(1)在宅復帰率、(2)ベッド回転率、(3)入所前後訪問指導割合、(4)退所前後訪問指導割合、(5)居宅サービス（短期入所療養介護、訪問リハビリテーション、通所リハビリテーション）の実施数、(6)リハビリテーション専門職の配置割合、(7)支援相談員の配置割合、(8)要介護4または5の割合、(9)喀痰吸引の実施割合、(10)経管栄養の実施割合――の各項目で配点が設けられている

表2 介護老人福祉施設の基本報酬（2024年度介護報酬改定後）

	介護福祉施設サービス費（I）	介護福祉施設サービス費（II）	ユニット型介護福祉施設サービス費（I）	ユニット型介護福祉施設サービス費（II）
類型	従来型個室	多床室	ユニット型個室	ユニット型個室的多床室
要介護1	589単位／日	589単位／日	670単位／日	670単位／日
要介護2	659単位／日	659単位／日	740単位／日	740単位／日
要介護3	732単位／日	732単位／日	815単位／日	815単位／日
要介護4	802単位／日	802単位／日	886単位／日	886単位／日
要介護5	871単位／日	871単位／日	955単位／日	955単位／日

表3 介護老人保健施設（多床室）の基本報酬（2024年度介護報酬改定後）

	超強化型※1	在宅強化型	加算型※2	基本型	その他
	介護保健施設サービス費（I）-（iv）		介護保健施設サービス費（I）-（iii）		介護保健施設サービス費（IV）-（ii）
要介護1	917単位／日	871単位／日	827単位／日	793単位／日	777単位／日
要介護2	993単位／日	947単位／日	877単位／日	843単位／日	826単位／日
要介護3	1060単位／日	1014単位／日	942単位／日	908単位／日	889単位／日
要介護4	1118単位／日	1072単位／日	995単位／日	961単位／日	941単位／日
要介護5	1171単位／日	1125単位／日	1046単位／日	1012単位／日	991単位／日

※1 在宅復帰・在宅療養支援機能加算（II）を算定している在宅強化型施設
※2 在宅復帰・在宅療養支援機能加算（I）を算定している基本型施設

在宅復帰・在宅療養支援機能加算（従来型老健）	
（I）： 基本型のみ算定でき「加算型」になる （在宅復帰・在宅療養支援等指標が40点以上）	34単位／日
（II）：在宅強化型のみ算定でき「超強化型」になる （在宅復帰・在宅療養支援等指標が70点以上）	46単位／日
【（I）（II）共通の算定要件】 ・入所者・家族に退所後の療養生活上の留意事項等を指導 ・退所後30日以内（要介護4・5は14日以内）に退所者（死亡退所や1週間以内の入院による退所を除く）の居宅を訪問し、在宅生活の継続の見込みを確認・記録 ・地域貢献活動を実施　※（II）では在宅強化型の算定要件	

対応が進む一方で、対応できない老健施設の経営は今後いっそう厳しくなることが予想されます。

さらに2025年8月から、老健施設の「その他型」と療養型老健施設、介護医療院の一部（II型介護医療院）の多床室（1人当たりの居室面積が8m^{2}以上）において、利用者に対する室料負担が導入されます。類型下位の老健施設は上位の類型を目指すなど、今後の運営方針について厳しい検討を迫られることになりそうです。

2021年度の介護費は1兆3485億円で、2000年度の1.5倍に拡大しています（介護給付費等実態統計）。特養と同様、「施設から在宅への移行」を目指す厚労省の方針の下で報酬がたびたび引き下げられてきたため、伸びのペースはさほど大きくはありません。

施設数は2021年度末で4230カ所であり、ここ数年は微減が続いています。2022年10月時点での開設主体の内訳を見ると、医療法人が75.4%で大半を占め、以下、社会福祉法人（15.9%）、市区町村（3.0%）と続いています（2022年介護サービス施設・事業所調査）。

介護医療院は長期療養を要する要介護者向けの施設

介護医療院は2018年度に創設された施設で、長期にわたって療養が必要である要介護者に対し、施設サービス計画に基づいて、療養上の管理、看護、医学的管理の下、介護および機能訓練、日常生活上の世話を行います。入所者のターミナルケアや看取りも重要な役割の1つと想定されています。

介護医療院にはI型介護医療院とII型介護医療院の2つの類型があります。I型は、以前の介護療養型医療施設の療養機能強化型A・B相当とされ、入所者は重篤な身体疾患を有する人および身体合併症を有する認知症高齢者などです。II型は介護療養型老人保健施設（転換老健）相当とされ、I型と比較して容体が比較的安定した人が入所することとされています。

I型とII型では医療者などの人員配置基準が異なります。介護報酬もI型とII型で分かれ、より重篤な入所者が多いI型の方が高くなっています（表4）。また、2025年8月から、II型介護医療院では、多床室の室料負担が導入されます。

介護医療院は医療提供施設の側面を持ちながら生活施設としての役割も果たすために、入所者のプライバシーの尊重などが求められています。多床室の介護療養型医療施設などから転換する場合も、家具、パーティション、カーテンなどを組み合わせて室内を区分し、入所者同士の視線などを遮ることでプライバシーを確保する必要があります。

介護老人保健施設や特別養護老人ホームと同様、地域交流も基本方針として位置づけられています。外部に対して閉鎖的な存在となることなく、地域交流やボランティアの受け入れなどに積極的に取り組むことで、地域に開かれた施設となることが求められます。

介護医療院は、2018年3月の廃止が予定されていた介護療養型医療施設（介護療養病床[※2]）、看護配置25対1以下の医療療養病床が提供していた機能を担う施設として創設

※2　病院・診療所の療養病床には「医療療養病床（医療保険財源）」と「介護療養病床（介護保険財源）」がある。介護療養病床における介護保険サービスの名称が介護療養型医療施設。介護療養病床は2006年、小泉改革によって2012年3月末での廃止決定が打ち出され、転換先として介護療養型老人保健施設（転換老健）などが用意された。しかし移行は進まず、転換期限を2018年3月まで延長。新たな転換先として介護医療院が創設された

表4 介護医療院（多床室）の基本報酬（2024年度介護報酬改定後）

I型介護医療院（多床室）

	I型介護医療院 サービス費（I）（ii）	I型介護医療院 サービス費（II）（ii）	I型介護医療院 サービス費（III）（ii）	I型特別介護医療院 サービス費（II）（ii）
要介護1	833単位／日	821単位／日	805単位／日	764単位／日
要介護2	943単位／日	930単位／日	914単位／日	869単位／日
要介護3	1182単位／日	1165単位／日	1148単位／日	1091単位／日
要介護4	1283単位／日	1264単位／日	1248単位／日	1186単位／日
要介護5	1375単位／日	1355単位／日	1338単位／日	1271単位／日

II型介護医療院（多床室）

	II型介護医療院 サービス費（I）（ii）	II型介護医療院 サービス費（II）（ii）	II型介護医療院 サービス費（III）（ii）	II型特別介護医療院 サービス費（ii）
要介護1	786単位／日	770単位／日	759単位／日	721単位／日
要介護2	883単位／日	867単位／日	855単位／日	814単位／日
要介護3	1092単位／日	1075単位／日	1064単位／日	1012単位／日
要介護4	1181単位／日	1165単位／日	1154単位／日	1096単位／日
要介護5	1261単位／日	1245単位／日	1234単位／日	1172単位／日

（I）〜（III）は、入所者数に対する看護師および介護職員の比率で分かれる

されました。介護療養型医療施設は2024年3月末に廃止されました。

　厚労省の統計によると、2022年6月末時点で介護医療院の施設数は727施設、療養床数は4万3323床です。療養床数の内訳は、I型が73.5%、II型が26.5%となっています。移行元の施設をみると、7割を介護療養病床が占めています。介護医療院の開設について、都道府県や市町村は既存の介護療養病床や医療療養病床、転換老健からの移行を優先させていますが、2021年以降、一般病床からの移行や新設を自治体が許可するケースも出てきています。

今後の見通し

高齢者の減少が顕在化してきている地域などの介護保険施設では、入所者の確保が難しくなることも今後増えてきそうです。特養は入所者の自立支援など介護報酬の各種加算の確保、老健施設は在宅復帰と入所者確保の両立などが求められます。

介護保険サービスと関連サービス

6章

主要介護サービスの
動向

介護サービスの利用状況

- 介護保険制度創設から22年でサービス利用者は大幅に増加
- 75歳以上人口の伸びなど地域に合わせた対応が必須

介護保険制度は2000年の制度創設から20年を超えました。2022年3月末時点で65歳以上の被保険者数は約3590万人と1.7倍に増加し、サービス利用者数は約520万人と3.5倍に増加しています（表1）。被保険者数の増加に比べて利用者数の伸びが大きくなっているのには、75歳以上の後期高齢者が全人口に占める割合が増えていることに加え、認知症高齢者の増加、高齢者世帯の増加という背景があります。

サービス利用者の内訳は居宅サービスが約7割を占めます（図1）。一方、介護保険の給付費（利用者負担を除いた介護費）の内訳は介護老人福祉施設（特別養護老人ホーム）、介護老人保健施設、介護医療院などの施設サービスが相対的に高くなっており、1人当たり給付費を見ると、認知症対応型共同生活介護（認知症高齢者グループホーム）や特定施設入居者生活介護など居住系サービスも高くなっています。

今後、75歳以上人口は都市部で急速に増加し、もともと高齢者人口の多い地方では緩やかな増加が見込まれます。地域の高齢化の状況はそれぞれ異なるため、必要とされる介護サービスの種類や量も様々です。住み慣れた地域で在宅生活を最期まで支える地域包括ケアシステム（4-8参照）の深化・推進は国が一貫して掲げているテーマで、各地の自治体や事業者も自らの地域のニーズに合ったきめ細かい対応が求められます。

今後の見通し

都市部では介護ニーズが急拡大する一方で、生産年齢人口の減少などが原因で担い手不足が深刻化する見通しです。利用者の7割を占める居宅サービスのうち、特に高齢者の居宅を訪問してケアをする訪問介護はホームヘルパー（訪問介護員）の人材不足が深刻で、地方ではヘルパーを確保できないために事業所を廃止するところも出てきています。地域の状況に合ったサービス提供体制の検討が求められ、介護サービス事業者も対応を考える必要がありそうです。

	2000年4月末	**2022年3月末**	**増加分**
第1号被保険者	2165万人	3589万人	1.7倍
要介護（要支援）認定者	218万人	690万人	3.1倍
サービス利用者	149万人	516万人※	3.5倍
在宅サービス	97万人	407万人	4.2倍
施設サービス	52万人	96万人	1.8倍
地域密着型サービス	—	89万人	

表1 介護保険の対象者、利用者の増加

※ 居宅介護支援、介護予防支援、小規模多機能型サービス、複合型サービスを足し合わせたもの、並びに、介護保険施設、地域密着型介護老人福祉施設、特定施設入居者生活介護（地域密着型含む）、及び認知症対応型共同生活介護の合計。在宅サービス利用者数、施設サービス利用者数及び地域密着型サービス利用者数を合計した、延べ利用者数は592万人
出典：第217回社会保障審議会・介護給付費分科会（2023年5月24日）資料1

図1 介護給付費のサービス種類別の内訳

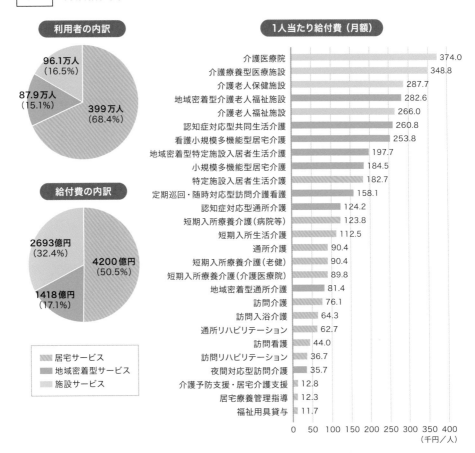

給付費には、利用者負担額並びに高額介護サービス費、高額医療合算サービス費および補足給付は含まれない
各数値は介護保険事業状況報告（2021年3月サービス分）を基にしている
出典：第93回社会保障審議会・介護保険部会（2022年5月16日）資料

訪問サービスの動向

POINT

● 訪問介護の利用者は増加、一方で訪問介護員の不足が深刻に
● リハビリ職による訪問看護は抑制の方針が続く

訪問介護の受給者（サービス利用者）は緩やかに増加しており、新型コロナウイルス感染症（COVID-19）が拡大した2020年以降、さらに増加のペースが上がりました（図1）。サービス利用者の要介護度の内訳を見ると、要介護4・5の利用者の増加が目立ちます。外出自粛で通所サービスの利用を控える分、訪問介護の利用が増えたという状況がうかがえます。

訪問看護の利用者数も年々増加しており、近年は軽度者の伸びが目立ちます（図2）。

各訪問サービスの利用者の要介護度の割合を見ると、訪問介護は要介護1・2の軽度者が主体。訪問入浴介護、定期巡回・随時対応型訪問介護看護、夜間対応型訪問介護では、サービスの性質上、中重度者の比率が高くなっています（図3）。

訪問介護員の不足は深刻な状況が続く

COVID-19以降の訪問介護のサービス利用者の要介護度の内訳を見ると、要介護1・2の利用者が6割を占めています（図3）。しかし、要介護1・2の訪問介護および通所介護については、介護保険から介護予防・日常生活支援総合事業（総合事業）への移行が厚生労働省の審議会などでたびたび検討されています。2022年に行われた2024年度介護保険制度改正の議論でも論点に上がりましたが、受け皿となる住民主体などの「多様なサービス」の整備が進んでいないため、結論は2027年度制度改正まで先送りとなっています。要介護1・2が介護保険から総合事業に移行となれば、訪問介護事業者の経営に与える影響は大きいとみられます。

訪問介護は介護業界の中でも人材不足がとりわけ深刻です。2020年度の有効求人倍率は14.92倍で、介護保険施設の3.90倍に比べて大幅に高くなっています（図4）。これには、身体介護を行う訪問介護員には介護職員初任者研修以上の資格が必要となることも背景になっています。介護業界への就職を考える新卒などが、資格がないために介護保険施設や通所サービスなど他の介護サービスに就職してしまうからです。訪問介護員の雇用がこれまで非正規の「登録ヘルパー」主体であったことも人材不足の一因です。高齢

図1 訪問介護の利用者数

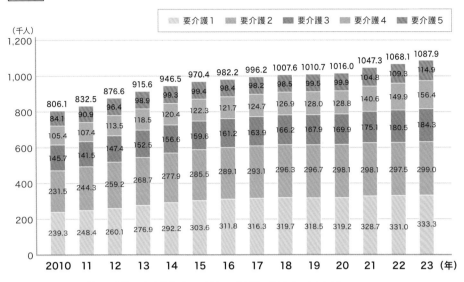

総数には、月の途中で要介護から要支援（または要支援から要介護）に変更となった者を含む
出典：介護給付費等実態調査および介護給付費等実態統計（各年4月審査分）

図2 訪問看護の利用者数

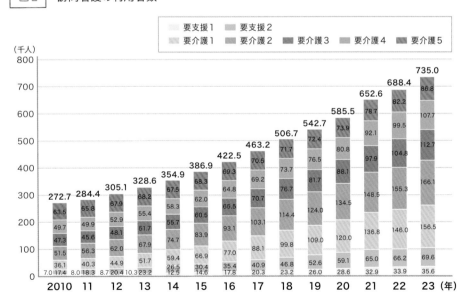

総数には、月の途中で要介護から要支援（または要支援から要介護）に変更となった者を含む
出典：介護給付費等実態調査および介護給付費等実態統計（各年4月審査分）

のヘルパーが多く、引退する人が増えていることが拍車をかけています。こうした状況を改善するため、大手訪問介護事業者を中心に、正社員採用を積極的に進める動きも出ています。

リハビリ中心の訪問看護は引き続き抑制の方針

　要介護者の在宅生活を支えるため、中重度者の医療ニーズに対応する訪問看護はこれまで一貫して重視されてきました。24時間対応体制を充実させる観点から、近年の介護報酬改定では24時間対応を評価する加算の拡充などが行われています。

　その半面、一部の訪問看護ステーションが軽度者を中心に受け入れ、理学療法士、作業療法士、言語聴覚士などのリハビリ職だけが訪問し、看護職員との連携がないケースが存在するという問題点も以前から指摘されています。

　そうした状況に対して、リハビリ職による訪問の基本報酬は低く設定されており（4-4参照）、さらに「訪問看護ステーションからのリハビリ職の訪問に対する評価の適正化」が介護報酬改定でたびたび実施されています。2024年度介護報酬改定では、リハビリ職による訪問回数が看護職員の訪問回数より多く、緊急時訪問看護加算、特別管理加算、看護体制強化加算のいずれも算定していない場合、基本報酬が減算されることになりました。診療報酬改定でもリハビリ職による訪問看護への締め付けは強まっており、リハビリ職中心の訪問看護ステーションの経営は今後も厳しさが増すと予想されます。

　訪問看護ステーションの中にはサテライト事業所[※1]を設置するケースも増えています。厚労省の調査では、サテライトを設置するステーションの割合は2008年度の2.9％から、2017年度には約7％に高まっていて、運営効率化の手法として広がっています。

　訪問看護ステーションも十分な収益を確保するには大規模である方が有利で、サテライト拠点の展開が大きなメリットになります。各拠点の職員数や利用者数、サービス提供件数などの実績を本体事業所と合算すれば、算定要件が厳しい診療報酬・介護報酬の高い点数・単位数や加算も取得できます。

※1　「利用者宅に近い場所からより効率的に訪問看護を提供するため、待機や道具の保管、着替え等を行う出張所等であって、一定の要件を満たすものは一体的な指定訪問看護の提供の単位として、従たる事業所（サテライト）を主たる事業所と合めて指定することが可能」と定義されている

今後の見通し

　訪問介護と訪問看護ともに、軽度の利用者に対するサービスの抑制を意図する変更が制度改正のたびに検討されています。事業者は中重度者への対応を念頭に、人員や運営の体制整備を進めていく必要があります。

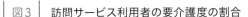

図3　訪問サービス利用者の要介護度の割合

凡例：要支援1　要支援2　要介護1　要介護2　要介護3　要介護4　要介護5

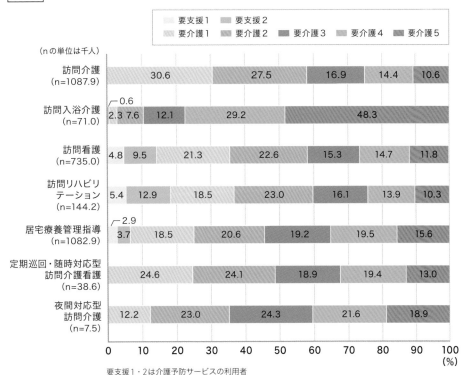

（nの単位は千人）

	要支援1・要支援2	要介護1	要介護2	要介護3	要介護4	要介護5
訪問介護（n=1087.9）		30.6	27.5	16.9	14.4	10.6
訪問入浴介護（n=71.0）	0.6 / 2.3 / 7.6	12.1	29.2	48.3		
訪問看護（n=735.0）	4.8 / 9.5	21.3	22.6	15.3	14.7	11.8
訪問リハビリテーション（n=144.2）	5.4 / 12.9	18.5	23.0	16.1	13.9	10.3
居宅療養管理指導（n=1082.9）	2.9 / 3.7	18.5	20.6	19.2	19.5	15.6
定期巡回・随時対応型訪問介護看護（n=38.6）		24.6	24.1	18.9	19.4	13.0
夜間対応型訪問介護（n=7.5）		12.2	23.0	24.3	21.6	18.9

要支援1・2は介護予防サービスの利用者
介護給付費等実態統計（2023年4月審査分）を基に編集部作成

図4　介護サービス職員の有効求人倍率の推移

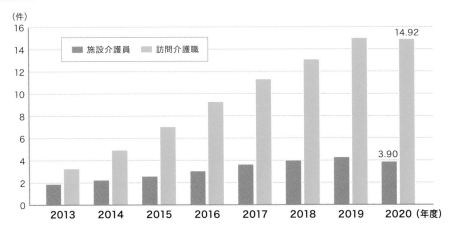

凡例：施設介護員　訪問介護職

（件）

2013 / 2014 / 2015 / 2016 / 2017 / 2018 / 2019 / 2020（年度）

訪問介護職 2020：14.92
施設介護員 2020：3.90

出典：第93回社会保障審議会・介護保険部会（2022年5月16日）資料2

通所サービスの動向

POINT

● 利用者の6割以上は要介護1・2。新型コロナで増加止まる

● 機能訓練および口腔ケアと栄養管理の体制整備が今後必須に

● 要介護1・2の通所介護を総合事業に移す案は継続審議

通所介護および地域密着型通所介護のサービス利用者は介護保険制度創設以降、2019年まで増え続けてきました。しかし、新型コロナウイルス感染症（COVID-19）が拡大した2020年以降は減少が続いています（図1）。流行当初の2020年春はデイサービスセンターでの感染を警戒して利用控えが相次ぎ、職員や利用者に感染者が出たことで休業を余儀なくされる事業所も相次ぎました。同年夏以降、利用者数は戻ってきましたが、COVID-19以前の状況までの回復には時間がかかっているようです。この傾向は通所リハビリテーション、介護予防通所リハビリテーションも同様です（図2）。

利用者の要介護度の内訳を見ると、自宅からセンターに通える人が主な対象となるため、通所介護、地域密着型通所介護、通所リハビリでは要介護1・2が6割以上を占めています（図3）。認知症対応型通所介護では、要介護3〜5の割合が他の通所サービスより高くなっています。

利用者の生活機能の維持・向上がいっそう求められる

通所介護の利用者は2019年をピークに減少に転じています。その背景には事業所の数も同時期にピークアウトしているという事情があります。転機となったのは、国が通所介護事業所の数が増え過ぎないようにする観点から、2017年度に小規模の通所介護事業所を地域密着型通所介護に移行したことです。

このことは介護事業所を開設する際の申請先と手続きが、居宅サービスと地域密着型サービスでは異なる点に関係しています。居宅サービスである通所介護事業所を開設したい事業者は、都道府県に指定申請を行います。この際、事業者は要件を満たせば基本的に自由に開設できるのが、都道府県が指定権者である居宅サービスの指定申請の原則です。この点、社会保障費の増加につながる懸念もあることから、財務省も財政制度等審議会・財政制度分科会などで「供給が需要を生んでいる側面がある」という指摘もありました。

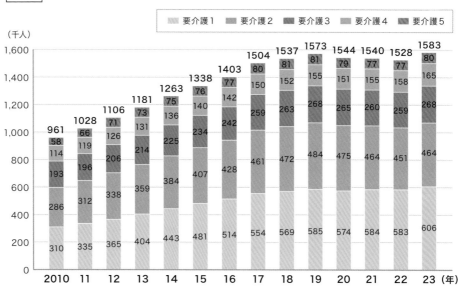

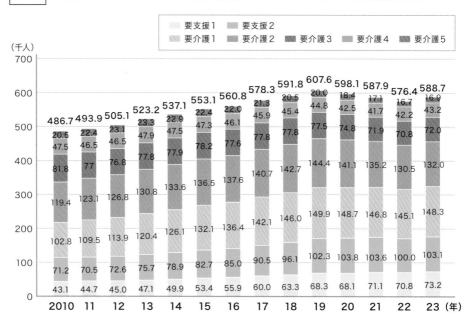

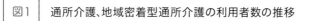

図1 通所介護、地域密着型通所介護の利用者数の推移

（凡例）要介護1　要介護2　要介護3　要介護4　要介護5

（千人）

	2010	11	12	13	14	15	16	17	18	19	20	21	22	23（年）
合計	961	1028	1106	1181	1263	1338	1403	1504	1537	1573	1544	1540	1528	1583
要介護5	58	66	71	73	75	76	77	80	81	81	79	77	77	80
要介護4	114	119	126	131	136	140	142	150	152	155	151	155	158	165
要介護3	193	196	206	214	225	234	242	259	263	268	265	260	259	268
要介護2	286	312	338	359	384	407	428	461	472	484	475	464	451	464
要介護1	310	335	365	404	443	481	514	554	569	585	574	584	583	606

通所介護および地域密着型通所介護の合計

総数には、月の途中で要介護から要支援（または要支援から要介護）に変更となった者を含む

出典：介護給付費等実態調査および介護給付費等実態統計（各年4月審査分）

図2 通所リハビリテーション、介護予防通所リハビリテーションの利用者数の推移

（凡例）要支援1　要支援2　要介護1　要介護2　要介護3　要介護4　要介護5

（千人）

	2010	11	12	13	14	15	16	17	18	19	20	21	22	23（年）
合計	486.7	493.9	505.1	523.2	537.1	553.1	560.8	578.3	591.8	607.6	598.1	587.9	576.4	588.7
要介護5	20.5	22.4	23.1	23.3	22.9	22.4	22.0	21.3	20.5	20.0	18.4	17.1	16.7	16.9
要介護4	47.5	46.5	46.5	47.9	47.5	47.3	46.1	45.9	45.4	44.8	42.5	41.7	42.2	43.2
要介護3	81.8	77	76.8	77.8	77.9	78.2	77.6	77.8	77.8	77.5	74.8	71.9	70.8	72.0
要介護2	119.4	123.1	126.8	130.8	133.6	136.5	137.6	140.7	142.7	144.4	141.1	135.2	130.5	132.0
要介護1	102.8	109.5	113.9	120.4	126.1	132.1	136.4	142.1	146.0	149.9	148.7	146.8	145.1	148.3
要支援2	71.2	70.5	72.6	75.7	78.9	82.7	85.0	90.5	96.1	102.3	103.8	103.6	100.0	103.1
要支援1	43.1	44.7	45.0	47.1	49.9	53.4	55.9	60.0	63.3	68.3	68.1	71.1	70.8	73.2

総数には、月の途中で要介護から要支援（または要支援から要介護）に変更となった者を含む

出典：介護給付費等実態調査および介護給付費等実態統計（各年4月審査分）

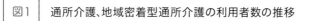

主要介護サービスの動向

一方、地域密着型サービスの指定申請は市町村に対して行います。この際に、市町村は介護事業所の開設が自らの市町村の介護保険事業計画に沿っていない場合、指定拒否や協議を行える仕組みになっています。地域密着型通所介護を市町村の管轄にすることで、自由な開設に一定のブレーキをかける形になったわけです。

一方、通所介護の基本報酬も近年の介護報酬改定で引き下げられてきました。以前ほど通所介護事業所を開設するメリットも薄れてきたこともあり、開設数はピークアウト。それに伴って利用者数も減少に転じたわけです。

通所介護の経営は現在、国が重視している機能訓練やADL（日常生活動作）の維持・改善などを評価する加算を取得できるかどうかで、収益がかなり変わることになりました。個々の利用者の心身の状況に応じた機能訓練を行った場合に得られる個別機能訓練加算、利用者全体のADL（日常生活動作）の維持または改善の度合いが一定の水準を超えた場合に得られるADL維持等加算のほか、機能訓練の効果に影響するとみられる口腔ケアや栄養管理の体制に応じて得られる加算については、今後の介護報酬改定でも拡充するとみられます。これらの加算の算定を狙いながら、利用者の機能維持や回復の実績をいかに上げるかは中長期的にも通所介護の経営の鍵となりそうです。

通所リハビリの報酬体系は大規模優遇が鮮明に

通所リハビリテーションについても、2019年頃をピークに利用者数や請求事業所数はマイナスに転じています。通所リハビリについては近年、効果的なリハビリを提供し、より身体機能の維持・改善を図っていく観点から、3～4時間で午前・午後の2回転でサービスを提供するような、短時間型の事業所を重視する傾向が見られます。一方で通所リハビリのうち、通所介護と同じような朝から夕方までの長時間の預かり型の事業所は基本報酬を調整するなどで、短時間型へのシフトを促す方向です。

さらに2024年度介護報酬改定では、通所リハビリに関しては通常規模型と大規模型の2種類に再編した上で、大規模型の事業所をより優遇する姿勢が鮮明に打ち出されました。通所サービスでは、基本報酬は規模が大きくなると共通経費などを抑えられることを加味して低くなります（5-6参照）。しかし、利用者の多くにリハビリテーションマネジメントを行い、リハビリ職も十分に配置している場合は、大規模型の事業所であっても、通常規模型と同じより高い基本報酬を算定できるようになったのです。

厚労省の2023年度介護事業経営実態調査によると、通所介護と通所リハビリともに、1カ月の延べ利用者数が多い事業所ほど収支差が高いという傾向が出ています。例えば、通所介護の月平均の延べ利用者数が300人以下の場合の収支差率はマイナス8.9％（税引前）と赤字です。それが601～750人だと収支差率は3.5％（同）の黒字になります。901人以上だと6.9％（同）と黒字幅が拡大します。通所サービスでは、基本報酬は規模が大きくなると低くなりますが（5-6参照）、スケールメリットはそれ以上に大きく、事業規模の拡大が経営の安定につながっているようです。

なお、要支援の方への通所介護サービスは2023年現在、市町村が実施主体の「介護予防・日常生活支援総合事業」（総合事業）で行われています（5-6参照）。このうち、介護事業者など

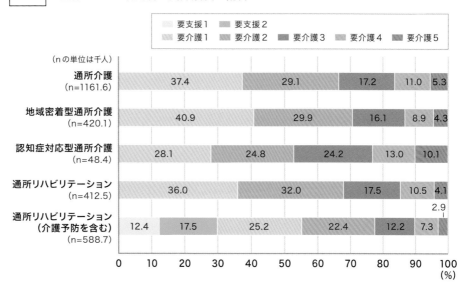

| 図3 | 通所サービス利用者の要介護度の割合 |

凡例: 要支援1　要支援2　要介護1　要介護2　要介護3　要介護4　要介護5

（nの単位は千人）

	要支援1	要支援2	要介護1	要介護2	要介護3	要介護4	要介護5
通所介護（n=1161.6）			37.4	29.1	17.2	11.0	5.3
地域密着型通所介護（n=420.1）			40.9	29.9	16.1	8.9	4.3
認知症対応型通所介護（n=48.4）			28.1	24.8	24.2	13.0	10.1
通所リハビリテーション（n=412.5）			36.0	32.0	17.5	10.5	4.1
通所リハビリテーション（介護予防を含む）（n=588.7）	12.4	17.5	25.2	22.4	12.2	7.3	2.9

介護給付費等実態統計（2023年4月審査分）を基に編集部作成

が行う通所型従前相当サービスは基本的には旧・介護予防通所介護と同様で、加算なども引き継がれています。もっとも、要支援者など軽度者に対しては、住民主体のサービスへ切り替えを進めていくのが厚労省の方針で、要介護1・2の通所介護についても総合事業への移行が検討されています。

　図3に示したように、通所介護の利用者の約3分の2は要介護1・2が占めています。2024年度介護保険制度改正では要介護1・2の総合事業への移行は見送られましたが、もし将来的に実現したら、通所介護の経営に大きな影響が出そうです。そのため、軽度者の介護費を抑制したいという国の方針を見据えて、中重度者や認知症をケアできる体制の強化を進めている通所介護事業者もあります。

今後の見通し

COVID-19の影響で2020～22年の通所サービスの利用は減少しましたが、2023年以降は以前の状況に戻りつつあります。一方で、小規模の事業所の運営は年々厳しくなり、通所介護では、機能訓練の充実や、または長時間の預かりやレスパイトなど、それぞれの事業所が特色を打ち出していくことが求められそうです。通所リハビリで国は短時間型のサービスへのシフトを進めています。さらに2024年度改定では明確に大規模型を優遇する方針が打ち出され、再編が進みそうです。

施設サービスの動向

- 特養の入所者は緩やかに上昇、一方の老健施設は2018年以降減少に
- 光水熱費や人件費、建築費の高騰などで経営状況は厳しい

　介護老人福祉施設(特別養護老人ホーム)は介護保険制度創設の2000年から緩やかに増え続けており、それに伴って入所者も増加を続けています。2015年4月には新規入所が原則として要介護3以上の高齢者に限定されましたが、その後も総数の増加傾向は変わっていません(図1)。

　一方、介護老人保健施設の入所者は特養よりもさらに緩やかに増加していましたが、2018年以降は減少に転じています(図2)。在宅復帰・在宅療養支援等指標(5-11参照)が導入されて入所者の在宅復帰が強く求められるようになったことに加え、新型コロナウイルス感染症の流行拡大で新規入所の受け入れが滞ったことが影響しているようです。

　2018年に創設された介護医療院は施設数の増加とともに入所者も増え、2022年度末(2023年4月審査分)では約4万3600人に上っています(図3)。一方で、介護療養型医療施設の入所者は施設数とともに減り続けており、同じ2022年度末には約6200人になっています(図3)。

　受給者の要介護度の内訳を見ると、介護老人福祉施設では要介護4・5が7割程度を占めており、介護医療院においては8割を超えています(図4)。これらの生活施設においては、医療機関との連携や看取りケアの充実が今後も課題になりそうです。

　2024年度介護報酬改定では医療機関と高齢者施設等の連携を推進する観点から、特養や老健施設、介護医療院に協力医療機関連携加算が新設されました。入所者等の病状が急変した際に、協力医療機関の医師または看護職員が相談対応を行う体制や、高齢者施設などからの診療の求めに応じられる体制を常時確保していることなどが要件です。

人件費や光水熱費、建築費の高騰で施設経営は苦境に

　近年の介護保険施設の経営は、物価高などの影響で非常に厳しくなっています。2023年度介護事業経営実態調査では、介護老人福祉施設の収支差率(収益から経費を差し引いた率)はマイナス1.0%、介護老人保健施設はマイナス1.1%と、両施設の収支差は同調査実施以来、初の赤字となりました。介護医療院の収支差も0.4%にとどまり、前年度比4.8ポイントのマイナスです。光水熱費や人件費の高騰などが大きく影響したと考えられます。

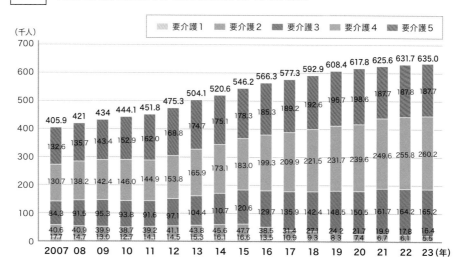

図1 介護老人福祉施設（地域密着型を含む）の入所者数

凡例：要介護1　要介護2　要介護3　要介護4　要介護5

介護老人福祉施設と地域密着型介護老人福祉施設入所者生活介護の合計

総数には、月の途中で要介護から要支援（または要支援から要介護）に変更となった者を含む

出典：介護給付費等実態調査および介護給付費等実態統計（各年4月審査分）

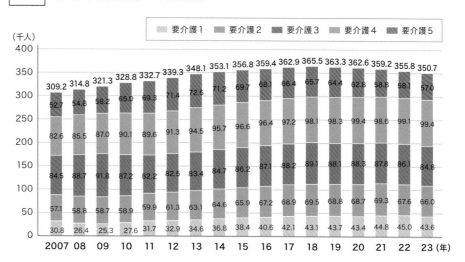

図2 介護老人保健施設の入所者数

凡例：要介護1　要介護2　要介護3　要介護4　要介護5

総数には、月の途中で要介護から要支援（または要支援から要介護）に変更となった者を含む

出典：介護給付費等実態調査および介護給付費等実態統計（各年4月審査分）

そこで、2024年度介護報酬改定で特養の基本報酬は最大3.1%、老健施設は最大4.2%引き上げられることになりました。しかし、収益性は依然として厳しい上に、近年では建築費も大幅に高騰しているため、新規開設にブレーキがかかっている状況です。今後、特養などの入所者数の伸びに影響が出る可能性も考えられます。

2025年8月から老健施設、介護医療院の一部で室料負担

2024年度介護保険制度改正では、介護保険施設の経営に大きな影響を及ぼす論点がいくつか上がりました。

1つ目が多床室の室料負担の対象施設の拡大です。2024年時点で多床室の室料負担は特別養護老人ホームのみが対象（5-11参照）です。しかし、在宅と施設の利用者負担の公平性を保つという観点から、老健施設と介護医療院の多床室も対象にするか否かが検討されていました。その結果、2025年8月から、老健施設の「その他型」という類型と、療養型老健施設（転換老健）、そして介護医療院のうちⅡ型介護医療院のうち、1人当たりの居室面積が8m²以上の場合は、室料負担が導入されることになりました。対象施設の入所者は室料負担のない施設や、室料負担があっても療養環境の良い特養などに移動する可能性もあるなど、施設の運営にも影響を及ぼすとみられます。

2つ目が特養の「特例入所」の条件の明確化です。こちらは2024年度介護保険制度改正では見送られることになりました。前述の通り、特養の新規入所は要介護3以上の人が原則ですが、要介護1・2でも在宅生活が困難と市町村が認めれば、特例で入所できます。もっとも、現状では特例が認められるのは、ごく少数にとどまっています。

一方で、入所者・入居者の獲得競争が激しくなり、特養の空室が増えたり、待機者が減るといった影響も出てきました。そうした特養の経営を支援する観点から、特例入所の条件を明確にするという方針も示されています。

特例入所を認める条件として挙がっているのは、訪問介護の供給が少ない地域の住人、認知症高齢者、独居高齢者、低所得者などです。特養の入所対象者が実質的に拡大すれば、地域によっては老健施設や高齢者住宅の運営にも影響が出るとみられます。

なお、厚労省の調査では、2022年4月1日時点の特養の待機者数は27.5万人で、2019年度の32.6万人から5.1万人減少しています。要介護1・2に限れば、待機者は2019年度の3.4万人から2.2万人に減っています。

今後の見通し

特養の待機者の多さは長年問題になってきましたが、高齢者人口の減少、高齢者住宅の増加などによって、近年では待機者は減少し、状況は変わってきています。今後は介護保険施設と高齢者住宅の入所者・入居者確保の競争が激しくなっていくと予想され、事業者は制度変更の動向を見据える必要があります。

図3　介護医療院、介護療養型医療施設の入所者数

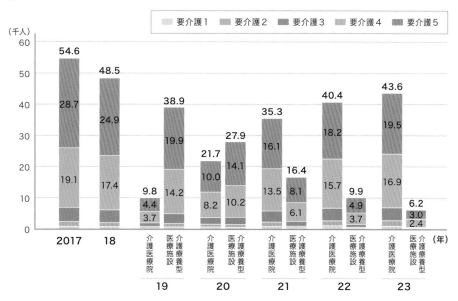

凡例：要介護1　要介護2　要介護3　要介護4　要介護5

総数には、月の途中で要介護から要支援（または要支援から要介護）に変更となった者を含む

出典：介護給付費等実態統計（各年4月審査分）

図4　介護保険施設入所者の要介護度の割合

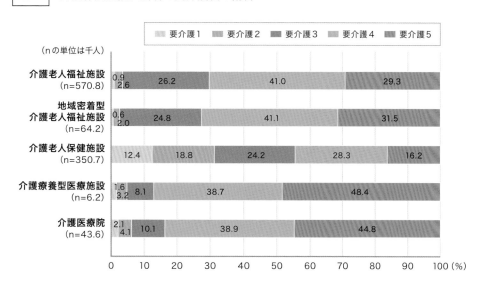

凡例：要介護1　要介護2　要介護3　要介護4　要介護5

介護給付費等実態統計（2023年4月審査分）を基に編集部作成

7章

高齢者住宅

高齢者住宅の種類、住宅数の変化

POINT

● 有料老人ホームとサービス付き高齢者向け住宅が急成長
● 認知症高齢者グループホームは着実に増加

　高齢者住宅市場は、高齢者人口の増加を背景に順調に拡大してきました。高齢者住宅と一口に言っても、様々な種類があります（表1）。近年では有料老人ホームとサービス付き高齢者向け住宅（サ高住）の施設数が伸びています（図1）。

　有料老人ホームとは、老人福祉法第29条で規定された、高齢者を入居させ、食事や介護などを提供する住まいのことです。「介護付き」「住宅型」「健康型」の3つがあります（**7-2**参照）。約1万5400施設が運営され、定員数は約59万人に上ります（2021年時点）。

　サービス付き高齢者向け住宅（サ高住）とは、「高齢者の居住の安定確保に関する法律」（高齢者住まい法）に基づき、2011年10月にスタートした制度です（**7-3**参照）。賃貸借契約が基本で、入居対象者は原則60歳以上。サ高住では安否確認と生活相談の2つのサービスを提供します。約8000施設あり、約27万戸が整備されています（2021年時点）。

認知症高齢者や低所得高齢者のためのホームも

　認知症高齢者グループホーム（認知症対応型共同生活介護の指定を受けた事業所）は、介護の必要な認知症高齢者が、1ユニット5〜9人の共同生活室（リビング）で、職員と少人数で暮らす高齢者住宅です（**7-4**参照）。認知症高齢者が家庭的な雰囲気の中で自立した生活を送れるようにすることで、認知症状を和らげる狙いがあります。グループホームは約1万4000カ所あり、約21万3000人の入居者が利用しています（2021年時点）。

　軽費老人ホームは60歳以上で身寄りがなかったり、家族から援助が難しい低所得高齢者向けの施設です。養護老人ホームは身体的に自立して生活できるものの、在宅生活が困難なほど環境的・経済的に困窮している高齢者の養護を目的としています。特別養護老人ホームが中重度の要介護者が身体介護や生活支援を受けるための施設であるのに対して、養護老人ホームは介護の必要性ではなく、経済的に困難な高齢者を対象にしています。軽費老人ホームは約2300施設、養護老人ホームは約940施設で施設数は横ばいが続いています。

表1 | 主な高齢者住宅の概要 (編集部まとめ)

名称	基本的な性格	概要	対象者	利用できる介護保険サービス	1人当たり面積	件数(2021年)	定員数(2021年)
有料老人ホーム	高齢者のための住居	(1)入浴、排泄または食事の介助、(2)食事の提供、(3)洗濯・掃除等の家事、(4)健康管理——のいずれかを行う施設	老人 ※老人福祉法上は老人に関する定義はない。特定施設入居者生活介護などの介護保険サービスは要支援・要介護認定者などが対象	・特定施設入居者生活介護 ・訪問介護、通所介護など	13m² (参考値)	1万5363	59万323
サービス付き高齢者向け住宅	高齢者のための住居	状況把握サービス、生活相談サービスの2つを提供する住居	次のいずれかに該当 ・60歳以上 ・要介護・要支援認定を受けている60歳未満の者		25m² など	7956	27万244
認知症高齢者グループホーム	認知症高齢者のための共同生活住居	入浴、排泄、食事等の介護その他日常生活の世話および機能訓練を行う共同生活住居	要介護・要支援者であって認知症である者(認知症の原因となる疾患が急性の状態になる者を除く)	・認知症対応型共同生活介護	7.43m²	1万4043	21万2900
軽費老人ホーム	低所得高齢者のための住居	無料または低額な料金で、食事の提供その他日常生活上必要な便宜を供与することを目的とする施設	60歳以上で身体機能の低下等により自立した生活を営むのが不安な者で、家族等による援助を受けることが困難な者	・特定施設入居者生活介護 ・訪問介護、通所介護など	21.6m² (単身)、31.9m² (夫婦)など	2330	9万5311
養護老人ホーム	環境的・経済的に困窮している高齢者の施設	入居者を養護し、自立した生活や社会的活動に参加するために必要な指導および訓練、その他の援助を行うことを目的とする施設	65歳以上で環境上・経済的理由で居宅で養護を受けることが困難な者		10.65m²	941	6万1951

7

高齢者住宅

図1 | 高齢者住宅の件数

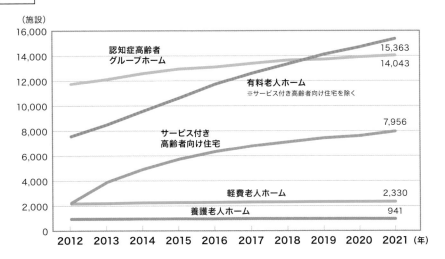

（施設）

- 認知症高齢者グループホーム 14,043
- 有料老人ホーム ※サービス付き高齢者向け住宅を除く 15,363
- サービス付き高齢者向け住宅 7,956
- 軽費老人ホーム 2,330
- 養護老人ホーム 941

第221回社会保障審議会・介護給付費分科会（2023年8月7日）資料4を基に編集部作成

有料老人ホーム

POINT

● 主流は「介護付き」と「住宅型」の2つ
● 利用料の支払い方式や居住の権利形態に特徴

　有料老人ホーム（有老ホーム）とは、老人福祉法第29条に定められた施設です。入居者に対し、(1) 食事の提供、(2) 介護（入浴・排泄・食事）の提供、(3) 洗濯・掃除等の家事の供与、(4) 健康管理──の4つのサービスのうち、いずれか（複数も可）を提供している場合に該当します。有老ホームは、自宅において1人（あるいは夫婦）で生活するのに不安を感じる自立高齢者や、介護が必要で自宅での生活が困難になった高齢者が移り住む「生活の場」としての役割を果たしています。

介護付きは施設職員が介護提供、住宅型は外付け型が主流

　有老ホームは、介護サービスの提供内容によって、「介護付き有老ホーム（介護付きホーム）」「住宅型有老ホーム」「健康型有老ホーム」の3つに分けられます（図1）。

　介護付きホームは、自治体から介護保険サービスの特定施設入居者生活介護（5-8参照）の指定を受けたホームのことです。入居対象者は要介護認定者が中心です。介護付きホームでは施設内の配置職員が入居者へ介護サービスなどを直接提供し、施設は介護報酬を受け取る「一般型」が主流です[※1]。

　住宅型有老ホームでは、介護職員を施設内に配置せず、外部の介護事業者がサービスを提供します。要介護状態になった入居者は、外部の訪問介護事業所などと個別に契約を結んでサービスを利用します。

　健康型有老ホームは、自立した高齢者のみが入居するホームです。入居者が要介護状態になった場合、契約を解除して退居します。ただし健康型の数は非常に少ないです。

　有老ホームは約1万5400施設で（2021年時点）、右肩上がりで増えています。内訳は介護付きが約4300施設、住宅型が約1万1100施設です（図2）。定員ベースでは介護付きが約26万1000人、住宅型が約32万9000人です（図3）。住宅型有老ホームの方が近年は介護付きホームより増えている背景として、介護サービスを施設職員が提供する介護付きホームは、介護給付費の伸びの抑制の観点から、大半の自治体で開設を制限する「総量規制」の対象になっている点

※1　特定施設入居者生活介護には、事業者が自ら介護を行う「一般型」と、介護を委託する「外部サービス利用型」がある

図1 有料老人ホームの類型

類型	介護付きホーム （介護付き有料老人ホーム）	住宅型有料老人ホーム	健康型有料老人ホーム
概要	・介護等のサービスが付いた高齢者向けの居住施設 ・介護が必要となった場合、当該ホームが提供する介護保険サービス「特定施設入居者生活介護」を利用しながら、生活の継続が可能	・生活支援等のサービスが付いた高齢者向けの居住施設 ・介護が必要になった場合、入居者自身の選択により、地域の訪問介護などのサービスを利用しながら、生活の継続が可能	・食事等のサービスが付いた高齢者向けの居住施設 ・介護が必要となった場合、契約を解除し、退居しなければならない

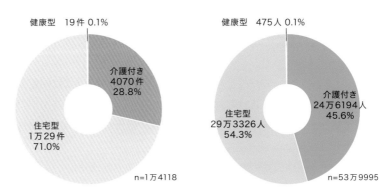

厚生労働省老健局の調査結果（2019年6月30日時点）を基に編集部作成

図2 有料老人ホームの件数の推移

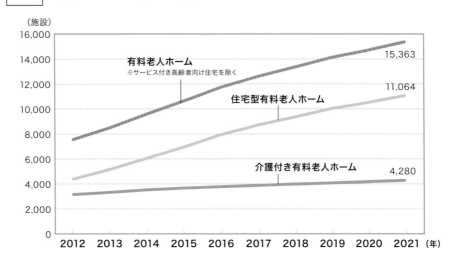

第221回社会保障審議会・介護給付費分科会（2023年8月7日）資料4を基に編集部作成

があります。一方で住宅型は設置の自由度が高く、開設の制限も緩やかなため、介護付きホームの代替として急増しました。

老人福祉法第29条に該当する施設は、既存のものも含めて、有老ホームとして都道府県等に届け出て、受理される必要があります。有老ホームに必要な人員や設備、運営などの具体的な基準は、国の「有料老人ホーム設置運営標準指導指針」に基づき、都道府県等が地域の状況に応じて指導指針を作成し、継続的な指導を行います。

利用料は「一時金方式」「月払い方式」「選択方式」の3つ

有老ホームの利用料の支払い方式については、「一時金方式」「月払い方式」「選択方式」の大きく3つがあります（表1）。

一時金方式とは、終身にわたって必要な家賃相当額などの全額または一部を、前払い金として一括で支払うことです。これに対し、月払い方式は、前払い金を納めず、家賃相当額などを毎月支払う方式。選択方式とは、一時金方式、月払い方式のいずれかを選ぶ方法です。

このうち一時金方式は、他業種には例を見ない有老ホーム独特のものです。高齢者の中には、これまでの人生で蓄えた資産（ストック資産）があっても、既に退職しているため定期的な所得（フロー所得）は少ないことが一般的です。一時金方式は、こうした高齢者特有の経済特性を考慮して生み出された家賃一括前払い方式といえます。

「利用権方式」など居住の権利形態にも特徴

有老ホームでは、入居時に高齢者が保有する居住の権利形態も独特です。「利用権方式」「建物賃貸借方式」「終身建物賃貸借方式」の3つがあります（表2）。

利用権方式とは、施設に住む権利や、施設内で介護や生活支援などのサービスを受ける権利が一体となった契約形態のことです。ただし、この利用権を明確に保障する法律はありません。そのため、有老ホームの経営が悪化し、他の事業者に譲渡された場合、譲渡後に利用権が継続せず、退居を求められるケースがあり得ます。

建物賃貸借方式では、入居者と運営事業者の間で賃貸借契約を結びます。賃貸借契約はあくまで居住部分だけの契約であるため、介護サービスや生活支援サービスなどの契約は別になります。入居者の賃借権は借地借家法で守られているため、ホームの運営主体が変わっても、入居者が退居を求められることはありません。仮に入居者が死亡したとしても、権利は存続するため、家族らが賃借権を相続することができます。

終身建物賃貸借方式は、建物賃貸借契約の一類型です。入居者が死亡した場合、その時点で賃貸借契約が終了することを定めた契約形態です。入居者が死亡した後は、家族などが権利を相続することはできません。

現在、有老ホームの多くは、利用料は選択方式、居住形態は利用権方式の組み合わせを採用しています。

図3 有料老人ホームの定員数の推移

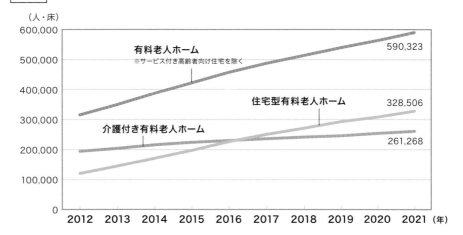

第221回社会保障審議会・介護給付費分科会（2023年8月7日）資料4を基に編集部作成

表1 介護付き・住宅型有料老人ホームの利用料の支払い方式（編集部まとめ）

利用料の支払い方式	一時金方式	月払い方式	選択方式
概　要	終身にわたって必要な家賃相当額などの全額または一部を、前払い金として一括で支払う方式	前払い金を納めず、家賃相当額などを月払いする方式	一時金方式、月払い方式のいずれかを選択する方式

表2 介護付き・住宅型有料老人ホームの居住の権利形態（編集部まとめ）

居住の権利形態	利用権方式	建物賃貸借方式	終身建物賃貸借方式
概要	建物賃貸借および終身建物賃貸借以外の権利形態で、居住部分と介護や生活支援などのサービス部分の契約が一体となっている方式	賃貸住宅における居住の契約形態であり、居住部分と介護などのサービス部分の契約が別々になっている方式。「入居者の死亡をもって終了」するという内容は無効	建物賃貸借契約の特別な類型で、特約によって「入居者の死亡をもって契約を終了する」という内容が有効になる方式
居住とサービスの契約	一体	別々	別々
根拠法	なし	借地借家法	借地借家法、高齢者の居住の安定確保に関する法律

サービス付き
高齢者向け住宅

POINT

- 2011年にスタートし、10年超で約28万戸まで急増
- 状況把握と生活相談の2つのサービスを提供、介護は外付けが多い

「サービス付き高齢者向け住宅（サ高住）」制度は、2011年10月に「高齢者の居住の安定確保に関する法律（高齢者住まい法）」が施行されたことを受けて始まりました。今後の増加が見込まれている高齢者、特に独居の高齢者や老々世帯が、入居を断られることなく、住み慣れた地域で安心して暮らし続けられる場所を提供する目的で創設されました。

サ高住は住まいと高齢者支援の双方に関係することから、国土交通省と厚生労働省の共管制度となっています。制度発足以降、順調に施設の数は増えており、2023年12月末時点で8257棟・28万4661戸が登録されています（図1）。

状況把握と生活相談の2つのサービスを提供

サ高住は60歳以上の高齢者であれば、健常、要介護・要支援状態であるかどうかにかかわらず、賃貸契約を締結することによって入居できます。住戸の床面積は原則として25m²以上で、十分な共用スペースがある場合は18m²以上でも可能としています。

高齢者が安心して安全に暮らすために、「バリアフリー構造」などのハード面だけではなく、「見守りサービス」などのサービス面、さらには契約に関し、国が定めた一定基準を満たす必要があります。提供すべきサービスは、「状況把握（安否確認）」と「生活相談」の2つを規定時間内で行えばよいと定められています（表1）。介護サービスではない点に留意が必要です。サ高住の入居者が介護サービスを利用する場合、訪問介護などを提供する外部の介護事業者からサービスを受ける「外付け型」が一般的です。

サ高住では状況把握と生活相談サービスを提供するために、ケアの専門家が日中は常駐することが求められています。状況把握は毎日1回以上、適切な方法（訪問、電話、食事提供時の確認など）で行います。「ケアの専門家」とは、①社会福祉法人、医療法人、指定居宅サービス事業所等の職員、②医師、看護師、介護福祉士、社会福祉士、介護支援専門員、介護職員初任者研修課程等の修了者——のいずれかです。

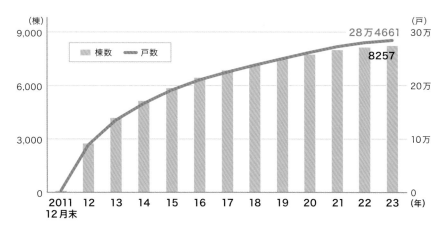

| 図1 | サービス付き高齢者向け住宅の登録数の推移 |

出典：サービス付き高齢者向け住宅情報提供システム

| 表1 | サービス付き高齢者向け住宅の登録制度の概要（編集部まとめ） |

ハード	◎ 床面積は原則25m² 以上 ※食堂、台所など、高齢者が共同して利用するために十分な面積を有する場合は18m² 以上 ◎ 各戸に台所、水洗便所、収納設備、洗面設備、浴室を備えていること ※ 共用部分として利用するために適切な台所、収納設備または浴室を備えることにより、各戸に備える場合と同等以上の居住環境が確保される場合は各戸に台所、収納設備または浴室を備えなくてもよい ◎ 段差のない一定以上の廊下幅、便所・浴室等の手すりの設置などバリアフリー構造　など
サービス	◎ 必須サービス：状況把握（安否確認）、生活相談などの生活支援サービス ※その他のサービスの例：食事の提供、入浴等の介護、清掃・洗濯などの家事援助　など
契約内容	○ 賃貸借方式、利用権方式といった契約方式にかかわらず、長期入院を理由に事業者から一方的に解約できないこととしているなど、居住の安定が図られた契約であること ○ 敷金、家賃、サービス対価以外の金銭を徴収しないこと　など
入居者要件	○ 60歳以上の者または要支援・要介護認定者　など

注：◎印の項目は、都道府県または市町村で高齢者居住安定確保計画を定めている場合、基準を強化または緩和することが認められている

サ高住と有料老人ホームの違い

サ高住と有料老人ホームは、住む側としては同じように思われますが、制度上はいくつかの違いがあります（表2）。サ高住は60歳以上の高齢者であれば健康であっても入居できる「賃貸住宅」です。一方、有老ホームは介護・療養を目的とした「介護施設」の性格が強いといえます。

特に介護付き有料老人ホーム（介護付きホーム）では、施設の職員が入居者に直接、介護保険サービス（特定施設入居者生活介護）を提供します。サ高住では安否確認と生活相談以外の介護サービスは、基本的に外部から提供されます。

介護付きホームの利用者の一部負担金は、要介護度に応じて決まっています。定額なので安心できる半面、介護ニーズがそれほど高くなくても一定の金額を支払わなければなりません。対してサ高住では、在宅で訪問介護などの介護サービスを利用するときと同様、入居者は利用した分だけの一部負担金を支払います。サービスの利用ニーズが低ければ、有老ホームに入居するより安い負担で済みます。ただし、サ高住でも特定施設入居者生活介護の指定を受けることができます。その場合は介護サービスの面でサ高住と介護付きホームは同様となります。

住宅型有老ホームとサ高住は、どちらも介護サービスが外付け型で、外部の介護事業者が提供することが多い点で似通っています。ただし部屋の面積がサ高住の原則25m²以上に対して、住宅型有老ホームでは13m²以上といった違いがあります。

契約形態についてもサ高住と有老ホームは異なります。有老ホームの契約形態は「利用権方式」が一般的です（7-2参照）。一方でサ高住は賃貸住宅なので、「賃貸借契約」がメインです。入居時の金銭負担に関しては、サ高住の方がおおむね軽いといえます。また賃貸借契約は入居者の権利保護が利用権方式よりも強力です。

狭いサ高住が3分の2を占める

サ高住の登録数は急速に伸びましたが、当初の国の思惑と実態がずれている部分もあります。国土交通省の制度設計時のコンセプトは、「厚生年金の平均的な受給額（単身者で14万〜15万円）で暮らす高齢者が早めに住み替えられる安全・安心な賃貸住宅」でした。しかし、実際は「介護施設の代替」として広がりました。

サ高住の住戸面積は25m²以上が標準ですが、十分な共有スペースがある場合は18m²以上でよいという緩和された要件が設けられています。そのため実際は18m²以上20m²未満の狭い物件が約65%を占めています（図2）。建築コストを安く抑えることができ、要介護者向けの物件では狭いほうが転倒リスクなども低い傾向にあります。そのため、18m²タイプを標準として、介護事業所や診療所を併設して介護・医療サービスを提供するサ高住が多く登場しました。結果として、サ高住の入居者は要介護者が中心となり、運営者の8割強は介護系・医療系事業者となっています。

問題となったのは、サ高住を含めた外部の介護サービスを利用する高齢者住宅で、一部

| 表2 | サービス付き高齢者向け住宅と介護付き有料老人ホームの違い（編集部まとめ） | | |

サービス付き高齢者向け住宅		介護付き有料老人ホーム（介護付きホーム）
60歳以上の高齢者	**利用対象者**	要介護認定を受けた高齢者
賃貸借契約が中心	**契約形態**	利用権方式が中心
国土交通省・厚生労働省	**所轄官庁**	厚生労働省
高齢者の居住の安定確保に関する法律	**根拠法令**	老人福祉法
安否確認・生活相談	**提供サービス**	介護・食事・家事・健康管理
外部サービスの利用	**介護保険サービス**	利用者の要介護度に応じた包括報酬

| 図2 | サ高住の住戸面積の分布と運営者の種類 |

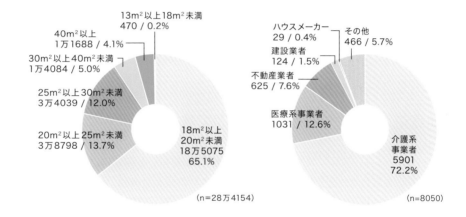

13m²以上18m²未満
470 / 0.2%

40m²以上
1万1688 / 4.1%

30m²以上40m²未満
1万4084 / 5.0%

25m²以上30m²未満
3万4039 / 12.0%

20m²以上25m²未満
3万8798 / 13.7%

18m²以上20m²未満
18万5075
65.1%

（n＝28万4154）

ハウスメーカー
29 / 0.4%

その他
466 / 5.7%

建設業者
124 / 1.5%

不動産業者
625 / 7.6%

医療系事業者
1031 / 12.6%

介護系
事業者
5901
72.2%

（n＝8050）

出典：高齢者住宅協会「サービス付き高齢者向け住宅の現状と分析」（2023年8月末時点）

の事業者が家賃を安く抑える半面、明らかに過剰な介護サービスを区分支給限度基準額（4-6）ギリギリまで提供して収益を得るケースが登場したことです。「利用者の囲い込み」のモデルは社会的に批判を受けました。

　国はサ高住や住宅型有老ホームなど、外部サービスを利用する高齢者住宅への規制を強化。さらに狭いサ高住に対する補助金を減額する一方、30m²以上の広い住戸向けの補助金を引き上げるといった対応を行っています。

　一方、シニア層の中には自立の段階で住み替えを望む人たちも増え、広いサ高住に注目が集まり始めています。厚生年金や企業年金などで月22万〜25万円程度の所得がある夫婦・単身者をターゲットにした高齢者住宅は、市場でも不足していました。そこで不動産会社が中間所得層を意識した住宅性能の高いサ高住の開設に乗り出すといった新しい動きも出てきています。

認知症高齢者
グループホーム

POINT

- 認知症ケアに有効な小規模施設
- 1ユニット9人、2ユニット18人での運営が一般的

　認知症高齢者グループホームは、介護の必要な認知症高齢者が職員と少人数での共同生活を送る小規模な高齢者住宅です。約1万4000カ所あり、約21万3000人の入居者が利用しています(2021年時点)。介護保険サービスでは「認知症対応型共同生活介護」として、人員・設備・運営の各基準が定められています(図1、介護報酬などは5-10参照)。

認知症の入居者が家庭的な雰囲気で自分のペースで生活

　グループホームは少人数の共同生活の場であるため、あたかも自宅にいるように入居者一人ひとりが自分のペースで生活でき、入居者が生活の様々な場面で自分の役割を見つけ出せるようにしています。それでいて、本当の自宅とは違い、認知症高齢者の介護に慣れたスタッフのサポートを常時受けられます。こうした施設環境が認知症の症状を和らげたり、進行を遅らせる効果があることが確認されています。

　グループホームの定員は、1ユニット(共同生活住居)につき5人以上9人以下です。ただし、入居者に対する介護職員の配置基準が3対1であるため、建築上の制約がない限り、定員9人として介護職員を3人配置するのが普通です。事業者は採算性の面などから、2ユニット(定員18人)で運営することが一般的です。指定基準上は、1つの事業所で3ユニットまで運営することができます。

　1つのユニットは、居間・食堂(リビング)を中央に配置し、周辺に9つの居室を設けるなど、どの居室からも集まりやすくする設計が多く見られます(図2)。また台所は入居者と職員が一緒に料理することを想定した広さになっています。

　グループホームのケアの効果は、他の施設サービスのあり方にも影響を与えています。特別養護老人ホームや介護老人保健施設などの介護保険施設においても、少人数(10人前後)の共同生活室を中心に生活するユニットケアが取り入れられ、認知症高齢者のケアの主流となっています。

図1　認知症高齢者グループホームの概要

利用者

○ 1事業所当たり1または2の共同生活住居（ユニット）を運営[※]

○ 1ユニットの定員は、5人以上9人以下
　※ 地域の実情により効率的運営に必要と認められる場合は、3つの共同生活住居を設けることができる

設備

○ 住宅地等に立地

○ 居室は7.43m²（和室4.5畳）以上で原則個室

○ その他
　居間・食堂・台所・浴室、消火設備その他非常災害に際して必要な設備

人員配置

○ 介護従業者
　日中：利用者3人に1人（常勤換算）
　夜間：ユニットごとに1人

○ 計画作成担当者：ユニットごとに1人
　（最低1人は介護支援専門員）
　（※ユニット間の兼務はできない）

○ 管理者：3年以上認知症の介護従事経験があり、厚生労働大臣が定める研修を修了した者が常勤専従

運営

○ 運営推進会議の設置
　・利用者・家族・地域住民・外部有識者等から構成
　・外部の視点で運営を評価

○ 外部評価の実施

○ 定期的に避難、救出訓練を実施し、これに当たっては地域住民の参加が得られるよう努めること

第193回社会保障審議会・介護給付費分科会（2020年11月16日）資料6を基に編集部作成

図2　認知症高齢者グループホームの平面図（1ユニット分）の例

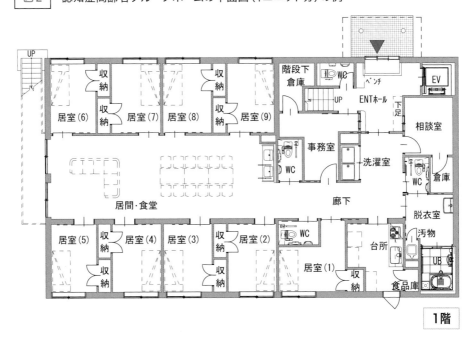

8章

国の社会保障
関連政策

国民医療費の推移と
日本の保険財政

POINT

● 2021年度の国民医療費は約45兆円、2000年から1.5倍に

● 1人当たり医療費は世代間の差が大きく、75歳以上で突出して高い

2021年度の国民医療費（保険診療の対象となり得る病気やけがの治療に要した費用）は、45兆359億円でした（図1）。前年度からは2兆694億円（4.8％）増加しました。

国民医療費は、前年度を下回る年もあるものの、増加基調で推移しています。国民医療費の国内総生産（GDP）に対する比率も徐々に上昇しており、2021年度は8.18％でした。経済協力開発機構（OECD）の調査では、日本の医療費の対GDP比率は2011年報告ではOECD加盟国中25位で平均を下回っていましたが、2023年報告では4位まで上昇し、国際的に見ても高い水準にあるといえます。

内訳では、医科の入院医療費の16兆8551億円（37.4％）、医科の入院外医療費の15兆5474億円（34.5％）の順に多く、両者を合わせた医科診療医療費が全体の7割以上を占めました（図2）。年次推移でも医科診療医療費が7割以上を占める状況は変わっていませんが、薬局調剤医療費の伸びも大きく、2000年の9.2％から2021年には17.5％まで増えました。

国の一般会計歳出の約1割が医療費に充てられている

国民医療費の財源負担の内訳を見ると、約4割を公費（税金）、約5割を保険料、約1割をその他（患者負担など）により負担しています。詳しく見ると、国庫負担が25.3％、地方負担が12.7％、保険料の事業主負担が21.6％、被保険者負担が28.3％、患者負担が11.6％、その他（公害健康被害補償制度による救済給付など）が0.5％となっています（図3）。国庫負担額は11兆4027億円で、国の一般会計歳出の1割弱が医療費に充てられている計算です。OECDの2023年報告によると、日本の政府支出に占める公的医療費の割合は、OECD加盟国中で最も高いことが指摘されています。

2000年の国民医療費は30兆1418億円で、この20年強で約1.5倍に増えました。構成比率を見ると公費の割合が33.2％から38.0％に上昇しており、特に地方負担が2兆5646億円から5兆6998億円と約2.2倍に増えていました。

図1 国民医療費と対国内総生産（GDP）比率の年次推移

（兆円）

2021年度国民医療費は約45兆円
（対GDP比約8.2%）

（%）

凡例：国民医療費 ／ 対国内総生産（GDP）比率

1955 59 63 67 71 75 79 83 87 91 95 99 03 07 11 15 19 21 （年度）

厚生労働省「国民医療費 第1表 国民医療費・人口一人当たり国民医療費・対国内総生産比率・対国民所得比率，年次別」を基に編集部作成

図2 2021年度国民医療費の診療種類の内訳

訪問看護 3,929 / 0.9%
療養費等 4,725 / 1.0%
入院時食事・生活 7,407 / 1.6%
調剤 78,794 17.5%
医科（入院） 168,551 37.4%
歯科 31,479 7.0%
医科（入院外） 155,474 34.5%
（億円）

厚生労働省「国民医療費 第2表 国民医療費・構成割合，診療種類・制度区分別」を基に編集部作成

図3 2021年度国民医療費の財源負担の内訳（GDP）比率の年次推移

その他 2,284 / 0.5%
患者負担 52,094 11.6%
国庫 114,027 25.3%
その他 54,378 12.1%
公費 171,025 38.0%
被保険者 127,581 28.3%
保険料 224,957 50.0%
地方 56,998 12.7%
事業主 97,376 / 21.6%
（億円）

厚生労働省「国民医療費 第3表 国民医療費，財源・年次別」を基に編集部作成

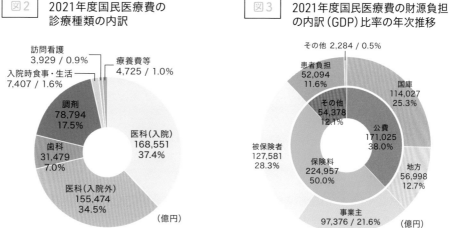

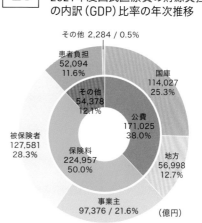

現役世代の保険料の約半分は高齢者医療制度に拠出

　2022年の人口構成を見ると、65 ～ 74歳が約1687万人、75歳以上が約1940万人で、合わせて全体の3割程度を占めています（図4上）。一方、2021年度の国民医療費の内訳を見ると、65 ～ 74歳が10兆600億円、75歳以上が17兆2435億円で、合わせると全体の6割を超えています（図4下）。特に、人口では2割に満たない75歳以上に医療費の約4割が使われており、1人当たり医療費も75歳以上では89.0万円と突出して高くなっています。

　2025年以降の年齢階級別の人口推移を見ると、65歳／ 75歳以上の人口自体の伸び

8

国の社会保障関連政策

は鈍化するものの、現役世代（20〜64歳）の人口減少により65歳／75歳以上の割合は増え続け、2040年には65歳以上の割合が35%を超える見通しです（図5）。

　ここで問題になるのが、世代間の負担の"不公平感"です。上で紹介したように、1人当たりの医療費は世代によって大きな開きがあり、75歳以上で突出して高くなっています。一方、75歳以上の人は一般に所得水準が低いため、納める保険料額も低くなります。そこで、現在の後期高齢者医療制度では、制度を持続させるために現役世代から財政支援が行われています。具体的には、患者の一部負担金を除いた給付費（2022年度予算ベースで17.0兆円）のうち、約5割を公費（国、地方）、約4割を後期高齢者支援金、約1割を後期高齢者の保険料により負担しています。後期高齢者支援金の原資は、現役世代が納めている保険料です。組合管掌健康保険（組合健保）の場合、被保険者への給付費と後期高齢者を含む高齢者医療への拠出金を合わせた義務的経費に占める、高齢者医療への拠出金の割合は平均47.6%となっています。つまり、納めた保険料の約半分が高齢者医療制度を支えるために使われているわけです。

年齢に関係なく、負担能力に応じて支え合う仕組みに

　65歳／75歳以上の割合が増える一方で現役世代の人口が減れば、現役世代1人当たりの負担はさらに増えることになります。実際、2008年度に後期高齢者医療制度がスタートしてから2022年度までに後期高齢者1人当たり保険料が約1.2倍に増えた一方、現役世代1人当たりの支援金は約1.7倍まで増えました。このまま現役世代の負担が上昇し続ければ、医療保険制度そのものの持続可能性も危ぶまれます。

　そこで、政府は「全世代対応型の持続可能な社会保障制度の構築」を打ち出しました（8-2参照）。2023年5月には、「全世代対応型の持続可能な社会保障制度を構築するための健康保険法等の一部を改正する法律」が成立しました（表1）。今後は年齢で一律に線引きするのではなく、今後は個人の負担能力に応じて、全ての世代で増加する医療費を公平に支え合う仕組みを強化していく方針です。

今後の見通し

近年、医療技術の進展に伴い有効性の高い高額医薬品が相次ぎ発売されていることも、医療費増加の要因となっています。こうした医薬品を公的医療保険制度の枠組みでカバーしつつ、制度の持続可能性を確保するには、給付と負担の在り方の見直しだけでなく保険給付範囲の在り方の見直しも必要になりそうです。財務省は薬局やドラッグストアで一般消費者が購入できる「OTC医薬品」に転用された医療用医薬品を保険給付範囲から除外したり、医薬品の種類に応じて保険給付範囲を縮小し、患者の自己負担割合を高めることなどを主張しています。中長期的には、こうした議論が具体化する可能性もありそうです。

図4

図4　人口構成と年齢階級別国民医療費の割合

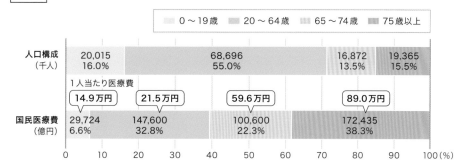

凡例: 0〜19歳　20〜64歳　65〜74歳　75歳以上

| 人口構成（千人） | 20,015 16.0% | 68,696 55.0% | 16,872 13.5% | 19,365 15.5% |

1人当たり医療費: 14.9万円　21.5万円　59.6万円　89.0万円

| 国民医療費（億円） | 29,724 6.6% | 147,600 32.8% | 100,600 22.3% | 172,435 38.3% |

人口構成は総務省「人口推計 第3表 年齢（5歳階級）、男女別人口及び割合（2022年10月1日現在）」、国民医療費は厚生労働省「国民医療費 第8表 国民医療費・構成割合・人口一人当たり国民医療費, 診療種類・性・年齢階級別」を基に編集部作成

図5　日本の年齢階級別人口の推移

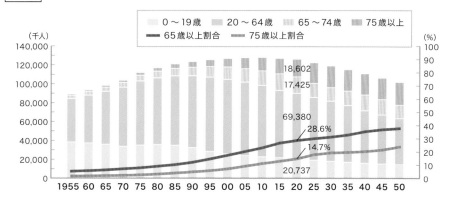

凡例: 0〜19歳　20〜64歳　65〜74歳　75歳以上　65歳以上割合　75歳以上割合

（千人）縦軸: 140,000〜0　横軸: 1955 60 65 70 75 80 85 90 95 00 05 10 15 20 25 30 35 40 45 50　右軸（%）: 100〜0

18,602　17,425　69,380　28.6%　14.7%　20,737

2020年までの年齢階級別人口は総務省「人口推計 第3表 年齢（5歳階級）、男女別人口及び割合（各年10月1日現在）」、2025年以降の人口推計は国立社会保障・人口問題研究所「日本の将来推計人口（平成29年推計）」出生中位（死亡中位）推計を基に編集部作成

表1　「全世代対応型の持続可能な社会保障制度を構築するための健康保険法等の一部を改正する法律」に盛り込まれた、現役世代の負担上昇の抑制、医療費の適正化に関連する見直し

1. 子ども・子育て支援の拡充	・2023年4月に出産育児一時金の支給額を42万円から50万円に引き上げる（政令）とともに、支給費用の一部を現役世代だけでなく後期高齢者医療制度も支援する仕組みとする
2. 高齢者医療を全世代で公平に支え合うための高齢者医療制度の見直し	・後期高齢者の医療給付費を後期高齢者と現役世代で公平に支え合うため、後期高齢者負担率の設定方法について、「後期高齢者1人当たりの保険料」と「現役世代1人当たりの後期高齢者支援金」の伸び率が同じとなるよう見直す ・前期高齢者の医療給付費を保険者間で調整する仕組みについて、被用者保険者では報酬水準に応じて調整する仕組みの導入等を行う。健保連が行う財政が厳しい健保組合への交付金事業に対する財政支援の導入、被用者保険者の後期高齢者支援金等の負担が大きくなる場合の財政支援を拡充する
3. 医療保険制度の基盤強化等	・都道府県医療費適正化計画について、計画に記載すべき事項を充実させるとともに、都道府県ごとに保険者協議会を必置として計画の策定・評価に関与する仕組みを導入する。また、医療費適正化に向けた都道府県の役割および責務の明確化等を行う。計画の目標設定に際しては、医療・介護サービスを効果的・効率的に組み合わせた提供や、かかりつけ医機能の確保の重要性に留意することとする

「全世代対応型の持続可能な社会保障制度を構築するための健康保険法等の一部を改正する法律の成立について」（第98回社会保障審議会医療部会［2023年5月12日］）を基に編集部作成

国の社会保障関連政策

8

全世代型社会保障

● 全国民が年齢にかかわらずその能力に応じて負担し、
支え合う「全世代型社会保障」

● 全世代型社会保障構築会議では2040年を見据えて、
子ども・子育て支援、労働、医療・介護、地域共生について提言

　少子高齢化・人口減少が進んでいます。65歳以上の高齢者人口は2025年を過ぎた後、2040年ごろをピークに減少し始めますが、その後も高齢者人口比率は高止まりし、中でも75歳以上人口の比率は増え続けると見込まれています。それに伴って社会保障給付費（年金、医療、介護、子ども・子育て等）の対GDP比は、2018年度の21.5%（名目額121.3兆円）から、2040年度には23.8〜24.1%（同188.5〜190.3兆円）まで伸びると試算されています[1]。

　その中で、政府は全世代型社会保障の構築を進めています。「全世代型」という名称には、子どもから高齢者まで、ひいては将来生まれる全ての世代が対象になるということと、従来のように「若者が高齢者を支える」といった固定的な考え方ではなく、全国民が年齢にかかわらずその能力に応じて負担し、支え合うという方針が含まれています。まずは子ども・子育て支援を実行することに加え、就労を促進して支え手を増やし、負担能力に応じて全世代で支え合う仕組みを強化して、給付と負担のバランスを確保することが求められます。

　安倍・菅両政権における全世代型社会保障検討会議の機能を引き継いで、全世代型社会保障構築会議（座長・清家篤日本赤十字社社長）（以下、構築会議）が岸田政権下の2021年11月に始動し、計12回の議論を経て2022年12月に報告書を取りまとめました。構築会議は、社会保障と税の一体改革[2]や、それに伴って発足した社会保障制度改革国民会議（以下、国民会議）[3]の流れを引き継ぐものですが、2025年の課題を念頭に置いた国民会議とは異なり、2040年ごろまでを見据えています。

　構築会議の報告書では、子ども・子育て支援、労働・就労、医療・介護制度、地域共生社

※1　「2022年版厚生労働白書（資料編）」「社会保障の給付と負担」、将来推計は現状投影の値

※2　消費税率の10%への引き上げ（2014年4月：8%、2019年10月：10%）で確保した追加財源を、新たに子ども・子育て支援に充てることに加え、医療・介護制度など社会保障の充実と、社会保障の安定化に充当する一連の改革

※3　2013年8月6日に取りまとめた報告書には、「主として高齢者世代を給付の対象とする社会保障から、切れ目なく全世代を対象とする社会保障への転換を目指すべきである。その際、全世代型の社会保障への転換は、世代間の財源の取り合いをするのではなく、それぞれ必要な財源を確保することによって達成を図っていく必要がある」とある

表1	全世代型社会保障構築会議の報告書で提言された主な「取り組むべき課題」

子ども・子育て支援の充実	・出産育児一時金の支給額を42万円から50万円へ増額（2023年4月〜）、かつ支給費用の一部を後期高齢者医療制度も支援する仕組みへ★ ・妊娠時から寄り添う「伴走型相談支援」と経済的支援の充実（0〜2歳児の支援拡充） ・不妊治療等に関する支援 ・保育の枠を確保できる入所予約システムの構築など仕事と子育ての両立支援　など
医療・介護制度の改革	・後期高齢者負担率の設定方法について、「後期高齢者1人当たりの保険料」と「現役世代1人当たりの後期高齢者支援金」の伸び率が同じとなるよう見直す★ ・給付の在り方、給付と負担のバランスを含めた不断の見直しを実施する ・被用者保険者間の格差是正★ ・医療法人や介護サービス事業者の経営情報のデータベースの構築★ ・かかりつけ医機能が発揮される制度整備★ ・医療・介護分野等におけるDXの推進　など
働き方に中立的な社会保障制度等の構築	・短時間労働者への被用者保険の適用に関する企業規模要件の撤廃 ・個人事業所の非適用業種の解消 ・週労働時間20時間未満の短時間労働者への適用拡大 ・フリーランス・ギグワーカーについて、被用者性の捉え方などの検討を深め、より幅広い社会保険の在り方を検討する　など
「地域共生社会」の実現	・住まい政策を社会保障の重要な課題と位置づけ、必要な施策を本格的に展開する ・多様な主体による地域づくりの推進 ・孤独・孤立対策の推進　など

★は「全世代対応型の持続可能な社会保障制度を構築するための健康保険法等の一部を改正する法律案」に盛り込まれた内容
全世代型社会保障構築会議報告書（2022年12月16日）と、「全世代対応型の持続可能な社会保障制度を構築するための健康保険法等の一部を改正する法律の成立について」（第98回社会保障審議会医療部会［2023年5月12日］）を基に編集部作成

会──の4分野について、取り組むべき課題を提示しています（表1）。

　この構築会議の報告書を受けて、「全世代対応型の持続可能な社会保障制度を構築するための健康保険法等の一部を改正する法律案」が2023年の通常国会に提出され、5月に成立しました。法案では出産育児一時金の増額（2023年4月〜）と後期高齢者支援制度からの新たな負担、また後期高齢者医療における高齢者の保険料負担割合の見直しなどが含まれています。かかりつけ医機能の制度整備も、同法案に含まれています（TREND4参照）。

今後の見通し

　2023年4月に出産育児一時金が50万円に引き上げられ、その財源として75歳以上の後期高齢者にも負担を求める形になりました。介護保険制度においても、後期高齢者医療と足並みをそろえ、一定以上の所得がある高齢者の介護保険料引き上げなど、給付と負担の在り方が議論されていますが、2024年度介護保険制度改正では引き上げは見送られました。制度の持続可能性を高めるためにはできるだけ多くの人が働ける環境作りと、負担能力に応じて負担する制度作りが必要で、さらなる議論が求められます。

8
国の社会保障関連政策

地域医療構想

POINT

● 2025年の「あるべき姿」に向けて、医療提供体制を構築する取り組み
● 2023年度から「ポスト地域医療構想」の議論を開始

　地域医療構想とは、二次医療圏を基本とした構想区域ごとに2025年に必要となる病床数を推計し、関係者の協議により病床の機能分化と連携を進め、効率的な医療提供体制を構築する取り組みのことです。将来人口推計を基に、「高度急性期」「急性期」「回復期」「慢性期」の4つの医療機能別に必要病床数を推計し、構想区域ごとの整備目標を定め、目標達成に向けて協議を重ねていきます。医療機関が自ら手掛けたい機能を担う結果、急性期機能に偏重しがちだった"供給ありき"の医療提供体制から脱却し、地域の人口構成・医療需要に応じた体制を整備する狙いがあります。

　地域医療構想は、2014年6月に成立した「医療介護総合確保推進法」により制度化されました。医療計画の一部として位置付けられており、第7次医療計画（2018〜2023年度）から地域医療構想についても医療計画に記載することになりました（1-8参照）。

調整会議で病床機能の分化・連携に向けて協議

　地域医療構想のプロセスでは、最初に都道府県が構想区域を設定し、構想区域ごとの2025年の医療需要や必要病床数を含む目指すべき医療提供体制、その実現に向けた施策などの地域医療構想（ビジョン）を策定します。一方、一般病床・療養病床を有する医療機関は自院の病床が担う医療機能を、病棟単位で「高度急性期」「急性期」「回復期」「慢性期」から選択し、都道府県に報告します（図1、2）。その後、こうした情報を基に、行政や医療機関、医療・介護の関係団体（医師会など）、保険者などで構成される「地域医療構想調整会議」が各医療機関の病床機能の分化・連携に向けた協議を行います。

　都道府県は、病床機能の分化・連携を促すため、地域医療介護総合確保基金を活用して病床機能の転換などに伴う施設・設備整備の補助などを行います。2020年度からは、自主的な病床削減・医療機関の統合による病床廃止に取り組む際の財政支援として、国による病床機能再編支援事業も始まりました。

　調整会議の協議を踏まえた自主的な取り組みだけで機能分化・連携が進まない場合、都道府県知事が必要な命令や指示、要請・勧告を行います。例えば、地域で不足している

図1　地域医療構想の概要

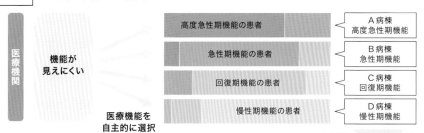

医療機関

機能が
見えにくい

医療機能を
自主的に選択

高度急性期機能の患者 — A病棟 高度急性期機能

急性期機能の患者 — B病棟 急性期機能

回復期機能の患者 — C病棟 回復期機能

慢性期機能の患者 — D病棟 慢性期機能

病床機能報告　医療機能の現状と今後の方向を
病棟単位で報告(毎年10月)

都道府県

病床機能報告などを活用して地域医療構想を策定し、さらなる機能分化を推進

[地域医療構想の内容]

1.2025年の医療需要と病床の必要量
・「高度急性期」「急性期」「回復期」「慢性期」の4機能ごとに医療需要と病床の必要量を推計
・在宅医療等の医療需要を推計
・都道府県内の構想区域(二次医療圏が基本)単位で推計

2.目指すべき医療提供体制を実現するための施策
　例）医療機能の分化・連携を進めるための施設整備、在宅医療等の充実、
　　　医療従事者の確保・養成　など

➡ **機能分化・連携については、地域医療構想調整会議で議論・調整**

厚生労働省ウェブサイト「地域医療構想」を基に編集部作成

図2　病床機能報告の結果と2025年の病床の必要量

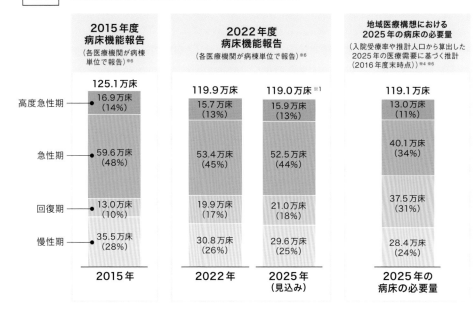

※1：2022年度病床機能報告において、「2025年7月1日時点における病床の機能の予定」として報告された病床数
※2：対象医療機関数及び報告率が異なることから、年度間比較を行う際は留意が必要
※3：端数処理をしているため、病床数の合計値が合わない場合や、機能ごとの病床数の割合を合計しても100%にならない場合がある
※4：2013年度のNDBのレセプトデータ及びDPCデータ、国立社会保障・人口問題研究所『日本の地域別将来推計人口(2013年3月中位推計)』等を用いて推計
※5：高度急性期のうちICU及びHCUの病床数
※6：病床機能報告の集計結果と将来の病床の必要量は、詳細な分析や検討を行った上で地域医療構想調整会議で協議を行うことが重要

第12回地域医療構想及び医師確保計画に関するワーキンググループ(2023年5月25日)資料2を一部改変

医療機能を担うよう指示（公的医療機関等）、要請・勧告（民間医療機関）したり、開設等の許可申請があった場合に地域で不足している医療機能を担うよう条件を付与することができます。医療機関が命令や指示、勧告に従わない場合、医療機関名を公表したり、地域医療支援病院の承認を取り消すこともできます。

診療実績が少ない公立・公的医療機関等に再検証を要請

国は当初、2017〜2018年度を集中的な検討期間とし、公立・公的医療機関等は地域の民間医療機関では担うことのできない機能に重点化するよう機能を見直し、再編・統合の議論を進めるよう要請しました。公立・公的医療機関等に期待される機能としては、地域の民間医療機関では担うことができない高度急性期・急性期医療や不採算部門（救急、小児、周産期医療など）、過疎地等の医療提供などが想定されています。この方針を受け、2018年度末までに公立・公的医療機関の95%以上（病床ベース）が具体的対応方針について協議し、合意しました。

ところが、具体的対応方針の内容を精査すると、2025年までの高度急性期・急性期病床の削減は数%にとどまることが明らかになりました。現状追認のケースが多く、急性期が過剰で回復期が不足する状況が改善せず、地域医療構想の実現が難しい可能性が示唆されたのです。そこで、厚生労働省は全国の医療機関の診療実績を分析し、がん、心疾患、脳卒中、救急、小児、周産期などについて、①診療実績が少ない、②診療実績が類似している――と位置付けられた424の公立・公的医療機関等（後に436に修正）を公表し、医療機能の統合や他の医療機関との再編・統合を再検証するよう要請しました。

厚労省の要請は、各医療機関が担う急性期機能や、そのために必要な病床数等について再検証することであり、必ずしも医療機関そのものの統廃合を求めるものではありませんでした。ところが、医療現場や自治体、地域住民などには、「近隣の病院が統廃合の対象になった」と受け止められるなどの混乱が生じました。

COVID-19の影響で民間医療機関の協議に大幅な遅れ

2020年以降、新型コロナウイルス感染症（COVID-19）の感染拡大の影響もあり、2019年以前のように調整会議を開催するのが難しい状況が続いていましたが、コロナ禍が落ち着いた後は協議が再開。再検証対象医療機関は2023年3月時点で58%が対応方針について検証済み（措置済みを含む）となり、少しずつではあるものの進捗が見られます（図3）。

再検証対象を除く公立・公的医療機関等も、ほぼ全ての医療機関が対応方針について合意済みとなっています。一方で、その他の医療機関（主に民間医療機関）では、対応方針について検証済み（措置済みを含む）なのは55%となっており、協議・検証未開始の医療機関が26%に上りました。

厚労省は2025年に向けて、①都道府県が「対応方針策定率」をKPI（重要業績評価指標）として年度ごとにPDCAサイクルに沿って調整会議を運営する、②都道府県が調整会

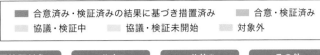

図3　地域医療構想調整会議における対応方針の検討状況

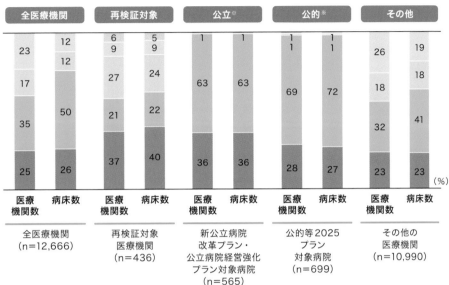

凡例：
- 合意済み・検証済みの結果に基づき措置済み
- 合意・検証済み
- 協議・検証中
- 協議・検証未開始
- 対象外

| | 全医療機関 | 再検証対象 | 公立※ | 公的※ | その他 |

全医療機関
（n=12,666）

再検証対象
医療機関
（n=436）

新公立病院
改革プラン・
公立病院経営強化
プラン対象病院
（n=565）

公的等2025
プラン
対象病院
（n=699）

その他の
医療機関
（n=10,990）

※　公立、公的及び公立・公的以外には、再検証対象を含まない
※　医療機関には有床診療所を含む
※　再検証対象医療機関の「対象外」には既に病床を有さなくなった医療機関も含まれるため一律に全医療機関の合計に計上していない
第12回地域医療構想及び医師確保計画に関するワーキンググループ（2023年5月25日）資料1「地域医療構想調整会議における検討状況等調査の報告」を一部改変

議の資料や議事録を公表することを明確化する、③病床機能報告における病床数と将来の必要病床数の差が大きい構想区域について、都道府県が要因分析・評価を行い、結果を公表し、具体的な方策を講じる、④こうした構想区域を有する都道府県を優先して、国がデータの活用などにかかる支援を行う──といった対応を取っています。

2023年度からは「ポスト地域医療構想」の議論を開始

　地域医療構想は2025年をターゲットに始まった取り組みです。現在、2025年のさらに先、高齢者人口が減少に転じる2040年ごろを視野に入れた「新たな地域医療構想（ポスト地域医療構想）」を策定する方針が示されています。具体的には、COVID-19の感染拡大で顕在化した課題を含む中長期的課題について整理し、病院だけでなくかかりつけ医機能や在宅医療なども対象に取り込んだ新たな地域医療構想を策定する方向です。
　まずは2023〜2024年度に国において新たな地域医療構想の検討・制度的対応を行い、2025年度中に都道府県が新たな地域医療構想を策定します。2026年度からは新たな構想に基づく取り組みを推進していく予定です。

地域医療連携推進法人

POINT

◍ 複数の医療機関等が法人に参画。「競争」よりも「協調」で
質の高い医療提供体制の確保を目指す

◍ 過疎地や地方都市など全国に拡大、2023年4月1日時点で
21道府県34法人が認定済み

地域医療連携推進法人(以下、連携推進法人)とは、地域での医療機能の分担や連携を進める目的で、医療機関や介護施設などを運営する設立母体の異なる法人が共同参画する法人制度です(図1)。「競争よりも協調」を重視し、地域医療構想(8-3参照)を達成する選択肢の1つとして2017年度に創設されました。一般に設立母体の異なる法人間で、経営面まで踏み込んだ連携をするには障壁がありますが、連携推進法人を活用することで、合併とは異なり、各法人の独立性を維持しながら参加法人との連携を強化できます。

連携推進法人では、患者の入退院時の連携など通常でも実施可能な取り組みに加え、医師・看護師などの共同研修や参加法人間での職員派遣、医薬品などの共同購入、病床過剰地域における病床融通、参加法人への資金貸し付け、連携推進法人による持ち株会社の設立(100%出資)——などを事業として行うことが可能です。法人格は一般社団法人で、医療法人や公益法人、社会福祉法人などの非営利法人が参画できます。

連携推進法人の設立に当たっては、連携を進める地域(医療連携推進区域)と機能分担・業務連携の内容、目標等を盛り込んだ方針(医療連携推進方針)を定め、都道府県知事に申請します。都道府県知事は医療審議会の意見を聴取し、連携推進法人として認定します。医療連携推進区域は地域医療構想に従い、原則二次医療圏が想定されています[1]。

当初の普及ペースは低調でしたが、徐々に全国に広がり、2023年4月1日時点で21道府県34法人まで増えました[2]。人口減少や高齢化が著しい過疎地を中心に、その効果が期待されています。さらにこれまでは、法人格を持たない個人立医療機関は連携推進法人に参画できませんでしたが、2024年度から個人立の医療機関や介護事業所が参画できる新類型が創設されることになりました[3]。

※1　厚生労働省医政局長通知 医政発1225第17号「地域医療連携推進法人制度について」(2020年12月25日)

※2　厚生労働省「地域医療連携推進法人一覧」

※3　「全世代対応型の持続可能な社会保障制度を構築するための健康保険法等の一部を改正する法律の成立について」(第98回社会保障審議会医療部会〔2023年5月12日〕)

図1 地域医療連携推進法人制度の概要

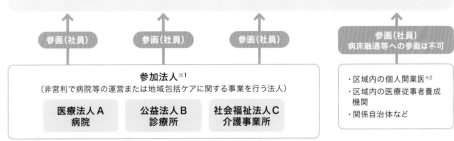

地域医療連携推進法人

理事会 業務の執行機関	社員総会 最高意思決定機関	地域医療連携推進評議会 評価機関
・理事3人以上、 　監事1人以上 ・代表理事1人	・参加法人（非営利に限る）や個人開業医、自治体などが社員として議決権を持つ ・原則として1社員1議決権だが、一定条件下で議決権配分は可能	・地域医療連携推進法人に意見を述べる ・医師会・歯科医師会、自治体、患者団体の代表者を構成員として想定

【3つの主要な業務】
(1) 医療連携推進方針の策定…連携を進める地域（医療連携推進区域）を定めて、区域内の医療機関などで連携推進のための統一的な方針（医療連携推進方針）を定める
(2) 医療連携推進業務の実施…診療科・病床の再編、共同研修、医薬品等の共同購入、参加法人への資金貸付、関連事業者への出資などを想定
(3) 参加法人の統括…参加法人が重要な決定（予算・事業計画等）をする際に意見を示す

参画（社員）　参画（社員）　参画（社員）　参画（社員）病床融通等への参画は不可

参加法人※1
（非営利で病院等の運営または地域包括ケアに関する事業を行う法人）

医療法人A 病院	公益法人B 診療所	社会福祉法人C 介護事業所

・区域内の個人開業医※2
・区域内の医療従事者養成機関
・関係自治体など

※1　区域内の病院、診療所、介護老人保健施設、介護医療院を開設する法人のほか、介護事業その他地域包括ケアシステムの構築に資する事業にかかる施設を開設する法人（営利を目的とする法人等を除く）

※2　診療所開業医（個人立医療機関）等が参画できる新類型を創設する案が「全世代対応型の持続可能な社会保障制度を構築するための健康保険法等の一部を改正する法律」に盛り込まれ、2024年度以降に開始できるようになった

第9回地域医療構想及び医師確保計画に関するワーキンググループ（2022年10月27日）資料3「地域医療連携推進法人制度の見直しについて」を一部改変

今後の見通し

新型コロナウイルス感染症（COVID-19）への対応では、COVID-19患者と通常の患者の受け入れの機能を分担し、普段の地域医療を継続しながら感染症に対応した連携推進法人もありました。今後医療機能の分担や連携はますます重要となり、連携推進法人の活用は選択肢の1つとなります。さらに、休日・夜間の対応や他の医療機関への紹介・逆紹介などの機能を連携推進法人で連携して担うといったように、かかりつけ医機能を強化していく上でもその役割が期待されます。

8

国の社会保障関連政策

社会福祉連携推進法人

POINT

● 複数の福祉サービス事業者が連携・協働できる
　新たな法人制度が登場

● 合同の教育研修や人材交流、資材の共同購入などが可能に

　75歳以上の後期高齢者が急増する2025年以降、問題となるのは介護ニーズの増大だけではありません。社会構造の変化で、生活困窮者や子育て世帯への支援など福祉ニーズも多様化する見通しです。一方、15 〜 64歳の生産年齢人口の大幅な減少で、介護・福祉の担い手となる人材は限られます。「地域共生社会」を支えるには、非営利セクターの社会福祉法人の役割がますます重要になってきます。

　そうした問題意識から、厚生労働省の検討会などでの議論を踏まえ、2020年6月に「地域共生社会の実現のための社会福祉法等の一部を改正する法律」が国会で成立。2022年4月に「社会福祉連携推進法人」が制度化されました（図1）。

　同じ理念・目的を持つ法人が個々の自主性を保ちながら、事業規模の大きさを生かした運営が可能になり、社会福祉法人の経営基盤の強化を後押しする仕組みとして期待されています。医療法人同士が連携する「地域医療連携推進法人」の福祉モデルといえます（8-4参照）。

　2022年4月の制度施行以降、各地で設立が進んでいます。第1号の「社会福祉連携推進法人リガーレ」（京都市北区）は、社会福祉法人5法人が社員になる形で2022年5月10日に認可を受けました。2023年10月1日時点で、全国で20法人が認可を受けています。

2以上の社会福祉法人などが参画

　社会福祉連携推進法人の認可の対象は一般社団法人で、2以上の社会福祉法人などが社員として参画することが必要です。社会福祉・介護事業を手掛けるNPO法人（特定非営利活動法人）や営利法人も社員になることができます。法人運営の重要事項の議決機関である「社員総会」は、「1社員1議決権」が原則で、社員の過半数が社会福祉法人であることが求められます。なお、社会福祉法人は複数の社会福祉連携推進法人の社員になることもできます。

図1 社会福祉連携推進法人の概要

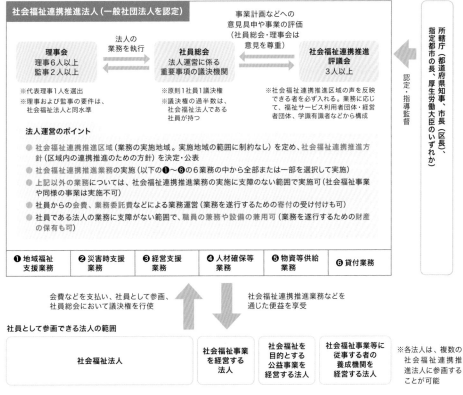

　社会福祉連携推進法人の業務執行を決定する「理事会」のメンバーは理事6人以上、監事2人以上とし、代表理事1人を選出します。また、事業計画などへの意見の具申や事業の評価を行う「社会福祉連携推進評議会」の設置が必須になります。構成員は3人以上で、福祉サービスの利用者団体や経営者団体から推薦を受けた者、学識経験者など。地域の福祉に対する声を反映できる者を必ず入れる必要があります。構成員の人選は理事会で決議し、社員総会の承認を受けます。

　法人の設立費用に対する厚労省の補助事業もあります。名称は「小規模法人のネットワーク化による協働推進事業費補助金」の「社会福祉連携推進法人設立支援事業」で、100万円を上限に補助を受けられます。

　社会福祉連携推進法人の所得に対する法人税は非課税です。主な収入源は、社員からの(1)入会金(連携推進法人の立ち上げに係る設備の導入費用など)、(2)会費(連携推進法人の事務局運営費など)、(3)業務委託費(特定の業務の実施に必要な費用)──です。このほか、社会福祉連携推進法人の業務を遂行するために寄付を受けられますが、債券の発行や基金の設置は認められていません。

主な業務は6つ、介護サービスの提供はできない

　社会福祉連携推進法人の主な業務は、①地域福祉支援業務、②災害時支援業務、③経営支援業務、④人材確保等業務、⑤物資等供給業務、⑥貸付業務——の6つです（図2）。これらの中から選択して実施します。なお、社会福祉連携推進法人は介護サービスの許認可を受けられず、介護サービスの提供はあくまでも社員である各法人が担います。

　①の地域福祉支援業務は、社員の法人が地域住民のために行う公益活動や貢献活動を支援するものです。例えば、ひきこもりや買い物難民など、地域住民のニーズや生活課題を把握し、高齢者と児童の交流会、ショッピングモールへの買い物の支援を企画したり運営ノウハウを提供します。

　②の災害時支援業務は、災害が発生した場合、社員の法人が提供する福祉サービスの利用者の安全確保を各法人が共同で行うための支援です。例えば、BCP（業務継続計画）の策定や避難訓練の実施、被災施設への物資の提供や応援職員の派遣などをバックアップします。地震などの自然災害に限らず、感染症拡大などのケースも含まれます。

　③の経営支援業務は、社会福祉事業の経営手法を社員の法人間で共有するのが目的です。具体的には、経営ノウハウや人事・給与体系のコンサルティング、財務状況の分析・助言、補助金の申請書作成など特定事務の処理代行などがあります。

人材紹介・派遣は許可を得る必要

　④の人材確保等業務は、社員の各法人が運営する社会福祉事業の職員確保の支援や、職員の資質向上を図るための研修などを指します。合同での採用募集や研修の実施、法人間の人事交流の支援、賃金テーブルの共通化に向けた調整、外国人介護人材の受け入れ支援などが挙げられます。社員の法人に勤務する職員の子どものみを対象にした保育所の設置なども認められています。

　⑤の物資等供給業務は、社員の法人の社会福祉事業に必要な設備または物資を社会福祉連携推進法人が供給するものです。大量購入による一括調達でコスト削減が期待できます。一括調達する品目としては、紙おむつやマスクなどの衛生用品、介護ベッドや車いすなどの福祉用具、ICT（情報通信技術）を活用した介護記録システムが想定されています。また、社員の法人の施設で提供される給食も、物資等供給業務に含まれます。

　⑥の貸付業務は、社員の社会福祉法人が社会福祉事業に必要な資金を調達するために行う支援です。現行制度では、社会福祉法人の間での資金の貸借が禁じられていますが、社会福祉連携推進法人を介すれば特例として実質的に可能になります。ただし、貸付業務の原資は公益性の高い社会福祉法人の資金であることから、厳しいルールが設けられています。

　6つの業務のほかに、社会福祉連携推進法人は収益事業（法人税は課税）を行うことも認められます。（A）その事業規模が連携推進法人全体の事業規模の過半に満たない、（B）社会福祉連携推進業務の実施に支障を及ぼす恐れがない——が条件です。

図2 社会福祉連携推進法人の6つの業務

❶ 地域福祉支援業務

- 地域住民の生活課題を把握するためのニーズ調査の実施
- ニーズ調査の結果を踏まえた新たな取り組みの企画立案、支援ノウハウの提供
- 取り組みの実施状況の把握・分析
- 地域住民に対する取り組みの周知・広報
- 社員が地域の他の機関と協働を図るための調整 など

❷ 災害時支援業務

- ニーズの事前把握
- BCP（業務継続計画）の策定や避難訓練の実施
- 被災施設に対する被害状況調査の実施
- 被災施設に対する応急的な物資の備蓄・提供
- 被災施設の利用者の他施設への移送の調整
- 被災施設で不足する人材の応援派遣の調整
- 地方自治体との連絡・調整 など

※社員ではない地域の被災者に対する支援活動は、地域福祉支援業務として行う
※感染症対策は災害時支援業務に該当する

❸ 経営支援業務

- 社員に対する経営ノウハウなどに関するコンサルティングの実施
- 賃金テーブルの作成など人事・給与システムに関するコンサルティングの実施
- 社員の財務状況の分析・助言
- 社会福祉法人会計に関する研修の実施など適正な財務会計の構築に向けた支援
- 社員の特定事務に関する事務処理の代行 など

❹ 人材確保等業務

- 社員合同での採用募集
- 出向など社員間の人事交流の調整
- 賃金テーブルや初任給などの社員間の共通化に向けた調整
- 社員の施設における職場体験、現場実習等の調整
- 社員合同での研修の実施
- 社員の施設における外国人介護人材の受け入れ支援 など

※介護職種に係る外国人技能実習の監理団体の事業は、経営支援業務として行う

❺ 物資等供給業務

- 紙おむつやマスク、消毒液などの衛生用品の一括調達
- 介護ベッドや車いす、リフトなどの介護機器の一括調達
- 介護記録の電子化などICT（情報通信技術）を活用したシステムの一括調達
- 社員の施設で提供される給食の供給 など

❻ 貸付業務

- 社会福祉法人である社員に対する資金の貸し付け

※貸し付けごとに所轄庁の認定が必要
※貸付原資の提供は、原資提供社員（社会福祉法人）の直近3カ年度の本部拠点における事業活動計算書の当期活動増減差額の平均額が上限となる
※貸付金利は無利子または適正な利率であること
※貸付金の返済は3年を上限に当事者間の合意により期限を設定
※貸付原資は社会福祉充実財産の控除対象財産とはならない
※複数の社会福祉連携推進法人から同時に貸し付けを受けることはできない

日経ヘルスケア記者がつくった
医療・介護の制度・業界動向 まる分かりガイド 2024-2025

2024年 3月25日　　第1版第1刷発行
2024年 6月20日　　第1版第2刷発行

企画・編集　日経ヘルスケア
発行者　　　田島 健
発　行　　　株式会社日経BP
発　売　　　株式会社日経BPマーケティング
　　　　　　〒105-8308 東京都港区虎ノ門4-3-12

デザイン・制作　株式会社ランタ・デザイン、株式会社エステム
印刷・製本　図書印刷株式会社